new
pregnancy
and birth

妊娠分娩全程图解

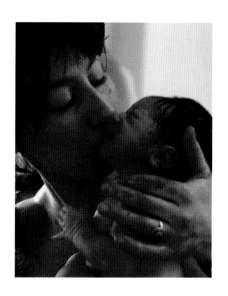

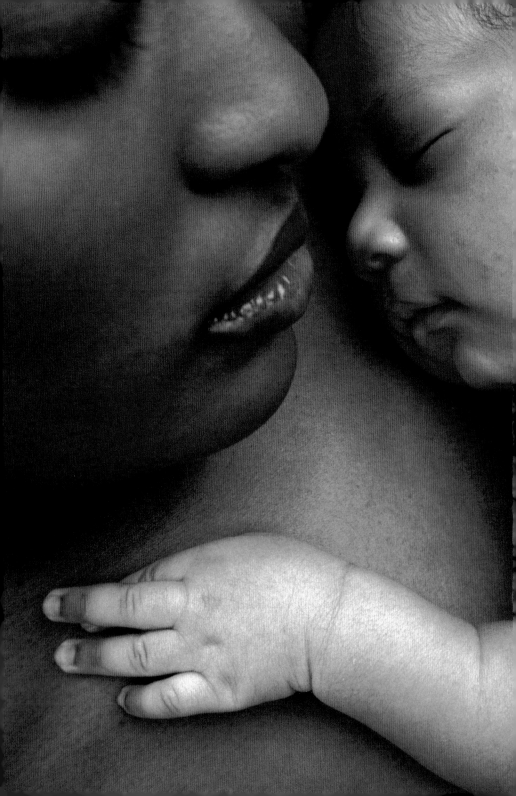

new pregnancy and birth

妊娠分娩全程图解

［英］米利亚姆·斯托帕德 博士 DRmiriamstoppard/ 著

曾方圆 / 译

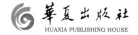

华夏出版社
HUAXIA PUBLISHING HOUSE

A Dorling Kindersley Book
www.dk.com

图书在版编目（CIP）数据

妊娠分娩全程图解：给所有准父母的实用指南 / (英) 斯托帕德著；曾方圆译.— 北京：华夏出版社, 2013.6

书名原文: New pregnancy & birth

ISBN 978-7-5080-7645-4

Ⅰ.①妊… Ⅱ.①斯… ②曾… Ⅲ①妊娠期 – 妇幼保健 – 图解 ②… ③… Ⅳ.①R715.3–64②R714.3–64③R174–64

中国版本图书馆CIP数据核字（2013）第114726号

Original Title: New Pregnancy and Birth

Copyright ©1985,1991,1996,1999,2004,2007,2009 Dorling Kindersley Limited,London

Text Copyright ©1985,1991,1996,1999,2004,2007,2009 Miriam Stoppard

妊娠分娩全程图解

作　　者	[英] 米利亚姆·斯托帕德 博士
译　　者	曾方圆
责任编辑	梁学超　苑全玲

出版发行	华夏出版社
经　　销	新华书店
印　　刷	鹤山雅图仕印刷有限公司
装　　订	鹤山雅图仕印刷有限公司
版　　次	2013年6月第1版
	2013年12月第1次印刷
开　　本	880×1230　1/32开
印　　张	7.75
字　　数	200千字
定　　价	49.80元

华夏出版社　地址：北京市东直门外香河园北里4号　邮编：100028
网址：www.hxph.com.cn　电话：（010）64663331（转）
若发现本版图书有印装质量问题，请与我社营销中心联系调换。

要当妈妈了，你准备好了吗?

　　对当今许多女性来说，怀孕生子的时间比过去要来得迟一些。在英国，女性初次分娩的平均年龄已达到 29 岁，而十年前这个年龄是 25 岁，更多女性甚至在 30 多岁的时候才考虑组建家庭。现代女性的整体健康条件也得到了改善，医生和助产士接触到了越来越多的近 40 岁的初产妇，有些人甚至在 45 岁左右。所以，本次修订也将上述情况，以及医学研究进展和医院实践的最新发展都考虑在内。

　　现在大多数女性在怀孕期间还要工作，这就意味着新时期女性准备怀孕和分娩的计划跟过去已经有着很大差别。大多数现代女性都在为自己未来的工作保障多做考虑，因此，我在本书中为您列举了职业女性怀孕、生子、为人母的优势和劣势。然而，只有当自己亲身经历了这一切之后，才能明白其中滋味。即使您打算在宝宝 6 个月大的时候才恢复工作，可实际上哪怕再推迟几个月，您发现自己还是不想离开宝宝。

　　每个新妈妈都曾经感到疑虑、恐惧、焦虑过，这再正常不过。其实，当回顾这一切的时候，并没有当时那么难。当你困惑的时候，想想周围那些幸福的孕妈妈，那令人难忘的分娩经历，甚至是那些跟宝宝在一起的累并快乐着的不眠之夜，你会发现，怀孕生子带你进入的是人生中最充实、最有成就感的篇章。

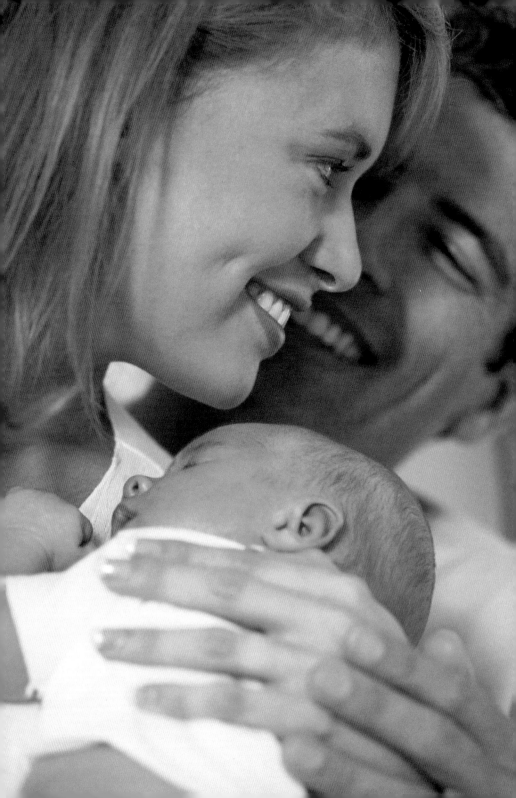

目录

介绍

现在距离我写第一本关于孕产的书已经很久了，很多情况都已经发生了变化。最重要也是最好的变化之一，就是助产士取代医生，成为孕产过程中的主导力量。

助产士团队

如今助产士"小组"的概念已被普遍采用。根据这种工作理念，你的产前护理、分娩、产后恢复都由同一助产士团队负责，与过去相比，准妈妈从怀孕到分娩的整个过程会更轻松、更快乐。孕妇、助产士、医生都能从中获益，孕妇在整个怀孕期间感到更自信、更有安全感。专业医护团队确保了高标准的护理，让大部分人都能够顺利分娩，从而解放了医生，让医生有更多精力处理情况更为复杂的分娩。

产检

随着科学技术突飞猛进，人绒毛膜抽检和超声波扫描技术已经变得非常精准，大部分孕妇都能从孕早期检查中获益。也就是说，一名孕妇可以在怀孕 10~12 周的时候能够通过检查获知宝宝是否有患上某种染色体或基因缺陷的风险，如果需要，可以选择在早期更安全地终止妊娠，这在过去是不能做到的。胚胎医学已经非常发达，能够检测出胚胎心脏缺陷或者血液疾病，并能够在子宫内部对胎儿施以治疗。当然，这些干预手段所触及的道德问题也引起了广泛的讨论。

现在，关于孕妇保健的信息越来越多，而且容易获得，人们也意识到食源性疾病对胎儿的健康所带来的威胁。孕妇被告诫要多加小心，不仅要注意吃什么，更要关注食品的制作过程。

了解你的选择

对于女性和她的伴侣来说，从怀孕到生产应该是一段愉快的经历，我希望看了这本书后，大家会对怀孕与分娩抱有更为积极的态度。要做到这一点，你需要知道自己面临哪些选择。拥有这些知识后，你能充满自信地积极地去提问，并得到需要的答案，做出适合自己的选择。本书力求总结出你所面临的选择，并在你做出自己的选择后，为你构建分娩的信心。本书不仅能为你与医生、助产士进行详细交流时提供实用信息，还提供了选择合适的医院时需要了解的问题清单。

我写本书的另外一个目的，就是尽我所能坦率而客观地介绍怀孕和分娩的知

宝宝出生第一周

宝宝从刚出生的那一刻起就已经开始学习，学习曲线陡然上升的阶段发生在关键的前 6 周内。

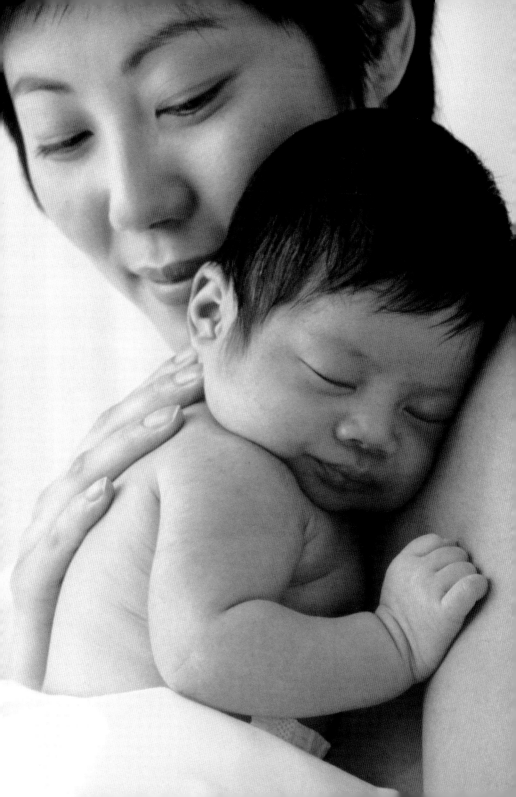

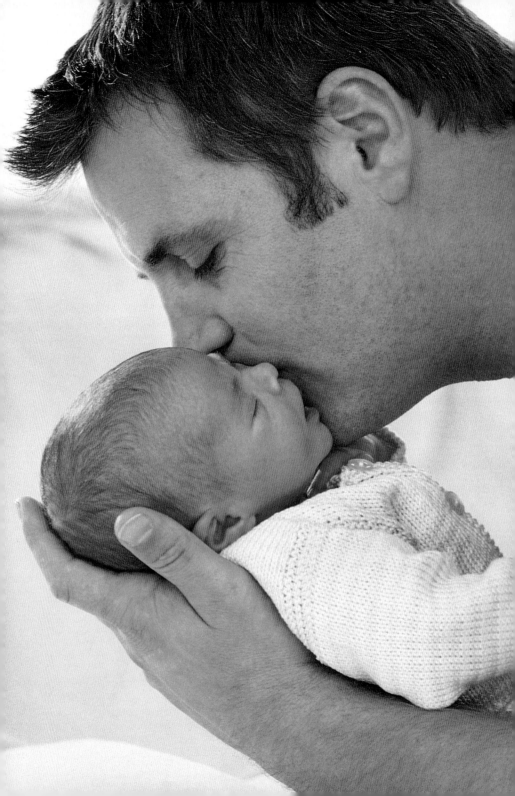

识，以消除人们心中的惧怕和谜团。几十年前就已证明，孕期的恐惧对分娩的成功与否有着直接的影响，恐惧和紧张会导致产程更慢且痛苦，甚至会导致难产。但是，如果准妈妈在孕期就训练自己倾听并读懂自己的身体，然后对此做出合理的反应，特别是掌握呼吸节奏技巧，进行放松训练和骨盆肌肉练习，就能够有效地减少在分娩过程中的疼痛，也就能更加轻松地享受到分娩时的喜悦。

爸爸

很多研究都表明，如果丈夫从妻子确诊怀孕之日起就能全程参与的话，他将会是一位更加积极主动又充满热情的爸爸。这里的参与是指整个过程，也就是说，要陪妻子一起报名参加产前学习班和去医院产检，与妻子一起讨论并决定在哪分娩，以什么方式分娩，并从宝宝出生那天起就照料宝宝。如果漏掉任何一个环节，他都难以理解父亲的角色。孕妇最为需要的是丈夫的关爱和同情。没有什么比在产房里的陪伴和支持更重要，如果你愿意，也可以找一位亲人或朋友在场帮忙，但是对刚出生的宝宝来说，主动又热情的爸爸才是最有帮助的。正如下文所讲，妻子分娩时的记忆对丈夫同样是刻骨铭心的。

爸爸的角色

抱抱宝宝，跟她讲话，试着了解她。配合宝宝的作息时间，学着给她喂奶、换尿布和洗澡。

一位父亲的经历

"不管宝宝在哪出生，在家也好，在医院也好，当爸爸的都要做好心理准备，丢弃尴尬的念头，因为你很快便能意识到你的妻子正在经历着最为紧迫的事情。她可能疼得不停地呻吟，也可能疼得大喊大叫。她会完全不顾你的感受，可能问你一些难以回答的问题（例如：还要多久啊？）。

"由于你太太全部的精力都放在了分娩上，如果你能够全身心投入就能起到一定的帮助。身体的剧痛让她无法考虑任何问题，而此刻你可以帮妻子回答助产士的一些问题，做出必要的决定，即使不能够如此，态度也一定要积极。千万不要让你妻子感觉到你情绪上哪怕有一丝消极懈怠。永远只说她表现得很棒，因为不管她做得怎样，她都是在尽自己的最大努力。不要去评价她，只要帮助她，传达你的正能量给她。你将会发现此刻你俩并肩战斗的记忆会伴随你们一生一世。"

1 决定要宝宝

我上医学院时，一位产科教授经常跟我们说，根本不存在什么要宝宝的绝佳时机，因为夫妇俩的工作和生活总是在不断变化的。反之，也就不存在要宝宝的错误时机。你们决定要宝宝，有了这个意愿，这才是最重要的。但是，更为理想的状态是，你们有所计划，哪怕计划并不是那么完美。我认为，也不存在完美的计划。而且，也不是夫妇俩决定要宝宝就能够马上怀孕的，所以也要做好心理准备。

你够健康吗？

每年都有一小部分新生儿存在这样或那样的缺陷。原因有很多种，其中最重要的两点是准妈妈的营养摄入和健康状况。尽管大家都知道准妈妈的营养不良和健康欠佳跟经济状况有很大关系，不过要谨记的是，饮食结构失调或者过度进食也会有损健康。所以，在你决定要宝宝之前，要多加留意自己的日常营养和生活方式，让健康成为你的常态（详见第 110 页）。

日常饮食

如果你还没准备好这么做，可以通过检查你的饮食来改善自己的健康状况。你可能觉得你吃得不错，不过请仔细想想，你是不是早餐跳过不吃，午餐只吃一点，然后晚上大吃一顿呢？你是不是把新鲜的水果留给孩子自己却不吃呢？你是不是只吃高热量的快餐而不吃新鲜的水果、蔬菜和高纤维的食物呢？你是不是只吃精制品和淀粉类食品呢（详见第 106–114 页）？

叶酸

叶酸是一种 B 族维生素（叶酸是天然形成的），可用于降低胎儿患脊柱管畸形的风险。如果计划要宝宝，最好至少提前三个月就开始补充叶酸片（每天推荐服用剂量 0.4 毫克），并一直服用到怀孕后第 12 周。叶酸可以在普通药店里买到，是非处方药，适合大多数女性服用。多吃一些富含叶酸的诸如深绿色叶类蔬菜、面包、谷类和坚果类的食物（花生除外）也可以补充叶酸。如果你是意外怀孕的，发现怀孕后就要立即开始补充叶酸。

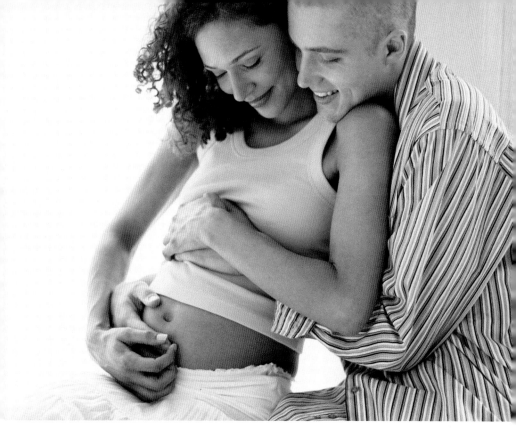

锻炼

试着进行一些锻炼，不管是网球、游泳、慢跑，还是用模拟划船机，模拟骑自行车等锻炼，哪怕只是简单地快走。每周至少要有 4 次 30 分钟以上的锻炼，运动到大喘气或者微微出汗即可。

烟、酒精和药品

在怀孕之前，你就应该特别留意戒掉药品，也包括吸烟在内（详见 115 页）。吸烟可导致女性不孕，也会导致男性不育，而且影响更为严重。精子比卵子更怕香烟中的化学物质，人们认为吸烟能损坏吸烟者身体细胞内的染色体。

为了宝宝的健康

饮食健康且平衡，这对你和你的宝宝都非常重要，多进行一些锻炼，抽时间多放松自己，以增加生个健康宝宝的机会。

有充足的证据证明，吸烟对胎儿的损害是非常严重的。现在，人们认为吸二手烟与直接吸烟同样有害，与男性吸烟者生活在一起的女性同样会从周围空气中吸入大量尼古丁和焦油。

以前人们认为，怀孕前饮酒对宝宝存在风险，最新研究表明在受孕时和怀孕早期饮酒对宝宝的危害风险更大。人们越来越认识到，酒精与某些先天性缺陷密不可分，严重者会导致宝宝身体和精神两方面的病变（详见第 116 页），出于安全起见，如果想要宝宝的话，夫妻两人都应避免饮酒。

服用"消遣性药物"（毒品）同样会给怀孕造成风险。众所周知，吸食大麻会影响男性精子的正常产生，能增加宝宝染色体病变的风险。在受孕期间摄入麦角酸二乙基酰胺（一种麻药）也可能会造成宝宝先天性生殖缺陷。

父母的年龄

年龄是你决定要宝宝时需要考虑的因素，但却不是你想象的那种决定性的因素。因为要享受自由时光及职业升迁方面的考虑，越来越多的女性等到 30 岁以后才考虑怀孕，有的人还害怕年龄偏大而不敢要宝宝，这可能是因为她们听说年龄越大，难产的几率就增大，而且生出先天性畸形的宝宝的几率也越大。例如，宝宝患唐氏综合征的风险会随着母亲年龄增大而升高（详见第 79 页），据资料研究表明，女性在 30 岁之后怀孕并不会对自己的身体健康带来风险。

毋庸置疑，年龄越大生宝宝的风险越大，但是既然决定要宝宝，在权衡利弊的时候，年龄仅仅是其中一个因素，而且是个相对较小的因素。对每个女性来说，男性伴侣的年龄也跟其他影响因素息息相关。当然，统计数字仅仅是考虑了年龄超过 30 岁这个因素，并没有考虑她们的健康状况以及经济背景，而且女性的社会地位和经济状况也是影响怀孕的重要因素。30 岁以后的女性在孕产过程中面临的复杂因素并不是跟年龄有关，而是跟其他因素有关，例如营养不良，每一位孕妇如果营养状况不良，都需要特别的照顾，这跟年龄没有必然关系。

尽管，女性在 20 多岁的时候，从身体上来说更适合怀孕生子，可是她可能在心理上或经济上还没准备好。年轻的她可能会对事业更加投入而不考虑要宝宝，或者她还没有找到自己的人生伴侣去考虑共同养育他们的孩子。

风疹

如果胎儿感染了风疹病毒（又称德国麻疹），很可能会引起先天性畸形，包括聋、瞎、先天性心脏病等。该病毒的影响通常会出现在孕期的前 3 个月内，而此时正是胎儿的重要器官发育和成形的阶段。

该怎么做

如果你小时候没得过风疹，也没有在青春期接种过该疫苗，请在怀孕前先咨询一下医生，并做一次抽血检查来确认你是否对风疹病毒具有免疫力。如果你没有免疫力，可以要求接种疫苗，然后至少在 3 个月之后再考虑怀孕。如果你已经怀孕了，可以化验一下你是否对此有一些免疫力。

然而，尽管你接受了疫苗接种，也不一定完全具有免疫力。身上出现斑疹之前接触该病毒是最危险的，如果你接触到了这种病毒，请立即告诉你的医生。如果你已经感染病毒，你可能需要认真地考虑是否该终止妊娠。

虽然生育能力会随着年龄增长而下降（详见 22 页），但是统计数据显示，只要身体健康，任何年龄段的女性成功怀孕的几率几乎是一样的，因此，健康是一个更为重要的因素。针对年过 40 的女性正常怀孕的多项研究表明，孕妇的健康情况比单独考虑年龄这个因素要重要得多，所以要切记，如果你身体健康，就不要单独因为年龄而决定放弃要宝宝。

原有病患

如果患有某些疾病，如糖尿病、心脏病、Rh 血型不相容（详见 154–161 页），可能会引起孕期的一些风险。尽管如此，如果产前护理做得好的话，同样能够正常分娩。如果你长期接受医治或者需要定期服药。你需要跟医生讨论一下你是否可以怀孕。如果你因病需要长期药物治疗，例如癫痫，你应该在要宝宝之前跟你的医生讲清楚。

艾滋病病毒 / 艾滋病

毋庸置疑，了解如何保护自己远离艾滋病是非常重要的。所有女性都应该保证并坚持安全性爱，与新伴侣发生性关系之前必须和对方坦诚相待，了解对方是否患有艾滋病或是艾滋病病毒携带者。有 3/4 女艾滋病患者是通过性关系感染的，并不存在特殊的性交模式，传染的风险因人而异，因伴侣而异，有的人可能上百次接触之后仍然没有感染上，而有的人则可能一次就感染上了。

当病毒进入人体后，血液中会产生一种叫艾滋病抗体的物质。艾滋病感染者会产生这种抗体，当检查时，会发现艾滋病毒呈现阳性。而感染艾滋病的孕妇体内的这种抗体可以通过胎盘传给胎儿，所以艾滋病阳性的母亲生的宝宝刚出生便是艾滋病毒阳性，但并不是所有这样的宝宝都会感染艾滋病，大部分宝宝在 6–18 个月大的时候会摆脱从母体中得来的抗体，如果此后宝宝检查时艾滋病毒呈阴性，那就意味着他没有被感染上。

现在，通过更为便捷的检查，便可在宝宝出生后头几个月内就获知是否感染上了艾滋病。如果检查出艾滋病毒为阳性，有 1/3 的宝宝可能在 2 岁前就离世，多数宝宝也会活到儿童后期。

现在，艾滋病检查是面向（并且建议）所有孕妇的。如果你被发现自己是艾滋病毒阳性，你可以通过咨询获知自己成为艾滋病患者的可能性及传播给宝宝的风险。而且，现在也可以通过一些措施来降低母婴传播的风险。

对生活方式带来的影响

美国的一项调查显示，在过去的 20 年里，认为怀孕生子是人生中最快乐的事的女性越来越少，而越来越多的女性认为通过工作更能够获得成就感。随着西方女性的社会地位的提高，以及自主权的增加，又加之出现了可靠的避孕方式，只有极少数女性还持有女大当婚当育的旧时观念。她们会把更多的时间用在追求事业上，这就意味着她们更倾向于推迟成立家庭的时间。

尽管，很不幸的是，仍有很多未成年少女未婚先育，但是对大多数西方女性来说，生子已成了人生中的重大选择和规划，做母亲是经过深思熟虑的结果。当前，只有少数人会认为生子是自然而然的过程，而以前，人们会认为生育是女性获得满足感的来源。

有些女性，随着年龄的增大，因为害怕失去生育能力，尽管可能还没找到人生中的如意郎君，也会把做单亲妈妈视为一种可能的选择。决定做个单亲妈妈，而且怀孕的女性坚持自己的选择，并且做好了准备面对单身母亲所面临的长期复杂的情况。对她们而言，做母亲是她们的选择，而不是偶然的结果。

为人父母的焦虑

当考虑到宝宝的到来会改变现有的生活方式，二人世界的和谐关系会受到影响，所以就可能做出不要宝宝的决定，这是非常可以理解的。许多人害怕为人父母，焦虑是正常的，对如何养育宝宝有所担忧也是很自然的。

可能会存在经济上的压力，职业难以为继的问题，以及因为行动失去自由而可能导致的沮丧等等。不是所有的人都能够坦然面对并结束自由自在的生活，而且质疑自己是否具备照料宝宝的能力也是很正

停止避孕

如果你还在口服避孕药，建议你停药 2–3 个经期后再进行受孕。这段时间里，你可以选择物理方法进行避孕，例如避孕套、上环、或子宫帽等（详见第 235 页）。

已有很多文章记载女性服用避孕药期间仍然可以怀孕，特别是关于长期服药的案例。起初人们认为停止服药之后怀孕的概率会更高，是由于生殖能力长期受抑制后的代偿所致，现在我们并不完全认同这种说法，但是大部分女性还是在停药一年后会怀孕，几乎所有的女性在停药两年后都能够怀孕。如果你怀疑自己在服药期间怀孕，请立即询问你的医生，因为口服避孕药中含有的激素可能会对胎儿产生轻微的风险。

摘除子宫节育器（子宫环）后完全没必要推迟受孕时间。如果你在带环期间发现怀孕，医生不会尝试给你摘除，因为这可能会有难度，而且摘环导致流产的风险要比不摘环大得多。

常的。在日常生活中，你可能会面对各种各样的消极情绪，比如埋怨、暴躁、沮丧，但是，并没有理由认为宝宝的出世会让这些终结。

也许只有当自己成为父母时，你才会意识到自己需要做什么。在孩子还小的时候，一切都需要你来付出。但是据我所知，随着孩子的成长，你付出得越多，你得到的就越多。

爸爸的角色

新时期爸爸的角色也已发生变化，大多数爸爸们会非常认真地承担起自己的责任，并不会对宝宝不管不顾。许多年来，男性总是被排除在对怀孕和宝宝日常护理的责任之外，认为那是女人的职责，而不是男人应该涉及的领域。但是，现在妈妈们的解放也促成了爸爸们的解放，他们可以尽情施展父爱的本能，准备与伴侣一起度过怀孕分娩的每一天，不想错过宝宝的成长过程。新时期的爸爸更加积极主动，即使在宝宝成长早期，你能够得到不可替代的愉快时光，这让你充满自豪感，随着宝宝的长大要更多地陪护她、爱护她，一起分享喜悦。如果丈夫在妻子怀孕期间就有强烈兴趣的话，会一直持续到宝宝出生之后。

研究发现，一个爸爸对宝宝的亲近程度取决于宝宝前6周你抱他的次数和是否会处理宝宝的啼哭。他的态度也会受到妻子对孕育宝宝时的喜悦心情的影响。他对妻子的怀孕越开心，他就会在产前护理中做得更多，就会更加期待当爸爸，也就从宝宝最初几周中获得更多。

责任共担

大部分夫妻都同意应该平等地承担父母的责任，可能的话，必须一起抚养宝宝。当你决定要宝宝的时候，你们夫妻双方就应该约定好，你们对抚养宝宝有平等的责任。先讨论并确定好你们将来各自的角色。如果爸爸很早出门上班，宝宝睡着了才回来的话，妈妈们是不愿意自己单独照顾宝宝的。如果你想给宝宝创造一个快乐稳定的生活环境，有些问题必须在宝宝出生前就解决好。

受孕

读懂自己身体的自然周期，可以给你提供充足信息帮你受孕和避孕。你可以通过观察每月的经期和宫颈黏液（阴道分泌物）的外观和黏稠度来掌握身体的韵律。

观察身体韵律

尽管大部分女性的经期是 28 天，但周期的长度是会变化的，如果你留意几次，大约 4 个月，你会发现，最短的可能是 26 天，最长的可能会到 32 天。这种情况下，受孕期可能从每个周期的第 9 天到第 21 天都可能会出现，因为排卵期通常发生在经期的第 14 天，精子可以在女性体内存活 3–4 天。为了成功怀孕，这些日子需要记清楚。你的阴道分泌物（黏液）每个月会经历一个循环。月经刚结束时，阴道内的分泌物非常少，却会浑浊、浓厚、有黏性。进入受孕期时分泌物会变得量多、清澈且有弹性，一旦发现有这种变化，就说明你已进入受孕期。受孕期结束，分泌物又会变得浑浊、浓厚、有黏性。

基因和染色体的影响

身体的每一个细胞内都含有 23 对 46 条染色体，其中每一对染色体，一半来自精子，另一半来自卵子，每一条染色体都是由蕴含成千上万个基因的两条链组成的（被称为双螺旋式排列）。

性别

23 对染色体中的 1 对决定宝宝的性别。这 1 对染色体有两种组合方式，XX 代表女，XY 代表男，分别来自母亲和父亲。来自母亲的卵子内只有一条 X 染色体，而父亲既可以提供 X 染色体，又可以提供 Y 染色体，因为男性生成的精子分为两种 X 或者 Y。从生物学上讲，男性才是决定宝宝性别的决定因素。如果 Y 型精子与卵子结合，宝宝就是男孩（XY），如果 X 型染色体与卵子结合，宝宝就是女孩（XX）。科学家们发现男性生成的 Y 型精子数量比 X 型精子多，Y 型精子比 X 型精子尾巴要长，游动得更快，但是 X 型精子可以存活的时间更长。尽管还没有证据证明，但有种说法称若想要男孩，就尽量临近女性排卵日时同房，若想要女孩最好提前几天同房。

基因决定发育

每一个基因都是 DNA（脱氧核糖核酸）的一个小单元。基因直接引导整个身体器官和系统的发育，决定我们的智力和身体特征，像眼睛和头发的颜色这些特征会受到来自父母的基因的共同影响。每种基因都有显性和隐性两种表现形式，比如黑发基因对金发基因呈显性，棕眼基因是对蓝眼基因呈显性。虽然存在两种基因，但是其中一个是隐性的，所以如果父母头发都是黑色，他们生出的宝宝头发却可能是金色，这是因为父母带给宝宝的基因都是显隐性的金发基因。

性生活的频率

怀孕的几率跟你性生活的频率不成正比。男性射精的次数越多，精液内精子的含量就越少。然而，精子的质量（运动能力）也许比数量更为重要。

如果你想要个宝宝，在你受孕期到来之前让你丈夫禁欲几天，这样可以增加精子的数量，等受孕期到来后再进行性生活，每天不要超过一次。

如果你的月经周期非常不规律，你可能难以准确地找到排卵期以便有备而行。此时可以征求医生的建议。

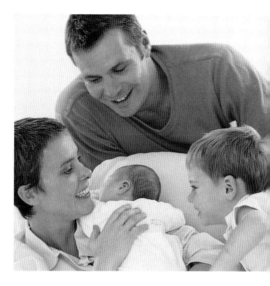

基因遗传

孩子的身体特征来自父母双方的遗传。

遗传咨询

强调准妈妈的健康是非常正确的，因为健康的妈妈才能为宝宝提供一个健康的发育环境。但是爸爸的健康也非常重要。如果精子或卵子中的任何一个有缺陷，可能根本就无法结合，从而导致不孕症。如果精子略微有些缺陷，就有可能会导致宝宝发育不正常。

有些情况是由于染色体异常所致，通过对染色体的计算可以获知孩子将来可能会患哪种疾病。检查的过程非常简单、无痛，只需从你口腔里轻轻地刮一点细胞下来，然后把这些细胞拿到显微镜下进行检查。

每年都有成千上万患有先天畸形儿出生，但是其中大部分都不能预测。基因缺陷跟健康状况无关。有些由于染色体异常导致的病变，比如唐氏综合征源自受孕期间，所以无法事先对父母检查获知。如果任何一方有病史，或者任何一方家族或同代近亲有病史，你应该进行遗传咨询，做相关的检验。家族性遗传疾病包括血友病、囊胞性纤维症、镰刀状细胞性贫血和肌营养不良等，这几种疾病可以通过测验获知。

其实，怀孕对每个人来说都有风险，如果你和另一半存在某种特殊情况的遗传倾向，哪怕只有一点点，这种风险肯定排除不了。如果你仍然决定怀孕，唯一可以做的就是找专家进行调查研究，然后分析测定风险，这还取决于产生影响的基因是隐性基因（比如囊胞性纤维症），还是显性基因（比如亨廷顿氏舞蹈症）。跟医生探讨自己都有哪些选择。

受精

如果你的经期十分规律，一般来说，受精会发生在月经结束1周后或下次月经到来的14天前。受精后7-10天内，受精卵将会在子宫内着床。再过1周后受精卵牢固地附着于胎盘上，通过胎盘跟母体相连（详见第81页）。胎盘的作用是将母体体内的营养和氧气输送给胎儿，把胎儿产生的废弃物传回母体。孕妇的健康非常关键，因为此时产生的激素负责维护胎儿、子宫以及女性生殖器的状况，并且调节孕妇的身体状况为将来的分娩做准备。

数百万的精子通过射精进入并通过女性的阴道，最后通常会有一颗精子在输卵管1/3处与卵子相会并发生受精作用。射精后几秒内，精子摆动鞭子一样的小尾巴向前游动。

靠着尾部的动力，精子能迅速通过酸性的阴道，通过因排卵而更加顺滑的子宫颈，进入到子宫腔。短短几秒钟内，精子就能通过子宫进入到输卵管与滑动到此的

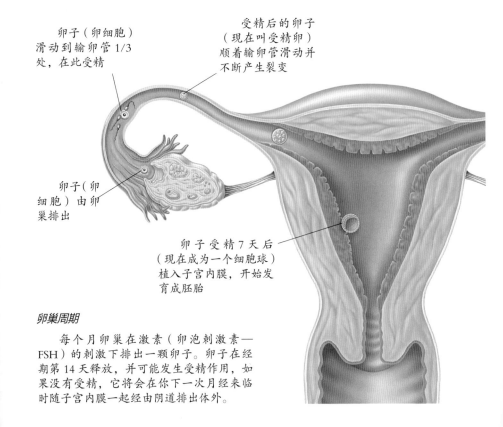

卵子（卵细胞）滑动到输卵管1/3处，在此受精

受精后的卵子（现在叫受精卵）顺着输卵管滑动并不断产生裂变

卵子（卵细胞）由卵巢排出

卵子受精7天后（现在成为一个细胞球）植入子宫内膜，开始发育成胚胎

卵巢周期

每个月卵巢在激素（卵泡刺激素—FSH）的刺激下排出一颗卵子。卵子在经期第14天释放，并可能发生受精作用，如果没有受精，它将会在你下一次月经来临时随子宫内膜一起经由阴道排出体外。

卵子相遇。精子在化学上会被体积较大的卵子所吸引，紧紧贴到卵子的外表面。然而，只有一个精子能刺穿卵子的外衣。被刺穿后，卵子便失去了吸引力，迅速硬化了自己的外壳，让多余的精子离开。从男性射精到受精成功，整个过程不超过 60 分钟。

成熟的卵子最长存活 24 小时，离开卵泡的卵子越快受精越好。精子的受精能力可以保持 3–4 天。因此，受精作用最可能发生在经期结束后的 7–10 天。

生命的开端

只有精子的头部能进入卵子内部，才能形成一个单细胞。这个细胞将在 24 小时内分裂成 2 个，到第 4 天，就成为超过 100 个细胞的球。最开始的三天内，细胞球会自由地漂浮在子宫腔内，由子宫壁上的腺体分泌的"乳汁"为它提供营养。到了第 1 周周末，它将植入子宫内膜，在此可以继续享受母亲的血液为其供养，并跟母体交换营养和废物。直到第八周后，才能发育成为胚胎，从此之后就可以称作胎儿了，在拉丁语中是"初始物（young one）"的意思。

双胞胎怀孕

若卵巢释放出一个卵子经过受精，然后分成 2 个细胞分别再进行分裂，结果就会发展为同卵双胞胎，这对双胞胎通常是性别相同，且共用一个胎盘。而异卵双胞胎较为常见（占双胞胎总数的 70%）。当 2 个卵子分别与 2 个精子进行受精后就会出现这种结果，异卵双胞胎通常各自拥有胎盘和羊膜囊。

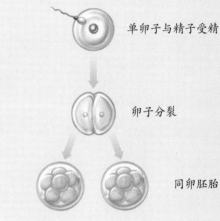

单卵子与精子受精

卵子分裂

同卵胚胎

同卵双胞胎

一个卵子受精后分裂成两个单独的细胞，这次分裂可能发生在植入子宫壁之后。

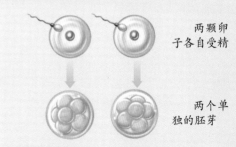

两颗卵子各自受精

两个单独的胚芽

异卵双胞胎

当卵巢释放两个卵子，并在输卵管中与两个精子分别进行受精，多数的双胞胎是这样产生的。

不孕不育

在英国，大约每 10 万适龄女性中有 1 万难以怀孕或者不孕。在西方国家中，一般都是这个比例，十分之一。然而，不孕不育是将夫妻视作一体来考虑的，在一些情况下，夫妻二人中只要有一人不能生育，两人都受其影响，而且还存在这样的情况，二人都具备生育能力，但是也可能无法受孕，这也解释了为什么原本不能生育的夫妻，离婚各自组建新家庭后都能够生儿育女这种看似矛盾的情况。

女性不孕

影响女性不孕不育最重要的一个原因就是年龄。从 25 岁之后，生育能力逐渐下降，虽然如此，只有超过 37 岁才能显著下降。男性生育能力的下降较为平缓，在 20 多岁时跟女性的生育能力基本一样，但是较为缓慢地降到 60 岁多岁时的 10% 左右。

生育的障碍可能来自生理、心理或是情绪上的问题。很多人觉得这个话题难以启齿，但是作为夫妻你可能希望通过检查得知原因，你需要帮助，这意味着夫妻双方都需要敞开心扉谈一谈这个敏感话题。部分针对女性生育能力的检查会耗时很长，有的还可能带有损害性。人们通常尝试怀孕一年未果后再考虑检查，而首先要检查的是你丈夫的精子数量和质量。女性生育能力检查包含以下内容：

- 讨论一下性生活的频率和性姿势。
- 分别在月经初始和月经后半期做血检。
- 外科检查，通常是内窥镜检查，就是采用像透视镜一样的仪器透过腹壁，让医生可以检查你的生殖器官。
- 子宫输卵管造影术（HSG）和输卵管 X 光检查，二者选一。将一条染了色的细管插入子宫颈，如果有什么损伤或阻塞就能通过 X 光检查出来。

药物治疗

如果女性经期紊乱或者绝经，则需要一些帮助来让排卵变得有规律。所有药物治疗的目的都在于刺激卵巢排卵，这样会存在一次排卵过多的风险，会造成多胎妊娠。口服舒经酚和它莫西芬这样的药物的风险是最低的。要注意这些药最多先服用 6 个月，并且需要定期检查或血检。如果仍然无效，注射合成激素治疗（绝经期促性腺激素 /HMG 和人绒毛膜促性腺激素 /HCG），这种治疗需要在超声波或血检的监测指导下进行。治疗可能会造成卵巢肿胀，一旦有这种情况，就一定要立即停止治疗。

男性不育

男性不育的主要原因有两个，一是睾丸与阴茎之间的通道堵塞，二是不能正常产生精子。两种情况都需要在医院检查或通过实验室测试才能确诊。不能正常造精的情况分为 3 种：精子数量少、精子活力差、大量精子异常，患者可能是存在一种或三种同时存在。具体情况必须要通过实验室报告或你的医生来为你解读。

辅助受孕方式

随着人工授精和试管婴儿技术的发展，可以帮助不孕夫妇怀孕并生育健康宝宝。

在人工授精的过程中，用注射器将丈夫的精子（同配人工授精 AIP）或是捐献者的精子（异配授精或 DI）注入到子宫颈内。人工授精的过程需在女方排卵期前或在排卵期内完成。如果丈夫的精子过于稀薄，无受精能力，或某种遗传病携带者可以考虑异配授精。另外，异配授精还是单身女性想要宝宝时的一个途径。

任何想尝试试管受精的人都必须要了解，它对身体和心理上都会产生很大的压力。你需要在治疗开始之前和过程中做好咨询工作，所有试管受精的医院都会提供咨询服务。

要想试管受精成功，有两种东西必不可少。首先，来自女方的卵子，可以通过服用舒经酚或注射人绝经期促性腺激素或人绒毛膜促性腺激素治疗后得到，其次是男方的精子。两者都可以来自捐献者。受精过程发生在子宫之外，并保存在孵卵器内 48 小时，此时受精卵应该已分裂成 4 个细胞，将 1-2 个胚胎植入到女方的子宫，其余胚胎可以储存起来备用。

有些情况下，卵子和精子被同时植入到输卵管里面，但是因为这需要全身麻醉和内视镜协助，所以应用并不是很普遍。试管受精的成功率取决于受孕者的年龄和当初治疗的原因。

工作中的危害

如果你或你的伴侣在工作中接触有毒化学物品、铅或是辐射，你的生育能力可能会受到影响。现在，大家都知道一些化工产品会损伤精子，能导致畸形儿或自然流产。如果你不确定你工作中接触的化学品或其他物质会对怀孕有什么影响，那就咨询医生、工会代表或是人事经理。仅有相当小的一部分化学品被认为处于安全临界点内，然而，这些已知的安全级别没有考虑到这些化学物品对生育的影响。如果你的工作中要接触有害物质，在你决定要宝宝之前，宁可考虑换个工作，也不能冒险。如果不可能换工作，你不能避免接触一些可疑物质，那就严格遵守安全作业流程，穿防护服，避免在灰尘或烟雾中呼吸，避免皮肤接触等。

2 发现怀孕

关于你发现你自己已经怀孕，存在两个完全不同的方面。

首先是关于确认怀孕，这可以通过来自你身体的各种信号知道，例如恶心、尿意频繁、乳晕颜色加深等等。其次就是涉及从心理上到情感上接受怀孕这件事。往往会是既感到激动又有一些纠结。无论你曾经是多么向往怀孕，当你真正怀孕的时候，总会有一些五味杂陈的感觉。

怀孕初期的征兆

对许多女性来说，可能通过一些征兆就能够感觉到自己怀孕了。许多女性描述说对怀孕的最明显的感觉很大程度上跟孕激素的分泌有关。这些激素会影响你身体的各个方面，包括你的意识和感受。

怀孕早期的另外一个征兆就是疲乏。虽然也不乏有人在孕早期觉得精力旺盛，但是绝大多数人还是承认她们时常感到疲乏。而且，这种疲乏不同于以往的感觉。许多女性说她们整天都嗜睡，有些人说她们在午后非常困乏，不得不停下工作，挨过这一阵子。还有人说她们在傍晚时很困。无论怎样，这种疲乏是无法控制的，只能睡觉。这种情况就是嗜睡。

对于这种嗜睡的情况，我一直没有找到一个令人满意的解释。可能是由于孕初期血液中孕酮达到了一个很高的水平而对身体产生的影响。孕酮是人体中的一种镇静剂，具有非常强的镇静和催眠的作用。通常人们觉得孕妇有一种古典恬静的美，可能也跟孕酮的作用有关。在怀孕后期还会出现另外一种疲乏（详见第 152 页），而这种疲乏纯粹是由于身体上的额外负担造成的。

不被察觉的时期

在孕初期的前两周内，你几乎没有任何特别的感觉，没有任何怀孕的征兆。这段时间只是月经没有正常来临，造成月经不来的最普通的原因就是怀孕，但并不是唯一的原因，所以不能简单地认为没来月经就是怀孕了。身体患病、受到惊吓、时差、手术，甚至是焦虑都可能推迟月经周期。

而且，在孕期初期，正逢你月经周期

的时间，有轻微的出血现象也是很常见的。这也就是为什么有许多怀孕只有 8 个月的时间。

孕妇晨吐

恶心，有时候伴有呕吐，通常发生在怀孕第六周之后，这就是所谓的"孕妇晨吐"，而且也会发生在一天的其他时间。大约会持续到孕期前三个月，然后逐渐消失（详见第 148 页）。

晨吐是由于血液中的荷尔蒙的水平提高，刺激胃壁而造成的。其中有一种激素，人绒毛膜促性腺激素（HCG），它的产生会维持雌激素和孕酮的水平，从而维持怀孕的状态。可以通过尿检 HCG 来确认是否怀孕（详见第 26 页）。HCG 上升的阶段大约正好是出现恶心征兆的阶段，大约是在 12–14 周之后会逐渐减少。激素还会导致血糖的快速消耗，这就是许多女性反映的会感到饥饿和无力。

挑食和渴望某种食物

口味的改变和对某种特定食物的喜好也是怀孕早期的征兆之一，这甚至会出现在还没有察觉到怀孕的时期。对某些食物和饮品不再感兴趣，尤其是某些油炸类食物、咖啡和酒类，这是很普遍的现象。许多女性反映她们会觉得嘴里有一种金属的味道，从而影响食欲。对某种食物的渴望被认为是跟激素水平的提高有关，这种情况也会出现在月经周期的后半段，原因也是一样的。尽量不要放纵自己多吃高热能低营养的食物。

尿意频繁

随着子宫的扩张，对膀胱造成了一定的挤压。荷尔蒙的变化也导致了肌肉作用的变化，这些因素都会影响膀胱的运作。结果就是，膀胱里哪怕只有一点尿，也会试着排出去，许多女性发现她们在孕后的第一周内排尿最为频繁。

除非在排尿的时候会伴有灼痛感或疼痛，否则无需就尿频问题咨询医生。大约在 12 周，子宫已经扩至骨盆腔，在孕期接下来的几个月中，就减少了对膀胱的压力。

乳房的变化

怀孕早期乳房的变化是孕酮刺激的结果，这也是女性能最早察觉的怀孕征兆之一。甚至在最初其他征兆还没有出现的阶段，你就会发现乳头有疼痛感，而且整个乳房变大变软了。乳晕更加明显，乳头区域的凸点开始增多。乳头区域也开始变大且颜色变深。

获知怀孕的消息

对于怀孕生子，我们许多人都会有些纠结和矛盾，情绪也会有所波动。经历各种情绪都是很正常的。如果再幻想宝宝到来之后你的生活仍然如旧，那就是不切实际了，最好是向前看。不要认为你有这些情绪就是不能胜任母亲的角色，从而压抑情绪。更为理智的做法是，去了解并面对这件事，而不是试着去回避。经历怀孕是你的情感成长的阶段，你发现经历过之后，你会对自己有一个全新的理解和认识。

测孕原理

通过尿检判定人绒毛膜促性腺激素来验证怀孕是最常用的方式。在怀孕初期，体内会产生这种激素。

家庭测孕工具

你可能更愿意在家里检验自己是否怀孕，因为这是你的绝对隐私。家庭测孕工具的可靠度至少是99%。鉴于每种测孕工具的具体使用方法不同，需要严格按照说明书来使用。如果孕检呈阳性，则几乎不会出错，但如果呈阴性，则可能是因为检测时间过早，还不足以检测出来。

如何测孕

清晨，接一点尿液放进干净无皂质的容器里。取尿前不要喝水，以免稀释尿液。如果尿检呈阴性，并不说明你一定没有怀孕。可能是你检测得过早了，如果其他的征兆还在继续，那就在7天之后再次检验。

意外的结果

也存在这样的可能性，一次检测的时候呈阳性，当再次检测时，却变成了阴性。而且几天之后你的月经周期开始了。不要担心，因为半数的受孕不会发展为真正的胚胎，受精卵没能在子宫里着壁，这是很自然的终止妊娠的过程。孕检呈阳性的结果可能是在受精卵着壁之前测验的。为了避免这种误差，可以在月经周期开始之际检测，如果起初的检验结果呈弱阳性，那就过几天之后再次检测。

你检测到的结果准确吗?

有一些因素会影响孕检的准确性，列举如下:

• 尿液的收集和盛放不当会导致错误。

• 如果检验得过早，体内的 HCG 水平太低，以至于难于检测到。因此，了解你的月经周期的准确时间非常重要。如果经期不规则或经期太短都会影响孕检的准确性。

• 促进排卵的药物中也含有 HCG，也能够改变检验结果。避孕药、抗生素及止疼药则不会影响检验结果。

• 如果盛尿液的容器温度过高，检验的结果就会出现错误。尿液在检验之时必须是在常规室温下进行。

不同的反应

当确认你怀孕之后，你自己的反应可能并不像你想象的那样。也有可能是你所处的环境发生了变化，所以怀孕显得不合时宜。你可能会对自己怀孕这件事感到愤怒或痛苦，因为自己原本的生活就这样被打断了。

有些女性会因此而沮丧甚至会考虑终止妊娠。其实，这种说法有些消极，大多数女性并没有这么消极。尽管如此，最重要的环节还是在于，确认怀孕之后，你和你的伴侣决定接受怀孕的事实。不要认为在最初的几周甚至几个月内，腹部的隆起不那么明显，你就可以跟往常一样生活，就可以忽略这件事的存在。你们必须开始现实地考虑怀孕这件事，而不是盲目乐观。

如何计算你的预产期

从受孕之日起算，平均的孕期大约是266天，如果从末次月经的首日起算，大约是280天。记住，这仅仅是一个平均的时间，而你自己的孕期可能不完全是这样。你的月经周期是不是28天，这会影响到你的预产期。几乎所有医生都会讲，正常的预产期从38周到42周都是可能的。为了计算你自己的预产期，按照你末次月经的第一天起算，如下：

末次月经首日	2009 年 9 月 17 日
+9 个月	2010 年 6 月 17 日
+7 天	2010 年 6 月 24 日

FINDING YOUR ESTIMATED DATE OF DELIVERY

	1	2	3	4	5	6	7	8	9	10	11	12	13	14	15	16	17	18	19	20	21	22	23	24	25	26	27	28	29	30	31
Jan Oct/Nov	8	9	10	11	12	13	14	15	16	17	18	19	20	21	22	23	24	25	26	27	28	29	30	31	1	2	3	4	5	6	7
Feb Nov/Dec	8	9	10	11	12	13	14	15	16	17	18	19	20	21	22	23	24	25	26	27	28	29	30	31	1	2	3	4	5	6	7
Mar Dec/Jan	6	7	8	9	10	11	12	13	14	15	16	17	18	19	20	21	22	23	24	25	26	27	28	29	30	31	1	2	3	4	5
Apr Jan/Feb	6	7	8	9	10	11	12	13	14	15	16	17	18	19	20	21	22	23	24	25	26	27	28	29	30	31	1	2	3	4	5
May Feb/Mar	5	6	7	8	9	10	11	12	13	14	15	16	17	18	19	20	21	22	23	24	25	26	27	28	29	30	31	1	2	3	4
June Mar/Apr	8	9	10	11	12	13	14	15	16	17	18	19	20	21	22	23	24	25	26	27	28	29	30	31	1	2	3	4	5	6	7
July Apr/May	7	8	9	10	11	12	13	14	15	16	17	18	19	20	21	22	23	24	25	26	27	28	29	30	31	1	2	3	4	5	6
Aug May/June	8	9	10	11	12	13	14	15	16	17	18	19	20	21	22	23	24	25	26	27	28	29	30	31	1	2	3	4	5	6	7
Sept June/July	8	9	10	11	12	13	14	15	16	17	18	19	20	21	22	23	24	25	26	27	28	29	30	31	1	2	3	4	5	6
Oct July/Aug	8	9	10	11	12	13	14	15	16	17	18	19	20	21	22	23	24	25	26	27	28	29	30	31	1	2	3	4	5	6	7
Nov Aug/Sept	8	9	10	11	12	13	14	15	16	17	18	19	20	21	22	23	24	25	26	27	28	29	30	31	1	2	3	4	5	6
Dec Sept/Oct	7	8	9	10	11	12	13	14	15	16	17	18	19	20	21	22	23	24	25	26	27	28	29	30	31	1	2	3	4	5	6

职业女性

许多国家的法律对孕期女性的工作时间、由此获得的经济补偿（详见 247-9）及雇主必须接受她重返岗位的条件有相应的规定。而超出法律规定的做法是，许多雇主更愿意跟你协商好在产前中止雇佣关系，而在之后再继续雇佣。你需要向你的雇主提交一份法定的产假声明，如果你没有这么做，可能会丧失某些权益，所以最好是尽早了解你的权益。在产前三个月，你需要考虑你未来的工作安排。如果你不想在产假结束后丢掉原来的工作，那就主动跟你的雇主去谈你的计划。

孕期继续工作

除非你从事的是重体力劳动，或者存在有害的化学物质或有毒气体（详见第23页）的场所工作，否则，没有什么理由不该继续工作。但是，你继续工作的时间长度取决于你的身体状况、你的工作性质及你工作的原因。孕期工作的一个好处就是让周围的人觉得怀孕是件很正常的事情。除此之外，在你的身体和心理都在经历变更的时候，工作能带给你稳定感和安全感。

对于何时该停止工作，没有硬性的规定，这取决于你工作的性质及所需的体力状况。大约在32周到36周之间，是可以中止工作的较好时机，此时你的心脏及其他器官如肺、肾的负荷都已经变得非常大，你的脊椎、关节和肌肉也承受着非常大的

压力。此时，如果你感觉很疲惫，那就要好好休息，而不要强迫自己去干事，工作已经很难兼顾，哪怕是一份坐着就可以做的工作。

无论是工作还是其他事情，都要符合你的日常作息。在孕晚期，你会变得不那么精力充沛，长时间工作或者熬夜会让你筋疲力尽。你会发现自己嗜睡且精力不够集中。至于家务的问题，也不要过度费心，此时你的健康和未出世的宝宝才是最重要的。

做一位职业母亲

许多女性乐于把怀孕视为对工作的一个短期中断，她们一直坚守岗位直到临产，产后又在最短的时间内返回工作。她们不会为了是母乳喂养还是奶粉喂养而犹豫不决，很直截了当地选择后者。而其他一些女性则不愿意这么做，她们更乐于陪伴自己的宝宝，任何让她们跟宝宝分离的事情都是非常痛苦的。

女性有很强的母性本能，她们会对宝宝呵护备至，而且会为宝宝做出牺牲。她们愿意更多地陪伴宝宝，尤其是当宝宝很小的时候，即使是离开几个小时，也会感觉很痛苦。

虽然如此，有许多原因致使母亲们继续工作，有经济方面的需要，她们更愿意经济独立且自食其力；也可能是厌倦当家庭主妇，抑或是纯属个人爱好而去工作。

随着女性越来越自主，更多的母亲都在工作，其中有越来越多的人是为了兴趣而去工作。她们认为工作能够极大地丰富她们的生活，尤其是她们的家庭生活。

　　在过去，许多女性认为为了家庭而放弃自己的愿望和追求是她们的天职（这种理念在过去也常被鼓励）；现在，大多数女性都强烈地感受到她们有权利去追求自己的理想，如果她们愿意工作就可以决定去工作，即使这会忽视家庭的需要。

　　你也需要考虑你的伴侣的意见。如果你决定回去工作，而你的伴侣不同意，那么只会引起不愉快。如果你觉察到你的伴侣有不同意见，你就必须跟他进行商量。跟他进行坦诚的讨论之后，可能会获得一个较好的折中的办法，针对你的未来工作得到一个较好的解决方案。

孕期继续工作

　　这位女性在孕期继续从事剧院戏服的整理工作，让她在孕期情绪的波动期感到某种稳定感。

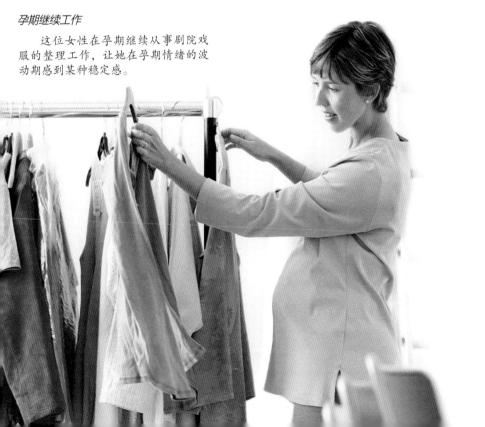

何时返回工作

如果你决定产后立即回去工作，你可能会更愿意做一些弹性的工作调整。那就在孕期跟你的雇主商量。

可能有一些兼职的工作或者无需坐班的工作可以让你去做，这样的话，你可以在宝宝出生后，做一段时间的兼职工作。你也可以去做一些短期工作，或加入自由职业者的活动，这样可以确保你有工作可做。现在你就该早做打算了。

在考虑何时开始重返工作的时候，你必须考虑自己的情况。因为在产后大约需要9个月的时候，你的新陈代谢才能恢复正常，身体的某些部分会恢复得快一些，另一些部分可能会慢些。如果你在产后3个月后月经恢复正常，这是一个非常好的信号，说明你的卵巢已经开始恢复正常的运转周期了，但并不说明你的所有腺体都已经恢复工作。在孕期，你的肌肉、韧带和关节为适应你的孕期体态和重量都变得更加有弹性和柔韧，产后也需要时间来恢复原来的状态和强度。像心脏、肾和肺，以及血液这样的重要器官也会渐渐适应只为你工作的状况，而不是像之前的为你和宝宝两个人工作。

宝宝和父母

对宝宝进行良好的照料将是最为重要的事情，你将需要投入大量的时间和努力来找到适合你们的方式。如果你认为把自己的宝宝委托给其他人是非常勉强且充满负罪感的，担心你的宝宝在感情上会疏远自己，我也曾经担忧过这些（尽管现在看来，并不是这样的），通过后来去听了一次有趣的课程我才消除了疑虑。当我的宝宝还很小的时候，我就在工作，我不知道这项研究正在进行。而我的直觉感觉也是这样，我感觉到我的孩子们通过从我这里获得的遗传也会知道我是他们的母亲。因此，即使有非常有爱心的保姆照料他们，我也非常肯定地知道孩子们不会把保姆当成我的——他们的妈妈。我发现基因是天生的，这点很难改变。我认为宝宝可能是通过身体的味道来识别母亲，我的孩子们大约到18个月的时候，我还让他们有机会在哺乳时间和碰鼻嬉戏中感受到来自我的皮肤的独特味道。

把脚垫高

如果你在孕期继续工作，那就正确认识到怀孕带给你身体的不便、压力和疼痛。如果可能的话，坐下来工作，并且垫高你的双脚。

职业妈妈的优势和劣势

优势

- 增强独立性。
- 获得经济报酬——有机会改善家庭生活水平。
- 获得职业满足感——有机会参加培训和获得资格。
- 当在家里陪宝宝的时候，会更加亲密。
- 精神的需要——可能觉得在家里会很无聊。
- 在你的工作领域保持一种高水平的状态。

劣势

- 你可能会感到一些内疚，因为你觉得你忽视了你自己的孩子。
- 脱离了社区的生活。
- 你会非常疲惫，因为你每天既要出去工作又要回家照料孩子，等于是同时做两份工作。
- 要承受来自孩子和工作两方面的压力，并且需要不断地提前做规划。
- 会对其他的全职母亲有一种嫉妒和不平的感觉。
- 难以找到很好的照顾孩子的办法。

研究结果显示，宝宝拥有一种超乎想象的智慧，能够在众多人中找出自己的父母，这比我想象得要更加精准。对宝宝来说，最关键的因素是爱、充满兴趣的关注，这些都是只有父母才能给予的，宝宝就是凭此在众人中找出自己的父母。这项研究最令人难以置信的是，宝宝只需要每天不到一小时的亲子时间就能够做到如此。而跟其他人在一起的时间却远不及亲子时间有效。爱不是用时间来丈量的，爱是伴随时间而给予的，无论时间有多少。

双重角色

对一位职业妈妈来讲，把所有的业余时间都给自己的家庭是非常难的。也就是说，同时做着两份工作。有时候这并不是很难，如果你有一份坐在办公室里就可以完成的工作，你可能会有充足的精力留给孩子的洗澡时间、游戏时间、讲故事以及跟孩子聊天谈心等。可是，如果你从事的是一份体力工作或需要为别人服务和交流的工作，就意味着你工作了一天之后，晚上很难再有精力留给孩子们。

我坚信，一个孩子尤其是学龄前的孩子有权利得到父母的关注，只要他们都下班回到家的时候。这样做的意义是非常大的。当你回到家，你应该抱抱宝宝并且直到他睡觉之前都是以他为中心的，而不是坐到沙发上或自己去忙着沐浴。当你最后睡觉的时候，很有可能你的整个晚上都被打乱了，你不仅仅需要宽容，也需要有牺牲精神。做一位职业妈妈本来就是有利有弊的，怎样做最开心，那就怎样去选择。

尽管如此，还是要做好心理准备，因为你还是会感到内疚，不过，无论你是留在家里还是出去工作，只要你和你的伴侣都很开心，那就可以放心，因为你的孩子也会同样如此。

3 怀孕日历

　　了解孕期发生的各种变化会帮你更好地了解你的身体和你的需求。下面这个月历总结了怀孕每一个月份会发生的事情。但是，每个人的情况可能会有所不同，所以，如果你到了该月份并没有经历这些变化，也不要担心。每个月份都有你需要去思考的问题，例如预定产前学习班等等。下面只是指出了孕期一些相关日程，在后面的几章里会做更详细地阐述。

怀孕

怀孕征兆

　　如果你正在准备怀孕，并且月经没有按时来，你可能会怀疑自己怀孕了。最初，除了月经没来之外，可能没有其他的变化，但是随着体内激素活动的增加，会出现一些身体上的变化，让你确定你是怀孕了。如下所述：

- 随时有恶心的感觉。
- 口味的变化：可能你突然变得无法忍受酒或咖啡的味道了。
- 对某种食物的偏爱，有时候几乎是对某种食物的渴求。
- 嘴巴里有一种金属的味道。
- 乳房的变化，可能变软且有一种刺痛感。
- 尿意频繁。
- 在一天的任何时间里都感觉很累，甚至会觉得眩晕。
- 阴道的分泌物比平时增多。
- 情绪不稳定，容易波动。

孕期

　　如果从卵子受精的那一刻起算，怀孕大约持续 266 天。但是，通常很难准确地知道实际受精的日期。所以，要计算你的孕期，通常是把末次月经的第一天算作怀孕第一天，而不是受精的那天。如果你的月经周期平均是 28 天，受精可能会发生在第 14 天，而不是怀孕第一天，因为排卵通常会发生在经期前的 14 天。因此，孕期的时间是 266 天加上 14 天，也就是 40 周。然而，这仅仅是个指导时间。正常情况下，实际的孕期长度可能是 38 周到 42 周之间。

正在发育的宝宝

　　了解孕期将会发生的变化及你应该做的事情，会帮你为宝宝的出生做好准备。

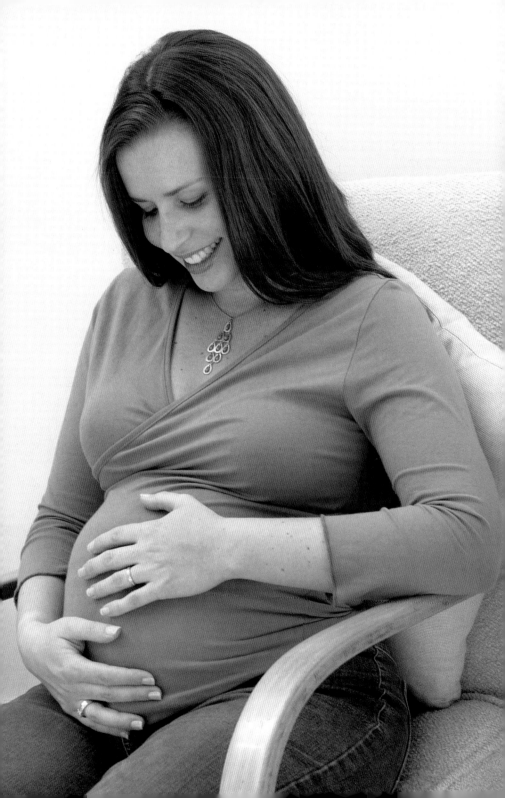

第6-10周

原来你的子宫的大小和形状像梨一样，到孕期的这个阶段，会稍稍变大，尽管还觉察不出它的变化。可以去医院检查以确认怀孕，并且跟医生探讨你想采用哪种方式分娩（详见第4章）。你也可以计划你的产前检查在哪儿进行，如何预约（详见第5章），尽管直到第10－12周才需要开始产检。

确认怀孕

- 怀孕之后，人绒毛促性腺激素通过少量的尿液就可以检测到。可以从药店或大型超市里买到，自己在家里进行测试，大约可以在经期推迟几天之后检测到怀孕，准确率大约是99%。也可以去医院或诊所进行检查。
- 当经期推迟几天之后，通过血液检查可以显示孕期激素。

产检

医生可能会让你进行血检、超声波检查，所有的孕妇都可以接受这些项目的检查。根据你的年龄、个人情况及家族病史，也可能会进行诊断性检查，如羊膜腔穿刺或CVS(详见第77–79页)。

孕期护理

在你刚怀孕的第一周，胎儿是最为脆弱的，所以你需要注意以下几个方面：

- 在你准备怀孕时，或发现自己已经怀孕时，把你所服用的任何药物情况跟医生咨询。
- 停止抽烟和喝酒。
- 查明你的工作环境是否对胎儿有害（详见第23页）。
- 如果可能的话，可以在你准备怀孕前检查风疹免疫力。
- 如果养了宠物，就要高度注意卫生，以避免弓形体感染。

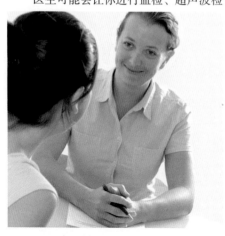

产检

在你首次产检时，需要建立档案，助产士会填写一份详细的记录。

胎儿的发育

此时的胚胎已经可以被叫做胎儿了，胎儿在拉丁语中是"幼小的"意思，它已经拥有了所有的内脏器官，大约有小草莓那么大。胎儿会四处活动，尽管你还觉察不到他的活动，而且在未来几周内也还觉察不到。

胎儿有脸、鼻子、嘴巴和舌头

心脏和其他内部器官现在已经形成了

胎儿在第8周的外观
长度：25毫米
重量：3克

你的嘴巴里会有一种金属的味道，你可能会感到恶心

你的乳房可能有刺痛感且感觉很沉重

你的身体的变化

你的乳房可能会更软更重，你在早上或其他时间会恶心。因为体内激素的波动，你的情绪可能会变化无常。你可能会感到很疲乏，也因此会加重其他症状。

你需要经常排尿

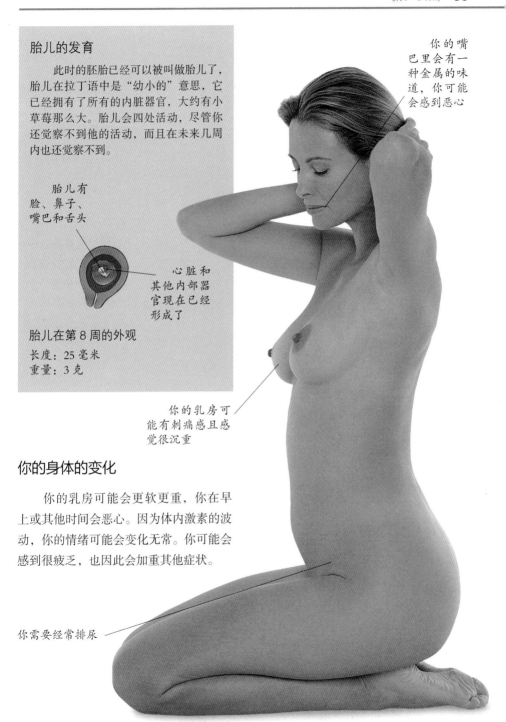

第12周

现在，晨吐以及尿频的症状都会有所缓解。你可能首次发现体重增长了。从现在起，你体内的血液量稳步增加，因此你的心脏和肺的工作量加大。肾的工作量也在加大。你可能会有不同程度的便秘。跟医生进行咨询之后，可以保持正常的作息时间。可以预约牙医。

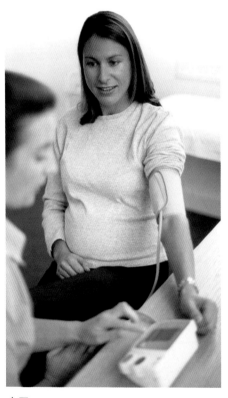

血压

每次产检的时候，都要进行血压测量。定期检查意味着一旦有任何改变，马上被记录下来。

产检护理

- 你需要首次去产科门诊，如果之前没去的话（详见第 72 页）。在孕期，你应该享有产检和产前培训班的带薪假期，所以要通知你的雇主。

- 可能会接受扫描来检查你的孕周及胚胎情况（详见第 77 页）。

- 这也是参加产前培训课的好时机，产前培训课上会提供大量的信息及备产的帮助。你也可以在那里见到许多跟你的孕周差不多的孕妇。

- 助产士或健康咨询专家会告诉你当地产前班的信息，有的是健康中心办的也有私人办的（详见第 242 页，有用的地址）。私人班通常比较小，不太正式，通常是在导师的家中。他们通常专注于产前练习及像放松术和呼吸术等分娩技巧的练习（详见第 142 页）。

- 如果你之前就存在宫颈无力等症状（详见第 155 页），需要在第 12–14 周期间，在全麻的前提下做"颈管缝缩"。

胎儿的发育

胎儿的眼睛开始形成，手指和脚趾开始形成，尽管他们还是由皮肤相连。许多内脏器官已经开始工作。胎儿的活动开始更有力，因为他的肌肉开始发育了。

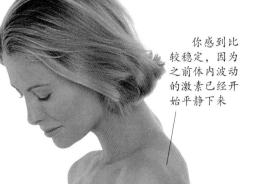

手指和脚趾快速发育

耳垂和眼皮已经完全形成了

第12周胎儿的外观

长度：7.5 厘米
重量：18 克

你的身体的变化

之前恶心的症状开始消失，而且也无需频繁排尿，你的感觉可能会好很多，可是，便秘可能开始成为一个新的问题。

你感到比较稳定，因为之前体内波动的激素已经开始平静下来

你可能感觉到你的子宫上端已经位于耻骨之上了

第16周

你开始感觉不错且充满活力。现在，你可能会被看出怀孕了。你的肌肉和韧带开始松弛，你的腰部曲线渐渐消失了。仔细选择饮食。你的胃口开始增加，体重也增长很快。开始穿舒适的无束缚的衣服（详见第133页）。如果还没有准备孕期服装，现在可以去买合适的文胸（详见第135页）。

医疗检查

- 在第14到18周的时候，会通过血检来检查胎儿患唐氏综合征和脊椎裂的风险。在此次血检中检查的物质包括肝脏产生的一种叫做阿尔法－胎蛋白的一种蛋白质、雌三醇及人绒毛膜促性腺激素。
- 阿尔法胎蛋白的水平通常很低，如果检测结果显示其含量比正常水平高的话，就表明你的胎儿患有先天神经管缺陷。然而，较高的水平也可能是由于双胎妊娠或实际孕周较大等因素造成的。在做出明确诊断之前，还需要进一步进行检查。

你的宝宝的心跳

在第18到22周期间，你可能会进行一次超声波检查。医生会检查你的宝宝的大小、她的器官发育情况及她的心跳。

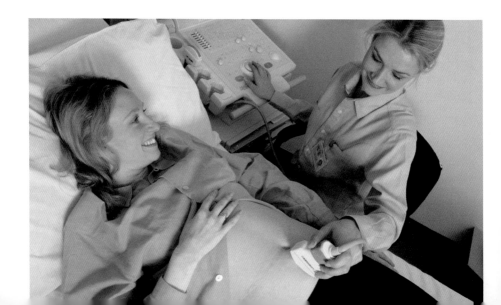

胎儿的发育

现在，宝宝已经完全成形了，她甚至已经拥有可以识别的指纹。宝宝耳朵内部的细小骨头开始变硬，他已经能够听到声音了。她的活动开始变得更加有力，她的身体被一层体毛覆盖，就是所谓的胎毛。

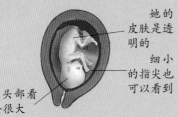

她的皮肤是透明的

细小的指尖也可以看到

头部看上去很大

第 16 周胎儿的外观

长度：16 厘米
重量：135 克

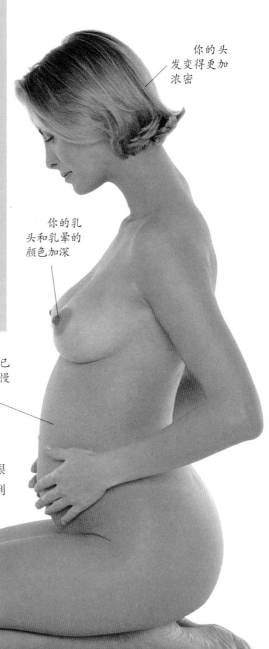

你的头发变得更加浓密

你的乳头和乳晕的颜色加深

你的腰线已经消失，腹部慢慢隆起

你的身体的变化

此时，你比刚怀孕时的感觉要好很多，你可能充满了活力。你可能会注意到面部、胸部及胳膊上的皮肤色素的变化。

第20周

到现在，你可以感觉到宝宝的胎动了，可能很轻，像蝴蝶振翅，又像水波涟漪。你会在18到22周做一次超声波扫描，检查宝宝的发育情况。也会在此时确认是不是多胎妊娠。你会从医生或助产士那里收到你的孕期证明（From MATB1），这会让你依法享受到怀孕期间的补助及每周的孕期补贴（详见第247页）。

五味杂陈的感觉

你和你的伴侣可能会对即将为人父母有种复杂的感觉，这是很正常的。随着产期的临近，你的担心可能会增加，你可能会质疑自己是否能够做个好母亲，而且要面临生活方式和社交生活的改变，自己能否适应。最好的做法就是把这些忧虑讲出来。还存在另一种有价值的观点能帮你去面对这些问题。

产前锻炼

锻炼能够增强肌肉强度，为分娩做好准备，所以，可以在此时计划锻炼身体。产前培训班会贯穿整个孕期，会教授很多种练习方法。你会学到怎样收紧盆底肌肉（详见第122页），怎样增强你的力量和柔韧性，以准备分娩。你也可以自己进行

养成每日练习的好习惯

许多练习对孕期是非常有利的，也可以一边练习一边做别的事情。例如，可以以打坐的姿势看电视。

练习。游泳也是可以使全身得到锻炼的一项很好的运动，而且借助水的浮力，你可以做一些产前练习操（详见第10章）。在开始任何一项新练习之前，要跟医生进行探讨。

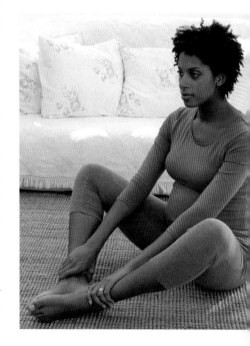

胎儿的发育

　　此时，通过超声波可以清晰地看到胎儿的生殖器官，宝宝的牙床开始形成，随着他的肌肉的发育，他开始更加活跃。如果受到来自母亲腹部的压力，他就会活动一下作为回应。

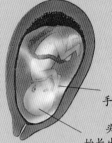

宝宝的双手可以握拳

头上开始长出头发

第20周胎儿的外观

长度：25 厘米
重量：340 克

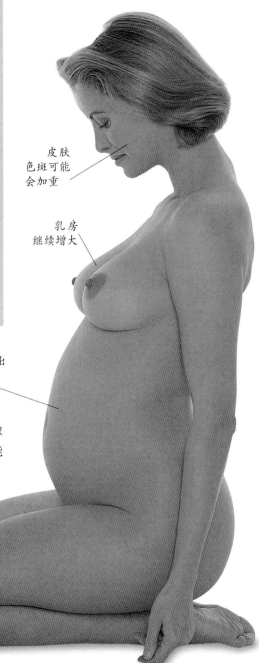

皮肤色斑可能会加重

乳房继续增大

腹部可能出现裂纹

你的身体上的变化

　　你开始感觉到宝宝的活动，感觉像是蝴蝶轻轻地振翅一样。你的乳房可能已经开始分泌初乳，牙龈可能会出血。你可能会出现鼻塞的症状。许多孕妇此时的阴道分泌物较多，如果是这样的情况，你可以使用卫生护垫，而不要使用卫生棉塞，以避免感染。

第24周

现在，正是你的体重增长比较快的时期，你的双脚会感到拉紧，你应该注意自己的姿势（详见第118页）。要确保穿舒适的鞋子，并且经常把双脚抬起来休息。体内血液的增加可能会让你感觉很热且容易出汗，由于体内参与循环的血液量增加，你的脸颊会变红。如果你的宝宝在此时出生，通过新生儿特殊护理也能够存活下来。

体重增长

在孕期，你需要增加体重，像过去那种仔细控制体重，如果增重太多就感到自责的日子已经过去了。在第24到32周，通常是孕期体重增长最快的时期，但是，如果你感觉自己增重太多，在这个时期可以适当进行一下控制，或者可以多走路或游泳，以消耗多余的卡路里。尽管如此，现在也不适合节食，还是要等到宝宝出生之后再考虑节食减肥吧。现在你应当做的是，多吃各种有营养的新鲜食物。

照顾自己

现在，你的心脏和肺的工作量比平时多出50%，所以要照顾好自己。

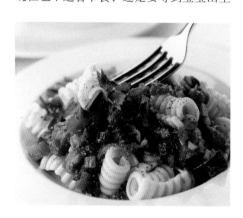

孕期饮食
孕期应当保证饮食的多样化。如果可能的话，选择新鲜的、未经深加工的食品。

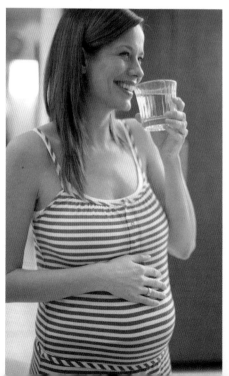

胎儿的发育

宝宝的手掌和指头上都出现褶皱，她可以吮吸自己的拇指。她还可以打嗝。宝宝的睡眠和活动似乎很随意，但是，很不巧的是，当你想睡觉的时候，却是她最活跃的时候。她的鼻孔张开，并且可以做呼吸的动作。

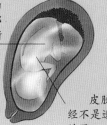

胎儿的身体跟头部的比例渐渐协调

皮肤已经不是透明的了

第24周胎儿的外观

长度：33 厘米
重量：570 克

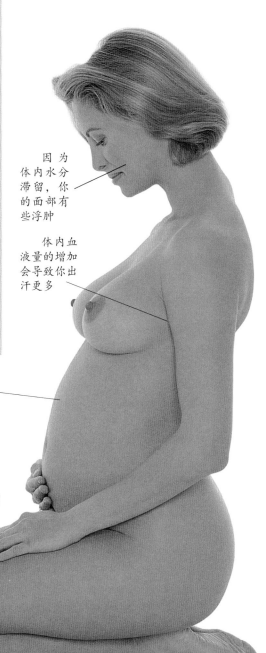

因为体内水分滞留，你的面部有些浮肿

体内血液量的增加会导致你出汗更多

宝宝的身体发育很快，腹部也会快速隆起

你的身体的变化

现在，你很明显被看出是怀孕了，而且你需要穿宽松的衣服。因为你体内的血液供应量会越来越多，你可能会觉得很热，会经常出汗。许多孕妇会经历肋骨疼痛，因为宝宝已经抵达了肋骨的下缘，对其造成挤压。

第 28 周

以书面形式把你计划休假的时间、宝宝的预产期及重返工作的时间告知你的工作单位。现在，你需要每两周或每三周进行一次产检。如果宝宝在此时出生，如果接受特殊护理，他有 50% 的概率会存活。在第 28 周，通常会做第二次血液检查，以排查贫血症、检查血型（Rh）抗体及糖尿病。

孕期的问题

孕期可能会出现各种小问题（详见第 13 章），这些症状通常会在产后消失。如果你存在消化不良的问题，那就少量多餐且避免问题食物。如果你存在抽筋问题，就坚持补钙。此时，开始感觉到布拉克斯顿·海客（Braxton Hick）宫缩，这种宫缩并不疼（详见第 95 页）。

你应该充分休息,保证充足的睡眠。因为体型、胎动及消化等问题会让睡眠变得比较困难。在孕期最后几个月，你可能需要购置一些宽松的上衣、衬衫或裤袜，或者可以借你丈夫的一些衣服穿。你需要购置一些孕妇装，适合一些特殊场合穿着的。孕妇装通常是前襟比较长，以盖住隆起的腹部。穿低跟的舒适的鞋子。

舒服的姿势

这个阶段，可能很难感觉到舒适。在夜晚睡觉时，或在白天休息时，可以用枕头垫一下，让自己获得一个舒适放松的姿势。

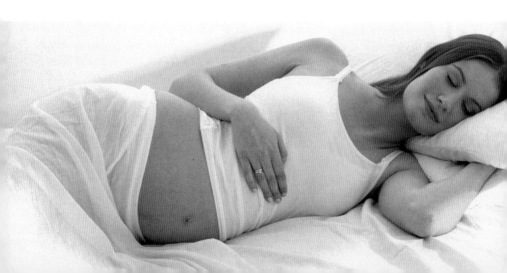

胎儿的发育

　　宝宝的皮肤下面开始积聚一层脂肪，他的皮肤上被一层蜡质的物质所覆盖，也就是胎儿皮脂，这会保护他的皮肤在羊水中不被浸湿。他的眼睛可以睁开，并且可以看到东西。

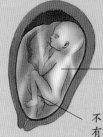

他的肺部已经完全发育

如果你做出他不喜欢的姿势，他有很小的空间可以活动和扭动

第 28 周胎儿的外观

长度: 37 厘米
重量: 900 克

乳房上面的静脉清晰可见

子宫已经升至你的肚脐和胸骨中间

你的身体的变化

　　随着腹部的隆起，你可能发现腹部或大腿处出现裂纹。有些孕妇会出现下背部疼痛，这是由腹部的增大及骨盆关节的松弛所导致的。随着子宫的扩张，你可能会出现轻微的心绞痛或消化不良。

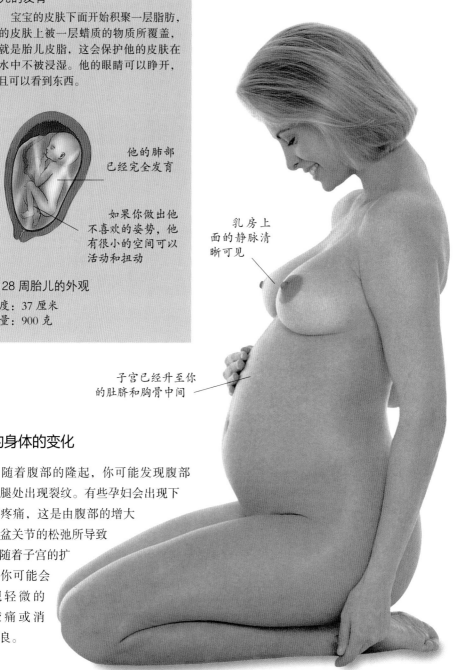

第 32 周

如果你活动太多，你会感到很疲惫且容易气喘吁吁。在白天，可以找机会停下工作稍作休息。凡事不要着急，尤其是当你睡不好觉的时候。产前训练班很快就开课了，你可以收集一些分娩的信息来准备一下（详见第 166 页），也可以去给宝宝选购物品。

良好的姿势

在孕期，你的关节和韧带都承担着很大的压力或张力。随着子宫的扩大，你的身体重心也发生了改变，这也会影响到你的姿势。如果你在拾物品或搬重物的时候，没有集中注意力或没有考虑到自己的身体状况，可能会引起不必要的背痛。

疲劳

如果你躺着睡不着的时候，可以练习放松术。可以用热水袋来安抚肋骨疼痛或盆底疼痛。如果你有尿意夜里醒来，可以在排尿的时候轻轻地前后摇动身体，以便彻底排空。这会帮助你推迟下次排尿的时间。

孕期性爱

在怀孕后期，因为你体型的缘故，性爱变得很困难，所以你们需要尝试一些更加舒服的体位（详见第 105 页）或者采取其他方式的性爱。比如按摩，不仅能缓解疼痛也是增进感情的一种积极方式。

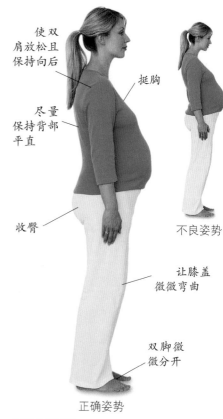

使双肩放松且保持向后

挺胸

尽量保持背部平直

收臀

不良姿势

让膝盖微微弯曲

双脚微微分开

正确姿势

姿势的重要性

正确的姿势是头部和脊椎在一条线上，双肩下垂放松。而不良姿势会使腹部隆起而导致背痛。

胎儿的发育

多数宝宝已经变成头部向下的姿势（头位）为分娩做准备。如果她在此时出生，宝宝至少有 80% 的存活几率，因为她的双肺都已经发育成熟了。胎盘也已经达到了成熟的状态。

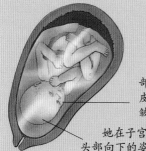

她的脸部很光滑，皮肤上的褶皱已经消失

她在子宫里呈头部向下的姿势

第 32 周胎儿的外观

长度：40.5 厘米
重量：1.6 千克

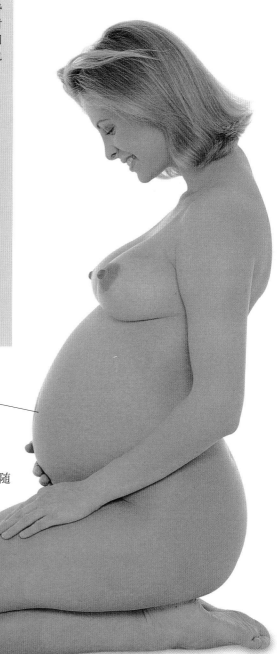

你的子宫开始收缩，为分娩做准备

你的身体的变化

你的肋骨下端可能会感到酸痛，随着子宫的扩张，对你的内脏器官和横膈膜造成压力，你可能需要更频繁地排尿。你的肚脐会变平，而且在腹部中间出现一条颜色很深的线（黑线）。

第 36 周

现在，好好计划你的生活，让其他人帮你做一些日常家务。可能会出现很强的布拉克斯顿·海克（Braxton Hicks）宫缩，会让你认为快临产了（详见第95页）。此时，距离真正的分娩大约还有两周，可以抓住机会练习呼吸技巧。如果这是你首次分娩，胎头会"入盆"（进入骨盆），这会帮助你缓解呼吸的问题，但是骨盆区域也会感到疼痛。

哺乳文胸

至此，你的乳房暂时不会再增大了，直到产后泌乳的时候。如果你计划哺乳，现在就需要购置至少两件前开扣式的哺乳文胸。

可以穿一件普通的孕期文胸，用一条带子来测量，记下胸围和罩杯的尺寸。如果你愿意的话，你可以让导购小姐帮你量，或者，如果你不知道需要买哪种文胸，可以进行咨询。如果已经有初乳泌出，可以用防溢乳垫来保护衣服。

准备分娩

在孕期最后一个阶段，筑巢的本能变得非常强烈，你可能已经停下了工作，所以有大量时间来为宝宝购置衣物，并且为他准备房间，布置婴儿床、尿布垫、尿布及其他必需品（详见第15章）。这种筑巢的本能会导致你集中采购或行动，但是，尽量不要过度。你需要保持体能准备日后的分娩。在这段时间里，你也需要准备你自己分娩和产后用到的衣物（详见第166-167页）。

罩杯的尺寸

测量你的乳房最高点来获得你的罩杯尺寸

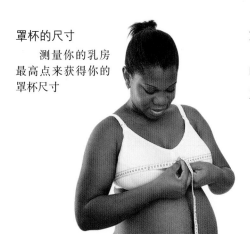

文胸的尺寸

要测量你的文胸尺寸（胸围），从乳房下面进行测量。

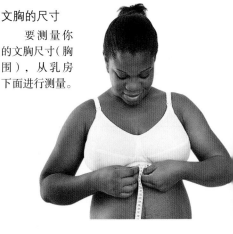

胎儿的发育

这个阶段，宝宝的体重稳步增加。他可能已经长出很多头发，而且指甲的长度已经达到手指尖了。眼球的颜色是蓝色的。

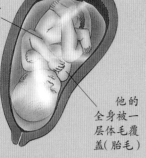

他的身体很丰满圆润

他的全身被一层体毛覆盖(胎毛)

第36周胎儿的外观

长度：46厘米
重量：2.5千克

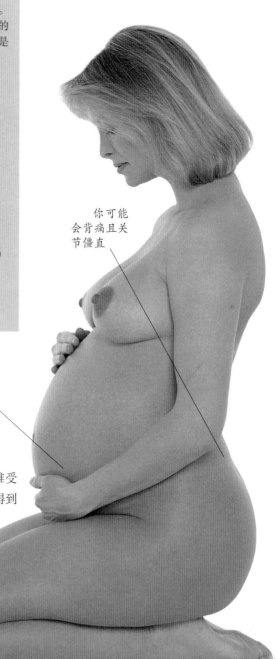

你可能会背痛且关节僵直

由于胎头的压力，骨盆的疼痛会加重

你的身体的变化

随着胎头已经沉入骨盆，令人难受的消化问题和呼吸困难的问题都已经得到缓解。但是，夜里想睡个好觉变得更加困难，因为你的肚子太大，以至于很难找到一个舒服的姿势。

第40周

随着预产期的临近，你可能会感到焦虑。不必担心，仅仅有 5% 的宝宝会在预产期当天出生。你可能会感到身体很沉重、很疲惫，任何行动都很难进行，因为宝宝是蜷在你的骨盆里，你的腹股沟和大腿会感到疼痛。胎动的力度会增大（尽管胎动不是很频繁），因为她的空间越来越小。

分娩征兆

布拉克斯顿·海克（Braxton Hicks）宫缩可能已经非常强烈，以至于你感觉快要生了。如果你认为马上会临产，可以跟医院或助产士取得联系。真正的宫缩要比布拉克斯顿·海克宫缩更加规律。分娩的到来并不总是伴随着明显的征兆（详见第 171 页）。你可能会"见红"，就是孕期堵在宫颈处的黏液脱落。见红可能会发生在真正分娩前两周内，但这是一个征兆。其他的征兆有羊水破裂，以及宫缩更加频繁等。

为宫缩计时

数一下 1 个小时内宫缩的次数，来判断是否快要临产了。不仅要数宫缩的时间长度，还要数一下两次宫缩的间隔时间。宫缩应该会越来越强，越来越频繁，每次大约持续 30–60 秒钟。有时候，宫缩开始，又接着消失了。当你的宫缩每 15 分钟出现一次，每次持续 1 分钟，当你走动的时候也不会消失的话，此时就要给助产士打电话，告知她你的进展情况了。

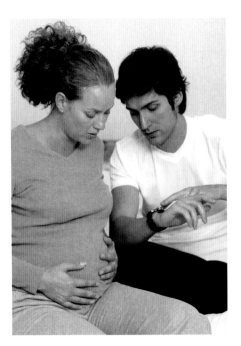

什么时间去医院

当你的宫缩频率达到每 5 分钟或更短时间出现一次、破水或见红时，就要准备去医院了。

胎儿的发育

宝宝已经发育成熟，如果是个男孩，睾丸通常已经下降了。如果这是你的第一个宝宝，头部也已经入盆了。

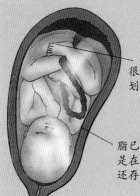

她的指甲很长，可能会划伤自己

多数胎儿皮脂已经消失，但是在皮肤褶皱处还存有一些

第 40 周胎儿的外观

长度：51 厘米

重量：3.4 千克

你的身体的变化

你会感到很累，你的所有行动都很费力。你的腹部感觉非常沉重，你的皮肤很紧且很不舒服。你可能想整理房间为迎接宝宝做准备，但要尽量保存体力。

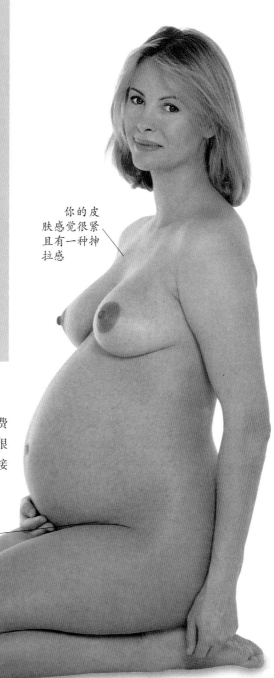

你的皮肤感觉很紧且有一种抻拉感

你的宫颈开始变软，为分娩做准备

你的腿和脚可能会有刺痛的感觉

4 分娩的选择

大多数女性知道，分娩的方式有很多种，并且，自然分娩就有许多种选择。在英国的多数地区，医生和助产士组成了较为灵活的团队以满足孕妇的需求。你会感觉到你的宝宝的出生是一种可以控制的过程，而且是可以享受这种过程的。医院允许丈夫或其他亲友参与分娩的现场。随着助产士团队的出现，在家分娩也更加普遍。在家分娩的时候，也无需有医生在场，但是一旦产妇出现异常情况，必须再送往医院。

准备阶段

理论上讲，没有理由不能实现你想要的分娩方式，但是是否能坚定地按照你所选的方式进行分娩，则取决于你和你的丈夫。

许多女性对她们的分娩经历比较失望，并不是对分娩本身失望，而是对过程和所采取的措施失望。如果你想按照自己希望的方式分娩，首先，你需要弄清自己的想法。其次，你需要明白你的选择。你可以通过读书、请教，以及咨询专业机构来获得信息和指导（详见 242–246 页），在你完全认可一种选择之前，不要轻易做决定。第三，你还是需要表达自己的意愿。把各种情况在纸上列明，经过深思熟虑。在你去医院检查或与助产士交流的时候，可以让老公或其他亲友陪同，以给你一些精神支持。

本章的目的在于，在认清了自己的心理和身体上需求的基础上，帮你更容易地选择采用哪种方式分娩。另一个目的就是，让你能够自信地跟医生或助产士进行探讨，更好地陈述你的想法。多数医院会在产检档案中提供一栏让你写下你期望的分娩计划，所有的助产人员都可以看到。

家庭参与

如果你在家里分娩，那么整个家庭都会在宝宝出生之初就感受到新成员的加入。

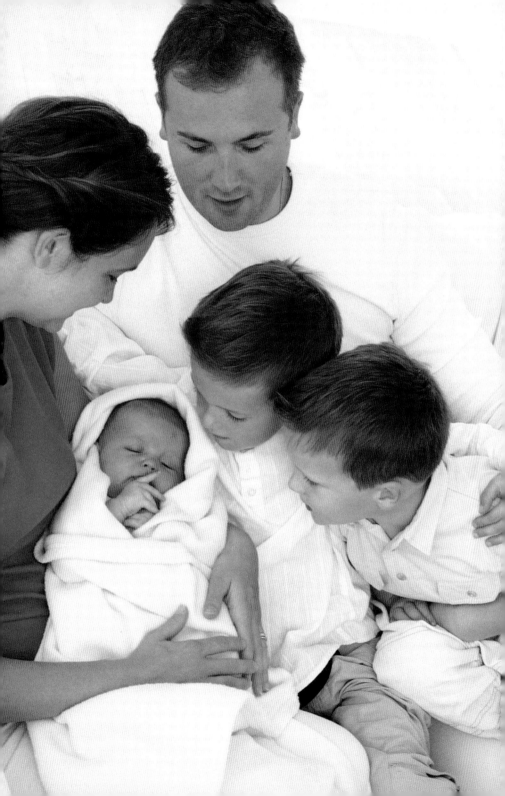

获取信息

花一些时间选择在哪里分娩，如何分娩。首先要做的就是要跟医生讨论。医生会给你提供相关的信息以及需要接触的人员。她也会告诉你她的建议，你就可以考虑对你是否可行，是否会遇到困难。同时也要联系你的助产士，越来越多的孕妇选择在助产士的指导下分娩。通过跟医生的交流，多数孕妇认识到可以在专业的助产士的指导下安全地进行自然分娩。你的助产士会给你提供多种机构的地址。

在哪里分娩

要做这个选择，需要考虑两个重要因素，你是愿意医疗干预还是自然分娩？你愿意在家里分娩还是在医院里？

有很多人热衷于推荐在医院分娩，持这种观点的人认为只有这样才能确保母婴得到很好的照料，尤其是当出现紧急情况的时候。相反，也有很多人热衷于推荐自然分娩。许多女性认为只有在医院里她们才能感到安全。而另外一些女性则选择在自己家里的壁炉旁边生下她们的宝宝。可考虑以下的选择。

咨询产科医生

在普通医院里，都有这种由产科医护人员组成的产科。即使多数的产前保健都在社区里进行，也有一些女性遇到一些特殊问题需要去医院的产科问诊。在这种情况下，每次产检都可能由不同的医生和助产士诊断，尽管现在许多医院已经引进了助产士工作组的模式。英国的多数医院里都设有产房和其他的设备供女性选择在此分娩。对于首次分娩的女性来说，在医院能够得到其他孕妇以及医护人员的支持，这是非常有益的，尽管可能不够安静。

医院产科的工作重心是帮你实现自然分娩。然而，在医院里你却往往会接受更多的所谓高科技的检查。

助产士工作组

当地的助产士工作组会辅助你的家庭医生对你进行产前照料。当你面临分娩时，一直照料你的助产士或者临时请来的助产士会把你送到医院去分娩。在你分娩后6个小时，如果一切正常，你就可以跟助产士回到自己家里，通常不会在医院里停留超过48小时。但是，这种办法不是在所有的地区都是可行的。

在家分娩

医疗观点一度认为在医院分娩百分之百比在家分娩更安全。但是，研究表明，女性在家里会更加放松，而且如果母婴都健康的话，在家分娩至少跟在医院分娩同样安全。多数助产士在安全的前提下会同意孕妇在家助产。

在家分娩

如果一切都正常的话，在家里生宝宝有很多好处。你可以避免临产前移师医院的劳顿，你可以由自己熟悉的助产士指导分娩及产后照料。在家里更容易母乳喂养成功。其他的重要方面是你可以主导自己的孕产过程，其他人对你提供支持。

家庭辅助

在家里会让你避免一些跟家庭分离导致的焦虑，尤其是当你还有别的孩子的时候。而且，在家里分娩之后，所有的家庭成员都能够立刻感受到宝宝的出世。

运动

现在，人们认识到孕期多做运动对分娩是非常有益的。多数女性发现如果她们能够随意改变姿势，就更容易对付宫缩，也能够帮助子宫更好地工作为宝宝供氧。尽管医院都鼓励孕妇多运动，然而许多孕妇还是更喜欢在自己家里享受自由的活动。

信心

在家里，在熟悉的环境里，你会更有信心且更加放松。这是非常大的一个优势，因为良好的情绪确实会影响到子宫的状况。而且也避免了在医院里来自其他病人或母婴交叉感染的可能性。在家也能避免医院护理等其他令人不悦的问题。这确

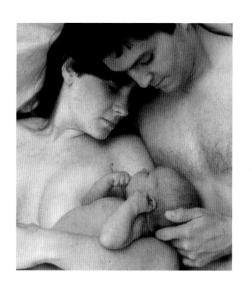

熟悉的环境

在家里分娩之后，你一定会感觉到更加放松，因为这是在你自己熟悉的环境里。

实是一个很大的优点。

组织家庭分娩

现在，是由社区的助产士来组织家庭分娩。你提出在家分娩的要求，社区助产士就需要对此进行风险评估。除非存在非常重要的原因无法在家分娩，否则一般不会遇到什么障碍。助产士非常乐于支持孕妇选择在家分娩。

如果你很难找到一位助产士参与在家分娩，那么联系你们当地的孕产协会，或者联系致力于改善孕产状况的组织，如AIMS（详见第245页）。

在医院分娩

对于许多女性来说，决定在医院分娩主要是因为医院的医疗条件和产科经验方面的考虑。如果你需要在医院分娩，或者有这个意愿，在选定具体哪家医院之前，你需要考虑许多问题。请参照下面的清单：

- 我丈夫或朋友能在我分娩的时候陪着我吗？
- 如果我需要做剖宫产手术，我丈夫或朋友能陪着我吗？
- 如果一切正常，在分娩过程中我可以四处走动吗？
- 我可以选择分娩的姿势吗？
- 人工破羊水是不是常规的做法。
- 该医院引产的比例是多大？
- 有多少孕妇可以配备不间断电子胎儿监视器？
- 该医院阴道侧切或产钳助产的比例是多大？
- 在这家医院我可以自主选择是否用镇疼剂吗？
- 在剖宫产的情况下，有多少孕妇是局部神经麻醉，有多少孕妇是全身麻醉？
- 如果顺产后一切正常，我是否可以随意抱宝宝？
- 如果是剖宫产，我或宝宝的爸爸可以抱宝宝吗？
- 在分娩过程中我可以做精油按摩吗？
- 探视时间是不是自由的？
- 可不可以安排 6 小时、12 小时、24 小时观察后出院呢？

为什么选择在医院分娩？

对于有下面这些情况的女性来说，有充分的理由选择在医院分娩：

- 如果你有一些患病史，例如心脏病、肾病、高血压、肺结核、哮喘、糖尿病、严重贫血症、过度肥胖或癫痫等。

- 如果你曾经有过孕产经历，而且出现过死产，或者胎儿横位（胎儿斜在骨盆上方的情况）。37 周之前的早产，胎盘供氧不足或胎盘早剥等情况（如果先前怀孕胎儿是臀位，只要这次是头位就没有影响）。

- 如果存在以下的产科指征：胎儿过度成熟（详见第 199 页）；你患有子痫惊厥；你怀有双胞胎或多胞胎；宝宝是臀位或足位；在孕后期出现阴道大出血；胎盘前置；羊水过多；

RH 阴性且检查显示你血液中的抗体足以危害到宝宝；曾经做过剖宫产，子宫留下了疤痕或者你是超过 35 岁的初产妇（尽管在一些医院，只要你很健康，医生就不再把这个原因视作必须，详见第 14 页）。

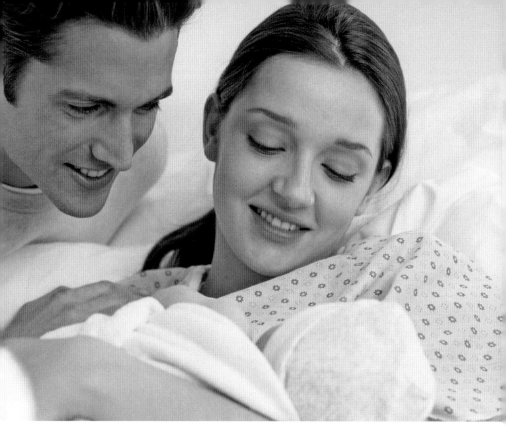

需要住院多长时间？

现在，越来越普遍的情况是，你可以只在医院里待 6 个小时，因为医院产科通常会比较繁忙。比较合理的住院时间是 24 小时以内，即使是剖宫产，也会在观察 48 小时，如果刀口愈合较好且宝宝健康的话，允许出院。虽然如此，如果你能够自己承担责任的话，随时可以要求出院。如果能够获得充足的支持和照料，而且你和宝宝都一切正常，你没有理由不可以回家。

丈夫的参与

你的丈夫应该在分娩过程中亲密陪伴你，而且他也是分娩辅助的不二人选。他

分娩辅助

在医院分娩时，你的丈夫或一位亲友可以在产房陪你，并在分娩过程中鼓励你。

的参与非常关键，他的在场不仅是对你的支持，也会帮他从宝宝出生之初就建立良好的亲子纽带。他会是最具爱心和帮助的"助产士"。从怀孕开始，他的参与会增强你对分娩的信心，并且，在分娩过程中他是最关心你的人。在场的医生和护士会支持你俩。然而，你的分娩助理不一定必须是你丈夫。如果你愿意，也可以是亲友或其他人。

助产士

请助产士指导孕产确保了护理的连续性，这是许多医院孕产护理做不到的。你每次产检都只见到助产士小组中的一位成员，所以整个孕期你就可以认识他们全体成员了，其中有一位会参与你的分娩。

产科医生

在分娩的时候，如果只有助产士而没有医生的话，你可能会感到很焦虑或有被骗的感觉。即使他们能够确保万无一失，孕妇还是简单地认为有一位专家参与会更好。对于有这种想法的孕妇，医院正是她们认为的理想的分娩场所。

在正常的医院环境下，产科医生通常只参与难产或紧急情况的处理，所以你希望获得特殊诊疗的话，需要支付一笔额外的费用。英国的私人健康护理通常都不包括孕期护理或分娩护理，除非是剖宫产。产科医生通常都很忙，在你分娩的时候你期望的医生可能无暇顾及你。可能在每次检查时你见到的医生都不一样。

如果你想找到私人产科医师，那么可以查阅皇家妇产医院的实习医生的名单（详见第 242 页）。

自然分娩的过程

随着产科水平的不断提高，分娩已经逐渐被视为一种非医疗过程，是一个顺其自然的过程，无需在医生的监护下进行。然而，从 20 世纪 60 年代，有一些女性（在助产士的帮助和支持下）发起过宣传自然分娩的运动。这就意味着分娩无需害怕，无需不必要的医疗干预，而且可以在一个安静的环境里进行。

人们曾经提出过很多种分娩方法，都大同小异，只是有的侧重于母亲，有的侧重于婴儿，也有的对母婴都比较侧重。其结果是，人们的观念渐渐发生了变化，多数医院都择优采纳并发展了这些方法。尽管每种方法都有其独特的过程。

格兰特·迪克 - 里德

在他 20 世纪 40 年代首次出版的书《无忧分娩》（Childbirth Without Fear）中，格兰特·迪克 – 里德博士把自然分娩的原理推向大众。他的原则是试着通过适当的培训和情感上的支持来减少并希望能消除孕妇的恐惧和紧张，以及这些情绪所带来的痛苦。格兰特·迪克 – 里德的方法是教产妇如何处理紧张，但也着重强调了知情会减轻恐惧并预防紧张的事实，这样就会抑制疼痛。并且，格兰特·迪克 – 里德发展了一套课程，内容包括呼吸控制练习和肌肉放松练习（详见第 142 页），分娩中可能遇到的各种正常情况，以及女性怎样做才能帮助自己分娩。他也教产妇们如何获得有效的指导，消除恐惧并且得到精神上的支持。他也对如何建立良好的亲子关系及分娩本身做了一些阐述。

心理助产法

这是在备产的过程中进行呼吸法训练。这种技术首先在俄罗斯开始应用，后来由费兰德．拉米兹医生（DR Fernand Lamaze）引入西方社会。目前，拉米兹方法是美国最流行的方法，也是英国国家分娩协会的教学基础。这种方法鼓励女性去为自己负责，由她的同伴、朋友或顾问组成小组，非常强调小组协作。女性必须在孕期通过具体的练习来做好身体上的准备，而且需要从心理上训练对分娩时每次宫缩的自动反应。她的同伴担当"教练"的角色，并且提供感情上的支持，也需要跟产妇一起参加课程的同时在家里帮助进行辅助练习，他需要在分娩的过程中指导、鼓励且安抚产妇。

勒博耶分娩法

这种方法是基于几项基本原则之上的，而且对宝宝情况的考虑高于对产妇的考虑及她在分娩中的表现。弗雷德里克·勒博耶博士在他的《温和降生》（Birth Without Violence）一书中讲道，新出生的宝宝能够感知各种事物，能够对周围的各种情感有所反应－愤怒、焦虑、急躁等等，

宝宝通过肌肤、耳朵和眼睛获得感知，非常敏感。也正是基于这些原因，他认为对宝宝的所有刺激都应该降到最低，柔和的光线、较少的声音、轻柔地托抱，并且用最接近体温的水为宝宝洗澡，让宝宝进入这个世界的时候感觉跟其在子宫的情况差不多。

这些描述实际上跟生理学中婴儿出生的情况并不完全相符。实际上，正是接触到与体温不同的空气，宝宝呼吸到第一口空气，启动了双肺的工作，从而让宝宝的血液循环由胎盘模式转化到成熟个体的模式，这是非常关键的。而且说宝宝的听觉非常敏感会受到周围噪音的打扰，这也是不对的。子宫内部的各种脉管的声音让宝宝听上去像真空吸尘器那样。勒博耶还认为妈妈对宝宝来说是一个"敌人和怪物"，驱使并挤压宝宝通过产道。他把产妇比作一个施虐者。许多女性认为这个观点是低估甚至忽略了母亲的角色。

勒博耶博士认为宝宝不该跟人体皮肤之外任何外界物质接触。宝宝最理想的地方是在妈妈的腹部脸朝下方，由妈妈的双臂环抱着。曾经有实验验证，比起在宝宝上方放置加热器，这种方法会更有效地保持宝宝的体温。研究显示，宝宝脸朝下躺在妈妈的腹部，要比直接用吮吸导管更能有效地清理出呼吸道的黏液。

勒博耶建议产房里的窗帘和隔帘一定要起到让光线很幽暗的作用。许多医疗权威反对他的这种观点，因为在幽暗的光线条件下很难检查宝宝的情况。

虽然勒博耶的方法很少在孕产中被完全采纳，但是许多医院和社区助产士都在践行勒博耶分娩法。当我第一次读到勒博耶的书时，我认为他所做的一切就是把助产士长期以来做的事情以理论的形式表达出来了。医院对勒博耶方法的采用不那么积极，因为研究表明，跟其他方法相比，宝宝没有得到更多的好处，而许多"勒博耶母亲"可能会感到从中获益。

麦克·奥德特医生

一位叫麦克·奥德特的医生主张让产妇在一个温馨的像家一样的环境里，给她完全的自由，让她能够完全按照自己的意愿活动，并且鼓励她达到一种类似动物的意识水平，让她完全没有顾虑并且返回到一种更为原始的生物状态。奥德特医生认为在这种状态下，内啡肽这种身体的自然麻醉剂的分泌会增多，可以遍布产妇全身。他推断，如果一位女性接受麻药或镇痛药，她身体内的内啡肽的分泌就会受到阻碍，也就使她无法获得自然的镇痛效果。

奥德特医生最早在他的位于法国皮茨维尔（Pithiviers）的诊所里推行他的自然分娩法，那里便成为了那些试图对分娩改变观点的一个实践中心。奥德特医生认为在分娩过程中应该伴随音乐、柔和的环境以及放松的氛围。应该允许即将分娩的女性坐、走、站、吃喝，并且做她们想做的任何事情。不应该打扰到她们，在分娩的任何阶段，她们都可以随意采取自己感到最舒服的姿势。在这种前提下，很多女性自发地选择了四肢跪地的姿势，这样可能会缓解疼痛。在分娩的后期，她们可能会站起来或半蹲着，这样就可以得到地球引力的帮助，这也是很自然的过程，多数的原始部落都采取这种分娩方式。奥德特鼓励采取有支撑地蹲着的姿势，这样女性的同伴可以站在她的身后，让她的上臂和肩膀倚靠到她的身上，她可以屈膝并将重量压到同伴的手臂上。

奥德特医生认为在家进行水下分娩所用的分娩浴盆应该首先被认为是一种从镇痛方面的考虑。因为生产本身是不需要在水下进行的，虽然他很乐于把宝宝放进浴盆的水中。没有证据证明水下分娩会对宝宝产生危险，因为他的头部会迅速抬出水面。

奥德特医生的方法通常有很低的阴道侧切率，很少用到产钳及剖宫产手术。有支撑蹲着的姿势很好地减轻了分娩过程中会阴的疼痛。因为此时产妇在一种垂直的位置上，当宝宝外露的时候，她仍然是垂直的坐姿，脐带仍然与母体相连，而宝宝已经到了她的大腿内侧的位置。宝宝闻到妈妈皮肤的味道，他认为这对建立母乳喂养是很重要的。几秒钟之内，多数母亲会本能地将宝宝抱到自己的胸前。此时，无需有他人陪在母婴的身边，她们会自然地进行着本能的反应。

瑜伽方法

这不仅仅是针对那些一直练习瑜伽的女性。在分娩的过程中，产妇会集中意识关注自己身体正在发生的事情。通过瑜伽的方式，她可以根据自己的能力和忍耐力来控制她的意识，所以有时候她能够把意识从宫缩上移开，转而关注其他的情况。她可以用冥想或唱诵来获得瑜伽的心灵上的参与。采用瑜伽方式的践行者认为产妇可以用一种成熟而安详的方式来进行分娩。瑜伽方式的分娩培训认为女性具备在分娩过程中控制自己的痛苦和快乐的能力。

医院护理步骤

目前，自然分娩的最受欢迎，一个结果就是产妇和她在医院分娩的需求又成为了重点。原来例行的像剃阴毛和使用灌肠剂这些做法都已经不再使用了，产妇也不一定非得躺到床上，而实际上，哪怕是在分娩过程中也是可以做一些活动的。助产士和医护人员不断地改进步骤和指导方针。世界范围内的许多研究都证明在分娩过程中，活动也是有效果的，他们也都全部接受了这些结果。

在拉丁美洲的一项杰出的研究显示，在分娩过程中，可以走动的初产妇的分娩长度是完全卧床的初产妇的 2/3。而考虑

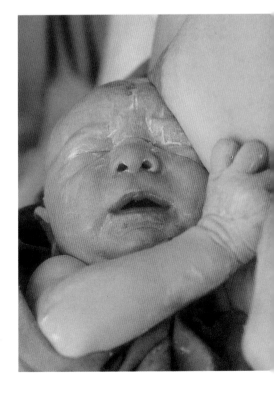

你跟宝宝的初次接触

如果妈妈把新生宝宝贴紧自己的身体抱着，宝宝就能马上辨识出妈妈的味道，并可能开始做吮吸的动作。

了所有产妇，活动组的分娩时间是不活动组的 25%。

研究还发现，在自愿的情况下，大约 95% 的产妇更喜欢直立上身，发现这样会比较舒适。当产妇们花很多时间尝试各种姿势后，她们发现在坐着、站着、屈膝或蹲着的时候比较舒适，疼痛感相对较小。

该研究还发现，在正常的自然分娩中，女性如果以上身直立的姿势分娩，通常会更加容易且用时较短，而且疼痛和不适感相对较少。总之，现在没有医生或助产士会拒绝产妇在第一、二产程中自主选择她们认为最舒适的姿势，因为这些姿势可能对她们的骨盆张开或宝宝的位置是最为有利的。现在，平躺的姿势已经遭到极其反对，原因如下：

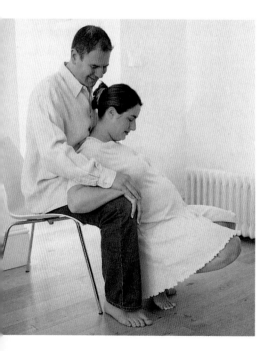

分娩的姿势

在 17 世纪之前，人们认为产妇只是女人的领域，没有人会认为女人分娩这种自然的行为也需要干预。只要她愿意，她就可以随意走动，可以选择任何她认为舒适的姿势，可以随心所欲地吃喝，并且采取她愿意的姿势让宝宝降生。后来，医生开始闯进产房，那个时代的医生都是男性。一位在法国皇家医院的医生提出女性应该躺在产床上，这样便于进行阴道检查和产科指导，并没有考虑母婴的切身利益。

产妇很自然地会采取半蹲的姿势分娩，不仅是因为这样会比较舒服，而且因为从物理学的角度讲会比较高效。当产妇上身是直立的时候，宫缩是向下起作用的，从而把宝宝推送出去。当她用力的时候，也是作用于同方向的，而最重要的是，地球的引力也在帮助宝宝的降生。

当产妇平躺的时候，宫缩推动宝宝向床的方向移动，而不是向产道的方向，这样地球引力就起不到应有的作用。结果是产妇还要斜躺着将她的宝宝向上推，而这却是逆地球引力而动的。这样做不仅会延长分娩的时间，也更容易出现难产的情况。（详见右下方的表格）。

在许多医院的产房里，允许产妇以她们认为最舒适的姿势进行分娩。如果需要

保持上身直立

现在，越来越多的产妇喜欢采取直立或半直立的姿势分娩。地球的引力也会帮助宝宝的降生。

动用吸引器或产钳助产，你的双腿需要用蹬形支架支撑，这样医生才能够更有效地施用工具，而且根据你的骨盆情况来辅助宝宝的娩出。确保带给产妇最小的损伤。尽管如此，即使是在这些情况下，你仍然需要用枕头在身下做支撑，不要直接平躺。

食物和饮料

在分娩过程中，胃也似乎受到挤压而收缩，此时吃进的任何食物都可能被吐出去。所以，基于这个原因，最明智的做法是在临产前还在家的时候吃一些高热量且易消化的食物作为能量储备。可以带葡萄糖片进产房，以备你会突然感到饿时食用。

许多医院让产妇随意吃喝，只要她们自愿，但是，那些可能需要紧急接受剖宫产手术的产妇尽量不要随意吃喝。但是，我仍然不认为这是产妇不该带食物的充分理由，这仅仅针对那些已经确定面临手术风险的产妇。

大多数产妇在分娩中不想进食，但是多数要求喝水，尤其是随着分娩的进行，由于出汗而导致口渴，所以我认为无论什么时候，只要产妇想喝，就应该提供水。如果不能让产妇喝水，也可以采用静脉输液的方式直接向血液中补充葡萄糖水，从而避开胃，这样也增加了对产妇分娩的医疗干预。

产房

当今，在许多医院里，待产和生产都在一个产房里。只有当需要实施剖宫产手术的时候才可能离开，因为多数的产房不够大，无法安全地安置所有的设备。

平躺的不利因素

如果你平躺着分娩：

- 你的血压可能会下降，因此就会减少供给宝宝的血液和氧气。
- 这个姿势的疼痛程度会比上身直立时更大。
- 需要会阴侧切的比例更大。
- 需要产钳助产的比例更高。
- 这抑制了骨盆对分娩所起到的自然作用。
- 这个姿势更有可能会拉伤腰部。

先咨询你做产检的医院里的产房情况。许多综合医院的产科都包括产房和产后护理病房，提前做好咨询。多数产房都被布置的光线柔和，墙上挂着令人愉悦的装饰画，像家一样的陈设。会有一张床（并不是那种老式的产床），但你也可以用垫子或用个靠垫来支撑。一些更为先进的产房中还设有分娩浴池，这也是减轻痛苦的一种措施。如果你去的医院里没有分娩浴池，也可以租用一个。

你也可以在分娩的过程中进行香薰按摩，在分娩浴池里或枕头上洒上香粉、精油。先询问你的医院里是否允许这样做，以确定你可以准备什么来让你的分娩更加舒适一些。在医院分娩完全可以像在家里一样，只是备有各种医疗设备，以防你和宝宝的不时之需。

选择如何喂养宝宝

喂养宝宝最重要的方面在于提供充足的营养。无论是母乳喂养还是奶粉喂养，多数宝宝都会茁壮成长。在这个前提下去考虑问题（在最坏的情况下告诉你自己至少还可以确保这样）。

为了做出选择且实施你的选择，你需要知道母乳和奶粉喂养的利弊，因为无论是哪种选择，当你乐于去做的时候，喂养就更容易成功。你必须考虑哪种方式是对宝宝最有利的。尽管喂奶粉比较方便，但是考虑到宝宝的健康和成长需要，母乳还是更胜一筹，这是几乎没有异议的事情。

母乳喂养的优势

母乳喂养最好的理由是，这是最为自然的方式。多数女性都能凭本能去哺乳，很少有人从体质条件上不能够哺乳的。无论乳房本身有多小，都能够产生充足的乳汁供养宝宝。乳头内陷也并不影响哺乳，

可以通过尽早诊治，照样可以喂养宝宝。（详见第93页）。其他的优点包括：

- 会让妈妈感到很自豪，因为她的宝宝是由自己喂养的，而且这样会自然而然地跟宝宝产生肌肤接触，从而更好地建立起亲密关系。

- 相比较奶粉喂养的宝宝，母乳喂养的宝宝更少生病。更少出现肠胃炎、肺部感染及麻疹等情况。母亲的初乳中富含大量的对抗病毒和细菌的抗体，乳房最早在怀孕5个月的时候开始分泌乳汁。在宝宝出生最初的日子里，宝宝只有通过进食高蛋白的初乳，才能获得来自母亲的抗体的庇护。这些抗体对肠道系统也起到保护作用，因为乳汁是未经转化直接被宝宝的肠道系统吸收，它们组成了宝宝自身免疫的重要部分。以体内带有小儿麻痹症抗体的母亲为例，因为这些抗体在她

的初乳中出现，如果宝宝是完全以母乳喂养的，就不可能感染小儿麻痹症。宝宝体内的抗体会杀死病毒，而不会感染病毒。母乳含有针对细菌的抗体，即使配方奶粉中也含有这些物质，奶粉喂养的宝宝却得不到相同的保护，因为牛奶里的这些抗体经过加热之后已经失去了活性。

- 母乳是人类宝宝最好的食物，因为它含有最适合宝宝需要的矿物质和蛋白质。牛奶，是牛宝宝的最好食物，蛋白质的含量要更高，而且酪蛋白的含量也较高，这对于宝宝是比较难以消化的，通常会以凝乳的方式排出体外。

- 母乳含有对新生儿恰到好处的钠（盐）。这是非常重要的，因为婴儿的肾尚未发育成熟，如果血液中的钠含量过高，将难以代谢。

- 母乳和牛奶中含有相同数量的脂肪，而母乳中的脂肪分子更小，更容易消化。母乳中的脂肪富含多不饱和脂肪、低胆固醇，这会防止宝宝日后得心脏疾病。

- 母乳比牛奶含有更多的糖分（乳糖），而且二者所含的矿物质和维生素的成分也不一样。

- 母乳喂养有利于女性保持身材。有研究表明，通过母乳喂养，女性消耗了怀孕期间体内积聚的大量脂肪。如果不喂母乳，将会比较难以恢复到孕前的体重。

侧卧哺乳

你可以把宝宝放在你的身边，然后侧卧，宝宝就可以吮吸到较低侧的乳房。这也是剖宫产之后较佳的哺乳方式。

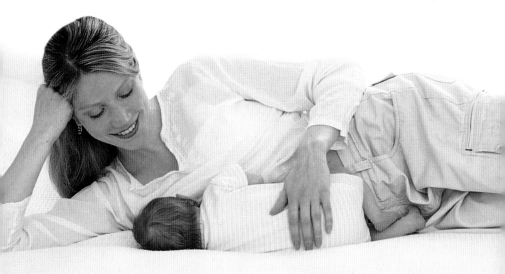

- 哺乳会导致乳房松弛的说法是个谬传。并不是这样的，乳房只会因为怀孕才有所改变，不会因为分泌乳汁和喂养宝宝发生变化。
- 母乳喂养可以释放后叶催产素，这种激素会刺激子宫收缩到孕前的大小。
- 母乳喂养更加方便。无论白天还是黑夜，乳汁会随时分泌，也无需像奶粉那样需要兑水，也无需购买昂贵的消毒器。而且，母乳是免费的。
- 通过哺乳，很自然地建立起母婴之间的纽带。宝宝在吃奶的时候，她的小脸更接近妈妈的脸，大约有20厘米–25厘米的距离，即使是刚出生的宝宝也能在这个距离之内吃奶（详见第212页）。你在宝宝吃奶的时候跟她进行目光接触或朝她微笑，都能够帮助建立很强的身体和情感上的纽带基础，这是日后各种关系的基础。

克服劣势

母乳喂养的一个常被诟病的劣势是会给妈妈造成工作和生活上的不便。其实不必如此。在宝宝刚出生的几周内，当你外出时，可以带着他一起。尽管在公共场合喂奶会引起一些关注，现在大型商场、酒店、火车站和机场都设有哺乳的场所。

如果你不想带宝宝外出，你可以用吸奶器（见第236页）将奶水吸出来留给宝宝。你可以把自己的奶水放到消过毒的瓶里，放进冰箱或冰柜储存，当你不在的时候，宝宝的照看者会帮你喂给宝宝。切记，

即使你只能用母乳喂养宝宝两周的时间，也比完全没有要好，这会给宝宝一个很好的起点。顺便提一句，把你的母乳吸出来用奶瓶喂给宝宝还有这样的一个好处，那就是可以让爸爸参与到喂养宝宝中来。

奶粉喂养

因为几乎没有人反对母乳喂养，同样也可以说，对于用奶粉喂养方面也不存在争议。尽管如此，对于许多女性来讲，哺乳可能不可行或不便于进行，此时就可以采用奶粉喂养的方式。如果选择了奶粉喂养，也不要认为你的宝宝是退而求其次。

- 宝宝非常喜欢，而且很乐于接受用奶瓶喂奶，要时刻记得，比起你的乳汁，你的宝宝更需要关爱。奶粉喂养的同时，施以爱和关注对任何宝宝来说都是不错的选择。
- 也有一些妈妈不得不选择奶粉喂养，因为她别无选择。有些女性因为长期患病服药，例如，癫痫，需要服用巴比妥酸盐来控制病情，或慢性抑郁症，需要服用抗抑郁药物。也可能是由于突发疾病，需要住院治疗。如果身体状况不允许哺乳，就不要勉强。如果你需要定期服药，要跟医生咨询这些药物成分是否会通过哺乳传到宝宝身上，通过哺乳可能带给你和宝宝什么影响。通常的做法是让这些妈妈改服安全的药物。
- 对一些存在缺陷的宝宝，或者身体残疾的宝宝，例如腭裂或口颌畸形的宝

宝，可能无法成功地吮吸到母乳，可能需要用勺子或奶瓶来喂养。

- 如果你认为你的奶水不足，你的宝宝发育迟缓，在决定开始用奶粉喂养之前，咨询你的助产士或哺乳专家。你自己的营养水平和身体状况对成功哺乳有很大的联系，所以你需要确保你的膳食平衡（详见第 110 页）。

- 有些女性会对哺乳这件事有很强的生理反应，认为这非常不好。如果带有强烈的厌恶感就会在哺乳时产生很大的压力，这也会对泌乳产生影响。如果你感觉到你的宝宝没有喝到充足的奶水，这些负面的消息又会强化你对哺乳的厌恶感。如果你有这种情况，那么在产前把你的想法跟一位密友或是助产士讲出来，而且一定要跟宝宝的爸爸讨论这件事。

- 奶粉喂养的一个主要优点是爸爸可以从开始就平等地参与到喂养宝宝中，这样会有助于在早期就建立亲密的父子关系。

- 奶粉喂养还可以让你和丈夫分担喂养工作，从而使得二人都有充足的时间休息，补充睡眠或获得自己的时间。

- 奶粉喂养的一个备受争议的优点是，宝宝在刚出生的前几周内，两顿奶粉之间的睡眠时间可以比较长（尽管不都是这样）。这种较长的睡眠时间可能是因为牛奶中酪蛋白含量比母乳中要高，需要更长时间来消化。

- 当你用奶粉喂养宝宝时，你可以很准确地知道她每次进食的数量，这会让许多父母感觉比较放心。

奶粉喂养的问题

- 奶粉喂养的宝宝的大便有种难闻的味道。

- 有的宝宝对牛奶中的蛋白过敏。对于过敏的宝宝、患有湿疹或哮喘的宝宝，建议采用母乳喂养或选用其他母乳替代品。

- 比起随时可以进行的母乳喂养，喂奶粉需要花大量时间对奶瓶进行消毒，以及冲兑奶粉。

- 奶粉喂养的宝宝更容易出现肠胃感染的问题，而母乳喂养的宝宝会从母乳中获得免疫和抵抗力。

- 购买配方奶粉、奶瓶、奶嘴和消毒器具是一笔不小的花销，而母乳喂养是免费的，而且随时可得。

5 产前检查

良好的孕期护理是非常重要的，在孕期保持良好的情绪，让宝宝健康地成长，这些都是值得强调的。现在，多数医生都认为改善分娩状况的最佳途径是通过早期的孕期护理来实现的。你可以从产科医生或助产士，以及其他的妈妈们那里获得更多关于孕产的知识，这会让你更加从容和自信。许多孕期护理都是例行惯例，但是在产科你可以咨询问题，并且探索分娩的各种环境，这样你就可以计划你的分娩方式。

咨询医生

当你怀疑自己怀孕或者已经知道自己怀孕的时候，就要去见医生。医生会问你末次月经的第一天，因为孕期是从那一天起算的。医生会根据你怀孕的时间来安排产检。如果你至少有一次月经没来，可能会进行尿检（见第26页），或者是血检。即使你已经在家里自测到怀孕了，医生也会再通过检查确认。

首次去见医生非常重要，不仅是为了确认怀孕，你还可以趁机跟医生探讨将来分娩的方式（见第52-67页），所以可以事先做好准备，例如，你是想在医院分娩还是在家分娩。你的想法可能会跟医生的愿望及习惯做法有冲突，医生可能不情愿做改变，尤其是当涉及在家里分娩的时候。第一次见医生最好是在丈夫的陪同下，这样就可以共同进行探讨，并且从开始就面对各种困难。

如果你已经超过35岁，并且有一些家族遗传病史，你可能需要去找产科医生做绒毛膜取样（见第77页）。这需要在第10到12孕周进行，所以要早去见医生来获得检查通知书。

从你的医生那里获得各种信息：要一份推荐书表单和一本手册。如果你的医生不是产科专业的，并且你想在家分娩的话，你可能需要再找另一家诊所进行产检。

另一种选择是，去当地的医院或者你所在地区的可选医院。这样你就可以得到医院的助产士小组及医护人员的照料，而不仅仅是你自己的医生。

孕期诊所

医生在确诊你怀孕之后会安排你做产前保健。这取决于你希望的分娩方式。现在，多数产前保健是在社区的产科诊所由助产士指导进行的，而不是在医院里做。你只有需要做扫描检查、血检或其他检查时才需要去医院。或者是当你遇到特殊情况时有目的地去见医生，比如高血压或者糖尿病等。

你可以去孕期诊所询问关于孕期的各种问题，助产士也可以对你进行诊断和评估。你也可以获得孕期锻炼课程的信息。

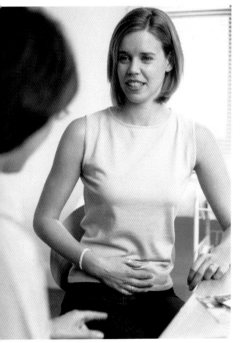

产前门诊
你可以在产前门诊咨询有关怀孕的各种问题，助产士也借此了解你的情况。并且可以咨询产前练习班的信息。

诊所检查攻略

现在，你去预约医院产科时通常无需等太久。如果需要等待，为了更好地利用等待的时间，可以做以下方面准备：

- 可以让丈夫或朋友陪你去，等待的时候可以聊天或者读书、看杂志。

- 带上一些饮料、点心和水果，以免很难找到自助售货亭。

- 记下你想咨询的所有问题以及你的各种担心，即使你不确定是不是跟怀孕相关。

- 如果你有别的孩子，在你去诊所的时候，确保照顾到他们，如若不然，他们可能会觉得很无聊，从而让你倍感压力。

例行产检

检查项目	目的	重要性
身高和体重 首次产检	由此计算你的 BMI（身体基本指标），如果你过胖或过瘦，你都可能需要特别的护理。这会给你的助产士一个基准数据以备后面使用。	体重超标可能会导致心脏负担过重，突然增重太快可能会引发子痫惊厥。
肺部、头发、眼睛、牙齿、指甲检查 首次产检	检查基本健康状况。	你可能需要补充维生素或调整饮食结构。鼓励进行牙科检查。
双腿和双手 每次产检	查看踝关节、双手和手指是否静脉曲张及水肿。	过度虚胖可能是子痫惊厥的一个标志（见第 160 页）。将给出如何应对静脉曲张的建议（见第 152 页）。
尿检 首次产检	为了检查肾脏是否感染。用消毒垫擦拭阴部，然后把尿液收集到无菌的容器里。不用最初流出的尿液，只收集中间的尿液（MSU）。	如果存在肾脏感染的情况，可能在孕期情况会加重，以至于需要使用抗生素治疗。
尿检 每次产检	1. 检查是否有尿蛋白的情况。 2. 检查尿糖情况，如果尿糖过高，你可能患有糖尿病。	1. 孕晚期的尿蛋白可能是子痫惊厥的征兆之一（见第 160 页）。要强调休息。 2. 孕期可能会出现糖尿病的问题（见第 154 页），必须控制病情的稳定。这会在分娩之后恢复正常。
胎心检查 第 14 周之后 每次产检	确定胎儿依然存活，心脏和心率都正常。	当助产士用胎心仪听你宝宝的心脏时（这是一种通过超声波振动检测胎心的仪器），宝宝心跳的声音将被放大，你也可以听到。

检查项目	目的	重要性
腹部触诊 第24周后的每次产检	评定盆底的高度（子宫的上部 – 见第74页）、胎儿的大小及胎位。	可以评估宝宝的大小，34孕周之后，助产士进行腹部触诊就可以知道胎位，从而获知是不是臀位（见第202页）。
血压 每次产检	这是对你体内血压的测量，有两个指数：首先是当心脏收缩时的收缩压，压出血液和"心跳"；其次是心脏的舒张压，在两次心跳之间的压力。正常的血压是120/70。	血压过高（高血压）可能会引起一系列的问题，包括子痫惊厥（见第160页）。每次产检都要测量血压，这是为了控制血压会突然上升的情况，例如血压值到了140/90。如果血压过高，则需要卧床休息。也要警惕舒张压的任何上升。
血检 首次产检，第1–8孕周的检查 第16孕周的产检： 检查4 第28周产检，检查1–3	1. 检验你自己的血型：A\B\AB还是O型。 2. 检验是否是RH血型。 3. 检查血红蛋白的水平（反复检验），这是对血液中血红细胞运送氧气的检查。通常水平是用gm表示的，一般在12gm–14gm之间。 4. 阿尔法胎蛋白水平 – 是在第16周做的一项特殊检查（见第75页）。 5. 检测风疹（德国麻疹）抗体。 6. 进行性病、Kahn或瓦瑟尔曼式检查及梅毒检查。 7. 检测并确诊链状细胞病及库利氏贫血（Thalassaemia），这些在来自地中海的深肤色人种可能存在的疾病。 8. 检查母亲是否是艾滋病呈阳性。	1. 测知血型，以备紧急输血之用。 2. 检验是否出现RH血型不相容的情况（见第160页）。 3. 在孕期你的血色素水平可能会降低，因为你体内的血液数量增多。如果血色素低于10gm，就属于贫血（见第154页），需要补充铁质和叶酸来提高血色素水平，从而把更多的氧气输送到体内。 4. 见第75页。 5. 检查你是否具有风疹抗体（详见第14页），如果没有，就需要严格避免跟风疹接触。 6. 如果你不知道是否有这种通过性接触传播的病毒，就需要在你怀孕20周之前做一些处理；因为第20周之后就有可能会传给宝宝。 7. 能够对宝宝以及怀孕产生影响。如果发现任何一种情况，而你之前并不清楚，那么及时补充叶酸片。 8. 需要采取一些措施来降低传染给宝宝的几率。

首次产检

　　大约在孕12周的时候进行首次产检，主要目的是给医护人员提供信息，来判断你的孕期是否正常，是否能够自然分娩。如果你打算在家里分娩，他们会问你的家庭情况，来评估环境是否适合家庭分娩。

　　医护人员会对你进行各项检查（详见第70~71页）。例如，测量血压、抽血检查、尿检。下次产检的时候会知道本次的检查结果。

　　向医生问询，你在孕期通过探讨各种问题来获得自信，这是非常重要的。并不是首次产检就要如此，但是最好是在产检时跟医生探讨你是否会在分娩过程中使用镇痛剂，你是否想提前催产，如果预产期拖延，你想采取什么措施。你的资料和档案都是可以看到的。在你离开医院的时候会拿到一些补铁的片剂（详见第113页），而且如果你需要饮食和营养方面的咨询，

产检档案

　　首次产检你会被问及你的患病情况及过去的孕产经历，可能涉及下面的问题：

- 你的名字、年龄、民族、出生日期、婚姻状况及配偶的名字。
- 你在儿童时期所患的疾病，你是否住过院或患过严重疾病或经历过手术。
- 你的家族或配偶的家族是否有遗传病。
- 双方的家族中是否有双胞胎。
- 你是否采用避孕措施，用什么措施，什么时候开始停止避孕的。
- 你的月经情况：什么时候来月经初潮的，平均的周期是多久，每次月经持续几天，以及末次月经的第一天是什么时候。
- 你是否有怀孕的征兆，你平时的健康情况如何。
- 你是否已经生育过其他小孩，或者有没有过流产。
- 你是否正在服用处方药或有过任何过敏症。
- 你和配偶都从事什么性质的工作，你是否会继续工作。

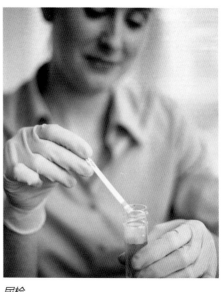

尿检

　　每次产检时，你都需要采集一份尿液（小便时取中间的尿液）。尿检将会马上进行，检查结果会记入你的档案中。

也可以要求去见一位营养专家。在孕 36 周之前，你大概每四到六周就需要去一次孕产诊所，孕 36 周之后，大约需要每两到三周去一次。产检时间比以前更灵活，产检的频率也跟你的健康状况及宝宝的健康状况有关。

医疗人员

- 助产士是经过培训照料正常的孕期女性以及生产后她们的宝宝。如果一切正常，助产士可以在医院也可以在家里帮你分娩。助产士也在社区工作，当你分娩后回到家，在最初 10 天内，助产士会每天去你家探访。

- 你的家庭医生会对你的孕期护理做一些辅助。如果你在家分娩，他／她可能会到场参加，虽然家庭医生不一定要参加家庭分娩，如果一切正常，他们会把一切交给助产士。

- 产科医生就是在医院的妇产科专业的医生。他／她作为你的医护小组的领导，会与其他的护士和医生为你提供孕产护理。产科医生顾问应该经常在产房监督和指导其他医生。

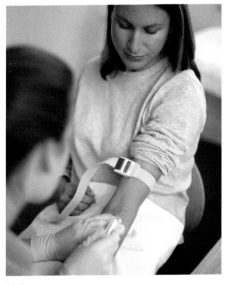

抽血

　　在你怀孕期间，可能需要抽两次血，进行有针对性的特殊检查及常规的健康检查。第一次抽血检查有时是为了确认怀孕。

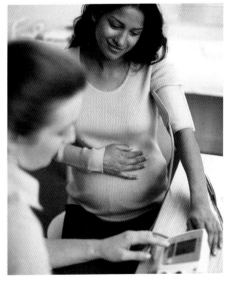

测量血压

　　每一次产检都要进行血压测量，如果发现有任何变化，就可以马上加以控制。血压升高可能是子痫惊厥的一个征兆，这样，你的医生和助产士会密切监护你的情况。

读懂医院的病例档案

在你首次去产检的时候，你就可以建立一份产期档案。以后你每次产检的时候，医生或助产士都会在档案上记录你例行检查的情况及孕期的进展。你每次去产检的时候都要带好档案。如果你外出到别的地方，也随身带好你的产检档案，如果你需要就医，就会用到产检档案。下面是许多术语缩写的解释：

NAD/nil/	尿检正常
Alb	白蛋白（尿蛋白）
BP	血压
FH	胎心
FHH/NH	听过胎心或者没听
FMF	感觉到胎动
Ceph.	胎儿头位，胎儿头部朝下
Vx	头朝下，胎儿头部冲下
Br.	臀位，宝宝臀部朝下
LMP	末次经期
EDD/EDC	预产期或分娩期
Hb	血色素水平，以检查是否贫血
Eng/E	入盆，宝宝的头已经进入骨盆准备出生
NE	还没入盆
Para O	初产妇
Para 1	经产妇（已有一个小孩）
Fe	含铁量
TCA	重新检查
PET	惊厥性血毒症
Long L	横位，胎儿平行于骨盆的位置

Height of fundus	子宫的高度 随着胎儿的生长，会把子宫推高，这个高度通常被用来评估孕期周。许多诊所测量宫高时用厘米计量（从耻骨的顶部到子宫的顶部）。宫高与孕周基本成正比。
Relation of	骨盆的边缘
Presenting	在孕晚期，胎儿娩出的部分（PP）会在子宫颈处。
Part to brim	入盆比例 这是骨盆的边缘处。在孕晚期，胎儿的先露部位（PP）会靠近你的宫颈处，以准备最先被娩出。
Oed.	水肿
RSA	宝宝骶骨冲下，最常见的臀位
AFP	阿尔法胎蛋白
CS	剖宫产
H/T	高血压
MSU	取中间的尿液

胎位

这些缩写描述了胎儿在子宫里的姿势，以及头枕骨与母体位置的联系－左边还是右边，前边还是后边。

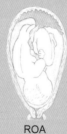 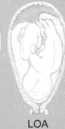 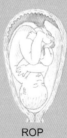 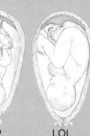 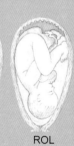

ROA   LOA   ROP   LOL   ROL

年龄较大的女性

现在，孕妇的年龄跟她的健康情况、饮食和生活方式相比，已经没有那么重要（详见第 12 页）。尽管如此，如果你超过 35 岁，在你首次产检的时候，会被问及更多的问题。但是，当问完了所有的问题，做了所有的检查（如下），确认你非常健康，那么接下来的护理跟其他的年轻一些的孕妇没有什么区别。

特殊检查

有一些针对胎儿的潜在身体缺陷或染色体异常情况的检查。

阿尔法胎蛋白（AFP）扫描

阿尔法胎蛋白（AFP）是在孕妇的血液内发现的一种物质。在怀孕第 16 到 18 周之间，血液中的阿尔法胎蛋白水平通常较低。如果你在此时检查 AFP，如果 AFP 水平上升，就可以判断你的胎儿可能患有神经管缺陷，像脊柱裂或其他脑髓发育的畸形问题。

尽管如此，血液中 AFP 水平的上升并不是神经管缺陷的确证。并且，AFP 水平的上升可能与双胎怀孕有关，也可能是随着孕期的推进而上升。如果血检表明水平升高，需要做一次超声波检查来判断是否是双胞胎或者需要重新确认你的孕周，你的实际孕周可能要比你预想的大。然后，还需要做一次血检。当所有这些检查都呈阳性，并且如需进一步证实，就需要进行羊膜腔穿刺术检查，如果羊水中的阿尔法胎蛋白含量也异常的话，就可以确诊了。较小的神经管异常如脊柱底部存在较小的毛痣就是比较常见的。

AFP 低于常规水平表明存在唐氏综合征的风险，这种情况下，也需要进行羊膜腔穿刺术的进一步检查。

三项检查

这是针对孕妇的又一种血液（血清）筛查，也被称作巴特三项检查、利兹检查、生物标志（biomark）或贝塔三项。这也能够检测出母体血液中的其他激素，例如雌三醇及人绒膜促性腺激素（HCG），这项检查需要在怀孕第 15 周到 18 周之间做。检查结果再根据你的年龄来估算你的宝宝患唐氏综合征的概率。如果概率较大，就需要做羊膜腔穿刺术。

超声波检查

利用超声产生的波在人体内传播时，通过示波屏显示体内各种器官和组织对超声的反射和减弱规律来进行诊断。不同于X光，超声波能够显示软组织的细节情况，并且能够得到胎儿在子宫内的准确的影像。超声波通常用于确认胎龄、胎盘位置及预产期。通过超声波检查，医生能够清楚地诊断出所有的肉眼可见的缺陷。

首次超声波检查通常在怀孕第11到13周进行，以确认胎龄、颈背透明（nuchal translucency）（详见下页）。第二次超声波检查是在怀孕第20到22周之间进行，检查你的宝宝是否发育正常。这次检查可能会用20分钟或更长的时间。你可能会被提前告知不要排尿，如果在孕初期进行超声波检查，需要喝下足量的水，让膀胱充盈，这会让医生更清楚地看到你的子宫的情况。最好穿比较宽松的衣服，这样你可以方便地撩起衣服露出腹部来检查。检

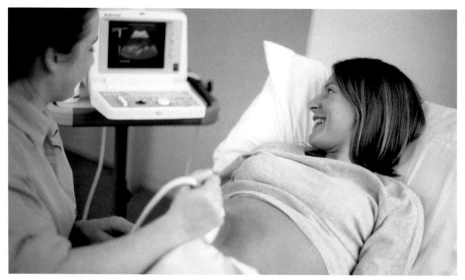

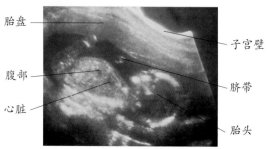

胎盘

腹部

心脏

子宫壁

脐带

胎头

胎儿的超声波影像

子宫内的胎儿情况

当你看到宝宝在你的子宫里的活动影像的那一刻是非常令人激动的。可以请医师给你指出宝宝的头部、四肢及各个器官的位置。超声波检查是无痛的，只是在怀孕早期做超声波检查需要憋尿。但是不必担心，只需要提前一些时间到，并喝几杯水就可以了。

查的时候，医生会在你的腹部涂一些油状或果冻状的东西，随着传感器在腹部的移动，红白的影像会显示到监视屏上。检查是无痛的，腹部会有轻轻地触感，有点油质流动的感觉。

颈背半透明扫描

这项检查也称作 NT 检查，是为了评估唐氏综合征的风险。通过高清的超声波扫描来测量胎儿后颈处的液体，所有的胎儿都会有液体，但是高于普通值的话，就有较高的唐氏综合征风险。数值过高并不意味着一定有问题，但表明需要进一步检查，例如绒毛膜取样或羊膜腔穿刺术检查。NT 检查应该在怀孕第 11 到 14 周之间进行，大量研究显示，这项检查的准确率是 75%。当辅以血检，准确率会提升至 90%。

绒毛膜取样

如果你的家族有基因异常病史，或者你之前生过基因异常的宝宝，那么你需要在孕早期去见产科医生来探讨需要做哪些孕期检查，例如在怀孕 10 到 12 周之间做绒毛膜取样（CVS）。

CVS 检查需要大约 15 到 20 分钟。需要取一点绒毛膜样（包在胎儿和胎盘周围的外围组织）进行分析。在超声波的引领下将探头（一个柔软空心的管子）插入阴道或通过腹壁进入子宫。从而吸出少量绒毛膜细胞，这些细胞与胎儿身上的一致。

通过分析检验来判断胎儿是否患有染色体异常。

偶尔，CVS 也会导致羊膜囊破裂，感染或出血。即便如此，这项检查导致流产的风险仅为 1%。这项检查比羊膜腔穿刺术检查要进行得早，10 天就可以出结果。因此，通过 CVS 检查，可以确定是否需要在孕早期终止妊娠，而无需等羊膜腔穿刺术检查。

超声波的利用

医生采用超声波做以下检查：

- 通过对胎儿头部和身体的测量来判定胎龄。如果在孕早期做检查，其准确性可在一周以内。
- 检查你怀的是单胎还是双胎或多胎。
- 确定胎盘的位置及其状况。
- 在做羊膜穿刺术之前，确定胎儿和胎盘的确切位置。
- 检查胎儿的可视性缺陷，例如脑缺陷或肾缺陷等。
- 识别产道中的任何可能会影响分娩的纤维瘤。
- 检查胎儿的发育情况，如果诊所检查显示有问题，需要进一步确诊——在一定时期内需要做一系列超声波检查。如果发现存在发育障碍，就建议提前分娩。

羊膜腔穿刺术

羊膜腔穿刺术并不是一项常规检查，它是用来确诊一系列的染色体缺陷的。如果你已经超过 37 岁，而染色体异常的风险会随着年龄而增大，或者，产科医生怀疑有一些缺陷情况，但是通过其他的检查无法确诊。尽管这项技术已经很成熟了，仍然会对你的孕期产生一些严重的干扰。它是通过从子宫里胎儿周围的羊水中取样，羊水中可能含有胎儿身上脱落的细胞，这些细胞的染色体情况跟胎儿完全一致，通过对这些细胞的检查，能准确了解胎儿是否存在染色体缺陷。

许多年龄超过 37 岁的孕妇需要检查她们的胎儿是否存在缺陷。如果你有所顾虑，就咨询产科医生。大多数医生都会同意做这项检查，以获得放心。如果你已经生过一个存在基因缺陷的宝宝，或者你的家族存在染色体病史，医生也会建议你做羊膜腔穿刺术。只需通过对胎儿的皮肤细胞检查就可以得知胎儿的性别，所以你可以知道会不会患上任何与性别有关的遗传病。尽管如此，医生做这项检查并不是简单地确认胎儿的性别。如果存在 RH 血型不相容的情况，羊水中的胆红素是一个很好的指示剂，它能够显示胎儿是否需要子宫内输血（详见第 160 页）。

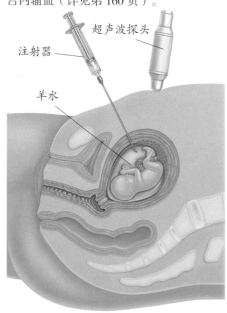

超声波探头

注射器

羊水

怎样获取羊水

先通过超声波检查来确定胎儿和胎盘的具体位置，确定腹部的一小片区域，采用局部麻醉，用注射器将一根长长的空心的针头小心地插入子宫。大约取出 15ml-20ml 羊水。从羊水中分离出胎儿身上褪下的细胞用做分析。

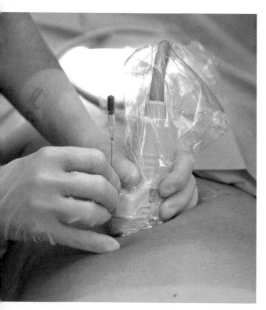

羊膜腔穿刺检查

胎儿周围的羊水是存在于子宫内部的。可以通过对羊水的分析来获知胎儿的染色体状况。

羊膜腔穿刺术的工作原理

胎儿会吞咽羊水，并且通过嘴巴吐出或是膀胱排出；羊水中就含有了来自胎儿皮肤或其他器官的细胞，可以通过对这些细胞的检查来获知胎儿的状况。羊膜腔穿刺术是为了从子宫中抽取羊水的一个步骤。

大约 75% 的遗传疾病能够通过羊膜腔穿刺术诊断出来。这项检查需要在医院里进行，通常在距离末次月经 14–16 周之后才能做，因为在此之前羊膜囊中的羊水量可能不足，因此可能找不到足够的细胞供分析。

羊膜腔穿刺术的风险

由技术熟练的医生来操作，利用超声波扫描来确定胎儿和胎盘的准确位置，造成流产的风险要比 CVS 更小（详见第 77 页），在英国低于 1%，在美国低于 0.5%。

当决定是否要进行羊膜腔穿刺术检查的时候，你首先需要衡量一下这么做的理由，以及可能导致的流产风险。你同样需要考虑如果检查结果显示有问题，你是否做好准备终止妊娠。

做羊膜腔穿刺术检查的最糟糕的事情可能是等待结果的时候，尽管不超过 3 周就可以出结果。许多孕妇说感觉在这段时间里她们的怀孕"悬"了。如果你的羊水仅被用来测量一种基因缺陷，如果结果呈阴性，却不能反映其他可能存在的问题。咨询医生去进行所有可能提供的检查。

做羊膜腔穿刺术检查的原因

- 如果你年龄超过 37 岁，胎儿患有染色体异常的风险大大增加，例如，你的胎儿可能会患有唐氏综合征，所以此时需要做羊膜穿刺检查（详见下图）。

- 检查的结果如果呈阳性，父母有机会考虑他们是否要继续妊娠。在一些情况下，可以在子宫内对胎儿的缺陷实施早期的检测和治疗。

唐氏综合征

这是由于胎儿的染色体异常情况导致的。在多数情况下，在受精前或受精时多了一条染色体，从而给胎儿的每个细胞 47 条染色体，而不是 46 条（详见第 18 页）。确切的原因尚不明确，但是孕妇的年龄是个非常重要的因素。在 35 岁之后，怀上患有唐氏综合征胎儿的风险上升。

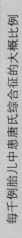

每千例胎儿中患唐氏综合征的大概比例

20　25　30　35　40　45

孕妇的年龄

6 胎儿的发育

孕期可以大致分为 3 个部分，或者阶段，每个阶段大约为 12 周。在第一阶段结束时，胎儿已经发育成人的形状了，大约有 7.5 厘米长。第二个阶段是胎儿快速发育期，在第三个阶段里，胎儿继续长高且开始储存脂肪。

生命维持系统

宝宝要正常地发育和生长需要依赖一个健康的胎盘。通过胎盘，宝宝从你的身体获取维持她的健康和生长所需的营养，并且清除体内的代谢废物及多余物质。胎盘是通过其独特的结构来起作用的，通过胎盘，母体的血液和宝宝的血液交融在一起。一个成熟的胎盘是一个充满血液的地方，一面连接母体，一面连接胎儿。

羊水

从怀孕第四或第五周，羊膜囊里充满了羊水，并把胚胎包裹住。到怀孕第 12 周，胎儿开始吞咽羊水，并通过她的肠道系统进入血液循环。通过脐带和胎盘进入母体的血液循环。在怀孕第二阶段初期，胎儿就开始使用自己的肾，并且开始排尿。多余的养分、氧气及胎儿的肺成熟所必需的物质都存在于羊膜囊里。

羊水的功能

- 让胎儿能够自由活动，因而可帮助锻炼她的肌肉。
- 在子宫里为胎儿提供缓冲。
- 给子宫表面持续施加压力，让胎儿有足够的空间生长。
- 在分娩过程中帮助润滑扩张子宫颈，从而保护胎儿的头部。
- 维持一种恒定的温度。
- 吸收胎儿尿液中的物质。

胎盘的功能

- 让氧气、营养物质和抗体从母体传到胎儿身上。
- 产生必要的孕期激素。
- 把胎儿体内产生的废物传给母体。

羊膜囊

存在两个薄的像纸状的膜，羊膜和绒毛膜，她们勾勒了子宫的内部形态，形成了盛满羊水的包囊，供胎儿在里面发育。

胎儿的生命支持系统

羊膜囊空间和胎盘组成了胎儿的生命支持系统。羊膜囊是在胚泡的深层发育，是由受精卵和携带胚胎性别基因的细胞和带有基因蓝图的随从细胞组成的（详见第19页）。羊膜囊周围被薄膜包围，里面充满了羊水。胎盘通过脐带与胎儿相连。脐带是由三条缠结在一起的血管组成的。其中两条血管是从胎儿身上输送血液到胎盘，以达到清洁和净化的作用。一条是运送含氧的血液和营养物质给胎儿。早期的时候，脐带是被一种像果冻似的的物质包裹（沃顿胶），后来是被羊膜包裹。胎盘本身是牢牢地根植于子宫内壁上的。

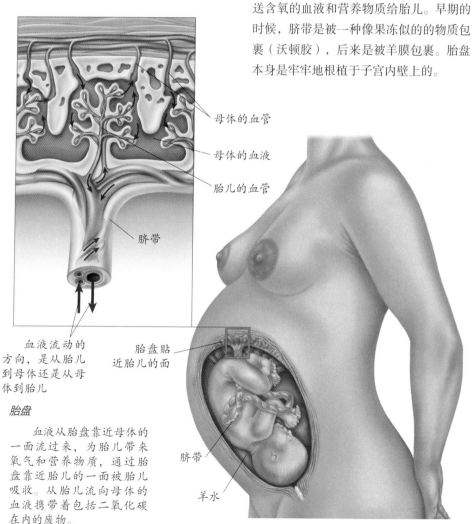

母体的血管

母体的血液

胎儿的血管

脐带

血液流动的方向，是从胎儿到母体还是从母体到胎儿

胎盘贴近胎儿的面

胎盘

血液从胎盘靠近母体的一面流过来，为胎儿带来氧气和营养物质，通过胎盘靠近胎儿的一面被胎儿吸收。从胎儿流向母体的血液携带着包括二氧化碳在内的废物。

脐带

羊水

孕期第一阶段

在第一阶段即将结束的时候，胎儿的身体系统已经发育成形，各种器官几乎已经完备。神经和肌肉都开始工作，已经建立起一定的反射。心脏每天通过循环系统的泵血量大约是 30 升。你的宝宝能够自主地做一些运动，尽管你还感觉不到他的活动。

怀孕第 5 周

胚胎的大小用肉眼就很容易看到。胚胎的脊柱开始发育。大脑的雏形以及脊髓都开始显现。

长度：2 毫米

怀孕第 6 周

头部开始成形，随后是胸部和腹部。尚未成熟的心脏也开始跳动了。血液细胞开始循环，血管构成脐带连接胎盘。眼睛还没有发育，眼窝的位置已经很明显，嘴巴的雏形开始显现。下颌可以看见。已经有了双腿和双臂的芽。

长度：6 毫米

怀孕第 7 周

将会发育成手指和脚趾的雏形也可以看到。肠道系统几乎已经完全成形。肺部已经成形，但还是实心的。耳朵的内部结

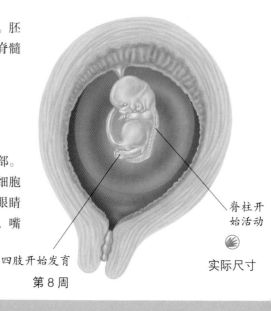

四肢开始发育
第 8 周

脊柱开始活动

实际尺寸

胚胎的发育

从怀孕第 5 周到第 7 周，胚胎处于高速发育阶段，尽管还是非常小。到第 7 周，肠道系统已经成形，并且四肢的雏形也开始显现。此时，胚胎初具人形。右图中的小轮廓代表着胚胎的大约尺寸。

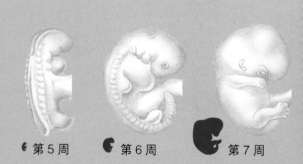

第 5 周　第 6 周　第 7 周

构和眼睛都开始发育。鼻孔也已经出现。在迄今一直是软骨的位置出现骨骼细胞。这标志着从胚胎到胎儿的转变。

长度：15 毫米

怀孕第 8 周

所有的内脏器官已经到位。主要的关节，像肘关节、肩关节、踝关节和膝盖都已经很明显。脊柱可以活动。生殖器也已经很明显。

长度：25 毫米

怀孕第 9 周

嘴巴开始发育，鼻子已经形成。四肢、手和脚都快速发育。听力已经开始发育。尽管你还无法感知，但是你的宝宝已经开始四处运动了。

长度：3 厘米

重量：2 克

怀孕第 10 周

耳朵的外部结构也开始发育，眼睛已经成形。头部比起身体的其他部分仍然显得很大，而且其发育显著。手指和脚趾都清晰可见，但还是由网状的皮肤相连。

长度：4.5 厘米

重量：5 克

怀孕第 11 周

作为外在生殖器官的卵巢或睾丸开始形成。心脏已经能够向全身供血。在第 11 周结束的时候，所有的内部器官都已经完全成形并开始运作。仅在一些特殊情况下，由于感染、化学品或药物的作用使得这些器官受到损害。

长度：5.5 厘米

重量：10 克

怀孕第 12 周

面部已经发育成形，可以清楚地看到闭着的眼皮。全身开始长肌肉，这让四肢的活动更加明显。大脑和肌肉互相协调。关节、手指可以弯曲，胎儿可以吮吸。手指和脚趾已经完全成形，并且有指甲覆盖。胎儿可以吞吐周围的羊水。

长度：7.5 厘米

重量：18 克

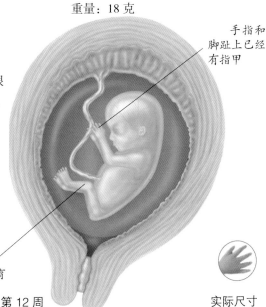

手指和脚趾上已经有指甲

肌肉正在发育

第 12 周

实际尺寸

孕期第二阶段

在孕期第二阶段的时候，你能首次感觉到胎动，如果是首次怀孕的话，大概在 20 周左右。此时，你的宝宝开始看上去像个真正的人，有了毛发，甚至是眼睫毛，而且可以吮吸自己的大拇指。大约第 24 周过后，人们认为胎儿有了视力，也就是说，通过特殊的护理，他能够维持独立的生存了。

怀孕第 13 周

你的宝宝已经完全成形。在这之后的时间，他主要是长大小，所以直到他出生之前，他的关键器官都会继续发育成熟，从而让他能够脱离母体独立生存。

长度：8.5 厘米

重量：28 克

怀孕第 14 周

重量的增加是显著的。较大的肌肉能够对大脑的刺激有所反应。胳膊能够从手肘和腕部弯曲；手指可以弯曲，也可以握拳。可以听到胎心。

长度：10.5 厘米

重量：65 克

怀孕第 16 周

四肢和关节都已经完全成形。活动已经相当频繁，尽管还很少被感知到。全身长满毛发（胎毛）；眉毛和眼睫毛开始发育。

长度：16 厘米

重量：135 克

怀孕第 20 周

你的宝宝正在快速生长。牙齿已经在下颌骨里成形，头上开始长出头发。肌肉的力量开始增长。活动更加有力，你可以感知到他的活动了。此时的胎动感觉很轻盈，就像腹部有气泡破裂一样。

长度：25 厘米

重量：340 克

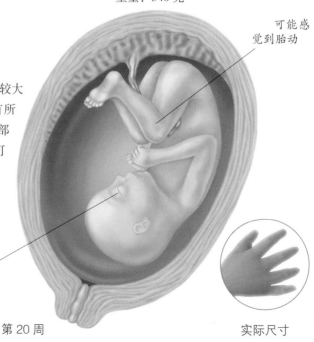

可能感觉到胎动

眼睛和耳朵已经很好地发育

第 20 周

实际尺寸

怀孕第 24 周

宝宝有时候会吮吸自己的拇指，而且可以咳嗽，可以打嗝。他还没有开始储存脂肪，所以依然很轻。

长度：33 厘米
重量：570 克

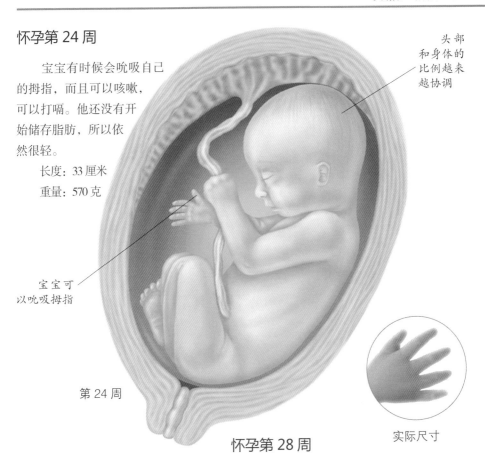

头部和身体的比例越来越协调

宝宝可以吮吸拇指

第 24 周

实际尺寸

怀孕第 28 周

此时，头部跟身体的比例更加协调。开始积聚脂肪。胎儿的身体被一层厚厚的油脂（胎儿皮脂）覆盖，这会保护胎儿的皮肤不被羊水浸湿。双肺开始成熟，如果此时出生，他有相当大的机会可以存活，大约是 80% 的比率。

长度：37 厘米
重量：900 克

发育中的胎儿的面部特征

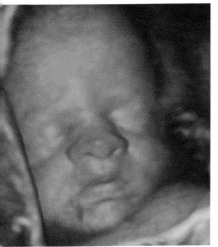

就像这张彩色 3D 超声波扫描图上显示的第 28 周的胎儿的脸，在这个阶段，胎儿的面部特征已经非常接近新生儿。

孕期第三阶段

除了肺，你的宝宝的各个器官已经接近成熟。但是显然还没有完全成熟。如果在第三阶段 38 周之前出生，宝宝可能会有呼吸问题，而且很难保持自身体温。尽管如此，在现代医疗的特殊护理之下，宝宝有相当大的机会可以存活，在第 28 周时出生，存活的比例大约是 80%，在 34 周之后出生的几乎所有的宝宝都可以存活。

发育中的能力

在这个阶段里，宝宝可以聚焦目光，尽管她无需在出生前获得这项能力。她可以闭上眼睛，也可以眨眼。

怀孕第 32 周

你的宝宝的身体比例已经基本像出生时的比例了。她更加强壮，而且 90% 以上的情况会头部朝下，正冲你的骨盆。现在她的胎动会更有力，能够被更加清晰地感觉到。

长度：40.5 厘米

重量：1.6 千克

怀孕第 36 周

在接下来的四周内，宝宝每天增重大约 28 克。她已经充满了子宫，胎动已经

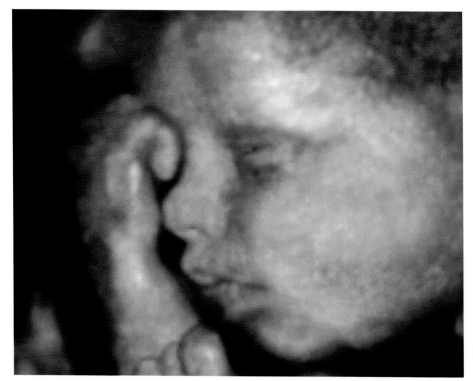

不那么频繁，当她的空间受到局限了，她就会戳子宫壁，并且她渐渐地准备移动到出生的位置。眼球的颜色是蓝色或深灰色。软软的指甲已经长到了手指和脚趾的顶端了。头发大约有 2.5 厘米 –5 厘米长，但是男宝宝的头发稍短些。迄今，宝宝的吞咽

机能应该已经建立起来了。如果这是第一胎，通常在这个时间，胎头就沉入骨盆了。如果是第二胎或之后的宝宝，胎头可能会晚一些入盆，或者甚至到分娩时才入盆。

长度：46 厘米

体重：2.5 千克

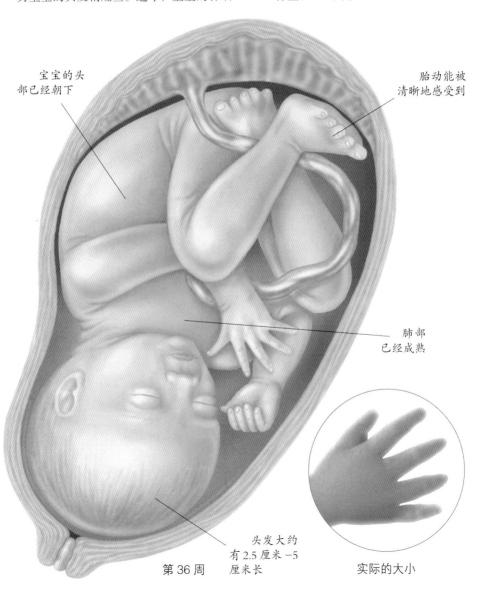

宝宝的头部已经朝下

胎动能被清晰地感受到

肺部已经成熟

头发大约有 2.5 厘米 –5 厘米长

第 36 周

实际的大小

怀孕期满

从末次月经第一天起算，第40周就是宝宝准备出生的时期，尽管很少有宝宝是在预产期当天出生（详见第27页）。在最后的几周里，宝宝的肾上腺会产生更多的可的松激素。这会帮助宝宝的双肺成熟，为首次独立呼吸做准备。

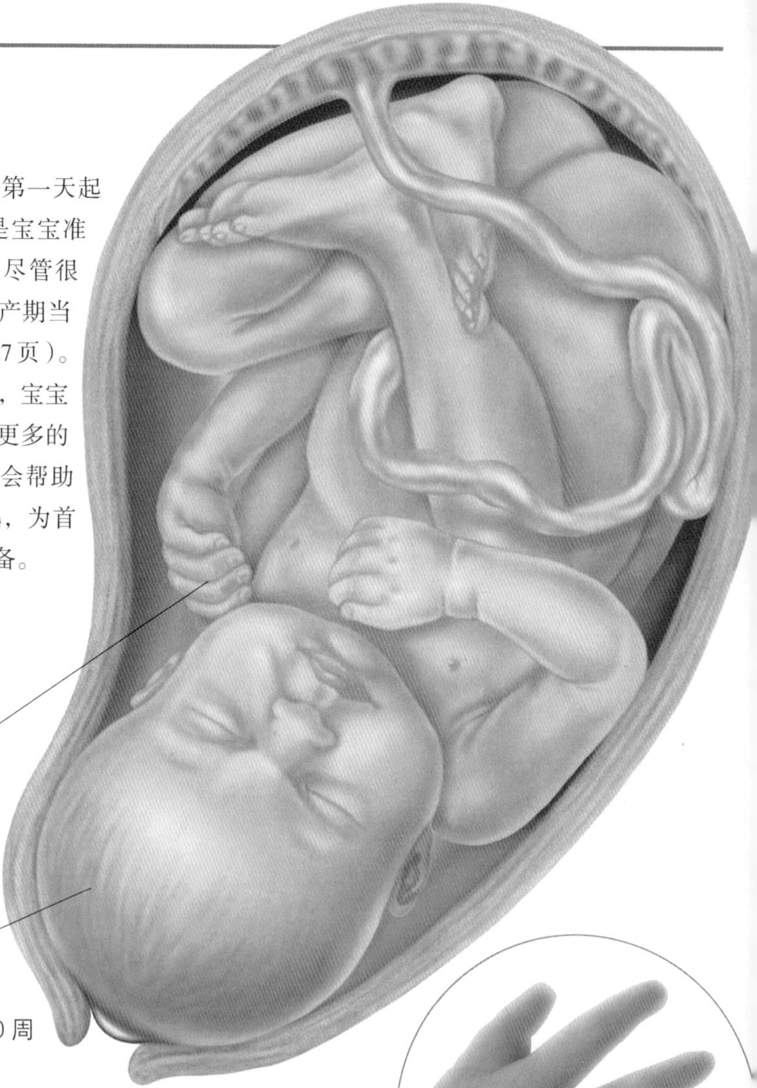

宝宝仍然会活动，但是由于空间太局促，很难自由活动了

胎头可能已经入盆了

第40周

怀孕第40周

胎儿皮脂减少，只有少量还存在于皮肤褶皱里——在脖子、腋窝及腹股沟周围。手指上的指甲已经很长了，出生后不久就需要修剪。当宝宝醒着的时候，她的眼睛是睁着的，可以看到光线。绝大多数胎毛已经褪去。

长度：51厘米

重量：3.4千克

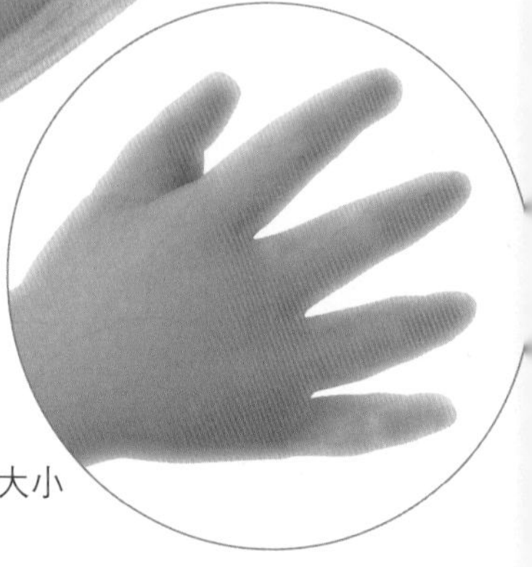

实际大小

蜷缩姿势

在这张3D超声波扫描图中，是一个预产期满的成熟胎儿，宝宝的头部和一只脚及手都清晰可见。在这个阶段，宝宝必须蜷在子宫里。

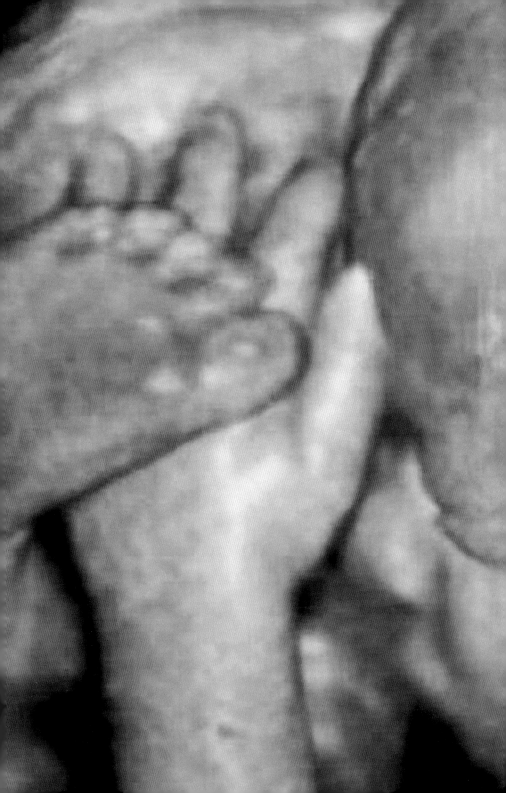

7 身体的变化

在孕期，随着各种孕激素的增加，你的身体会发生很多变化，比如，乳房变大，乳晕周围的肤色变深，呼吸比较短促，等等。在怀孕初期，主要是卵巢负责产生孕激素，但是很快就变成主要由胎盘分泌激素。孕期激素的产量是非常巨大的，例如，以雌激素为例，大约提高了 20-30 倍。这些激素导致你的整个身体的构造和功能发生变化，从而为腹内的胎儿提供支持和营养。

月经周期

当脑垂体分泌一种激素（卵泡刺激素 –FSH）刺激卵巢内部的卵泡释放出一颗卵子（详见第 20 页），月经周期就开始了。在一个为期 28 天的月经周期里（详见第 18 页）排卵大约发生在第 14 天左右，当卵泡受到激素的刺激，释放出一颗卵子，卵子开始沿着输卵管向子宫方向移动。卵子在输卵管顶端的"手指"及输卵管壁上的绒毛的帮助向下游动。

与此同时，子宫内膜开始变厚，子宫颈处的黏液变得更稀薄，从而更便于精子进入。如果卵子没有受精，大约在从离开卵巢 24 小时之后开始凋谢，然后激素的改变导致子宫内膜的剥落，在周期第 28 天的时候开始流血，也就是新的周期的第一天。

如果你怀孕了，卵子在月经周期的第 14 天左右受精，大约 7 天之后，受精卵会在子宫壁上着床，也就是在经期的第 21 天左右。在受精卵着床和黄体的枯萎之间大约有三四天的时间。

身体只在这短暂的时间内不受月经周期的控制。这大概是由于受精卵分泌的一种叫人绒毛膜促性腺激素的影响所致，这种激素的作用非常强大，并且能迅速发挥其作用，维持胚胎的健康发育及卵巢内的雌激素和孕酮的水平。

此时，胚胎还只是一团细胞，但是通过这种方式，母体及发育中的胚胎通力合作来维持良好的孕期进程。

有些孕妇的激素水平没有上升到足以阻止经期过后不再出血的水平。因此，有时候在末次月经后的第二个甚至第三个周期内还会偶尔有少量的出血。这种出血对胎儿并无损伤。尽管如此，如果激素水平太低，几乎肯定会出现流产的情况（详见第 158 页）。

胎盘

在受精卵着床的阶段，受精卵的一部分会长出细微的绒毛，把自己牢牢嵌入子宫壁上。这些绒毛就发育成了胎盘，母体通过胎盘为胎儿输送养分和氧气，并且带走胎儿的废物。

在怀孕第一阶段，胎盘发育成一个高效的化学工厂，这个工厂源源不断地大量供应激素来改变母体的状况以维持怀孕，并且为即将到来的哺乳期做准备。这些激素也维持了生殖器官的健康及胎盘的高效运作。

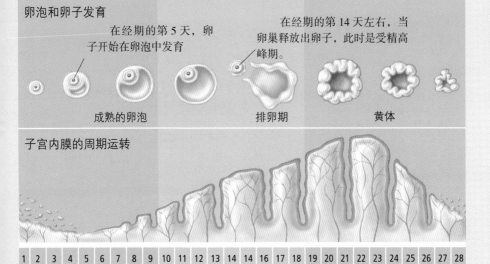

月经周期

卵泡和卵子发育

在经期的第 5 天，卵子开始在卵泡中发育

在经期的第 14 天左右，当卵巢释放出卵子，此时是受精高峰期。

成熟的卵泡　　　　　　排卵期　　　　　黄体

子宫内膜的周期运转

| 1 | 2 | 3 | 4 | 5 | 6 | 7 | 8 | 9 | 10 | 11 | 12 | 13 | 14 | 16 | 17 | 18 | 19 | 20 | 21 | 22 | 23 | 24 | 25 | 26 | 27 | 28 |

经期开始

经期的开始以月经的到来为标志，子宫内膜脱落。雌激素控制着子宫内膜的再造功能。

受孕期

卵巢在排卵之后，在雌激素和孕酮的影响下，子宫内膜会变得更厚且柔软，准备来接纳一颗受精卵。

月经周期结束

如果卵子没有受精，因此雌激素和孕酮水平降低，继而黄体死去，子宫内膜再次脱落。

孕期激素		
名称	作用	对母婴的影响
人绒毛促性腺激素（HCG）	是由绒毛膜分泌的。促使卵巢分泌更多的孕酮，阻止月经的到来，并且维持怀孕状况。维持卵巢在孕期的功能，直到被胎盘所替代。	血液中含量高的时候正好与孕妇作呕反应期相吻合（详见第 25 页）。该激素与孕吐反应可能相关。通过尿检该激素是验证怀孕的一个可靠方法。
人胎盘催乳激素 (hPL)	是由胎盘分泌的，是正常泌乳所必不可少的。	使乳房变大，并且在大约怀孕 5 个月的时候开始分泌初乳。
耻骨松弛激素	可能是由胎盘分泌。通过动物实验发现，它能够软化子宫颈。	可能会对韧带和关节包括骨盆关节有放松作用。
雌激素	是由胎盘产生，母体和婴儿的肾上腺最初也能分泌少量的雌激素。	影响孕期的各个方面。在维持生殖通道、生殖器官及乳房的健康方面尤其重要。
孕酮	跟雌激素产生的方式相同。保持怀孕状态，松弛平滑肌。	影响孕期的各个方面。帮助乳房准备哺乳。放松关节和韧带，且能够影响肠道活动。会引起体温上升。
促黑素胞激素（MSH）	在孕期比平时的含量要高。刺激皮肤产生黑色素。	使得乳头周围的颜色加深，可能会让面部、大腿内侧出现棕褐色的雀斑，腹部中间出现一条棕色的线（详见第 97 页）。

乳房

乳房的变化可能是怀孕最早的征兆之一。大多数平时月经周期是 28 天的女性，在怀孕第 6-8 周的时候（第一次没有正常来的经期的第 2-4 周）会明显感觉到乳房变大。而且变得更加坚挺和敏感，乳晕逐渐扩大，颜色变深，表面皮肤的纹理也变多。常常伴有刺痛感，就是那种突然被针刺的感觉。乳晕上环绕的小丘疹一样的突起(蒙哥马利腺体)会更加明显，且呈粉色。

乳房主要是由数百万微小的乳腺组成的，虽然乳腺管很细小，但是它们都汇聚到乳头。它们受到多种激素的多重影响，

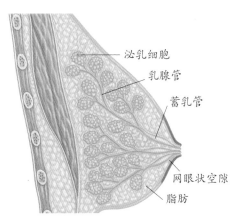

乳房的横截面示意图

泌乳细胞
乳腺管
蓄乳管
网眼状空隙
脂肪

在整个孕期，乳房已经为日后的哺乳做准备，在体内雌激素和孕酮的作用下，泌乳细胞和乳腺管胀大。

如雌激素刺激了乳腺管的生长，而孕酮刺激了腺体的扩张。从孕中期开始你的乳房开始分泌初乳（详见第 221 页）。如果你发现自己有渗乳，可以戴上防溢乳垫。

乳腺生长及乳房变得更大更丰满主要是在怀孕第一阶段完成的。因此，你需要重新选择尺码合适的文胸，你的文胸尺码可能至少大了两个号。在宝宝出生后，你还需要哺乳文胸（详见第 135 页），这需要在分娩前一个月左右就准备好。如果你很好地选择了孕期和哺乳期所用的文胸，当你停止哺乳之后，乳房还会恢复到孕前的形状和坚挺度。有些女性发现她们的乳房在断奶后会变得更小，因为里面原有的脂肪已经转化为泌乳的管道。在怀孕第一个阶段结束的时候，由于体内色素水平的上升，你会发现乳房的最后一个变化，乳头和周围的乳晕的颜色会变深（详见第

98 页），这也是怀孕的另一个特征。

乳头内陷

当你感觉到冷、达到性高潮或哺乳的时候，如果你的乳头还不能突出来的话，这就是乳头扁平或内陷。

你可以在大约怀孕第 15 周之后通过佩戴乳头保护器进行纠正。最初可以佩戴很短的时间，直至孕晚期达到每天佩戴几个小时。还有一种叫做霍夫曼手法的练习也可能有帮助。把食指放在乳晕一侧，向外拉伸乳头。分别把手置于乳晕上下并重复这个动作。在孕期每天做数次这种练习。你一旦开始哺乳，你的宝宝也能帮忙解决问题，但她开始会比较难以吮吸。

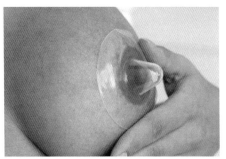

乳头扁平或内陷

在孕期佩戴特殊的塑料乳头纠正器，也叫乳壳，能够帮助松开乳头蜷缩在里面的皮肤，从而使得乳头伸出来。

子宫

孕期的子宫承担着三个主要的任务。它是受精卵置身之所；它为胎儿的发育提供场所；并且在妊娠期满需要它把宝宝驱逐出去。为了达到第二个任务，子宫自身也必须发育和扩张，从而不至于让内部的胎儿越来越受到挤压，并且此时的出口——宫颈仍然具有抗拉伸的能力。

腹部扩张

为了给发育中的胎儿、胎盘及周围的羊水提供充足的空间，子宫的内部容积从最初的大约5毫升扩展到5升。

在孕期的前半段，子宫增重很快，这主要是由于肌肉纤维的大小增加了。最初在雌激素的刺激下，子宫的每一个肌肉细胞都从体积上增加了50倍。随着渐渐扩大，子宫开始压迫你的膀胱，所以你需要更频繁地排尿。但是直到孕期第一阶段结束你可能都觉察不到腰围变粗。

在怀孕中期，子宫扩张的速度有所下降，但是子宫的容积却增长很快。子宫的重量增长了大约20倍，从最初的40克到了孕期结束时的800克。但是直到第16周，子宫开始升至骨盆上方之前，它的扩张一直都不是那么明显。在孕期第36周结束时，子宫的上端已经达到胸骨下侧。当胎儿的头部入盆之后（详见第169页），子宫整体也会向下降一些。

子宫的扩张

在孕期子宫的容积增长了大约1000倍，这样也给其他器官造成了压力。可能导致尿频、心痛、呼吸困难及便秘等等。

横膈膜

胃

肠

子宫

发育中的胎儿

膀胱

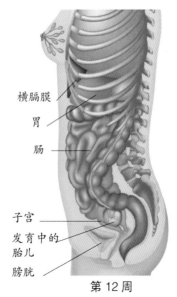

第12周

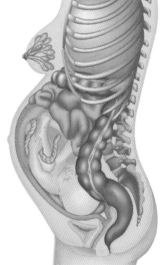

第36周

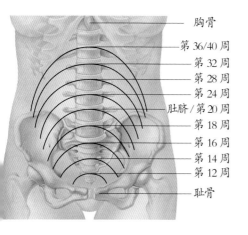

胸骨
第 36/40 周
第 32 周
第 28 周
第 24 周
肚脐/第 20 周
第 18 周
第 16 周
第 14 周
第 12 周
耻骨

子宫上端的高度

可以通过腹部的感受（腹部的压迫感）或通过从耻骨向上测量厘米数来计算。这有时候被用做测算你的孕期时间，也可能会记入你的档案中。

宫缩

子宫肌肉的一个常规特点就是它经历宫缩却很少被感觉到。整个孕期，宫缩都以一种很弱的、历时短暂的方式发生着，你可能都没有注意到，然而当你把手放在腹部，你可能会感觉到肌肉变紧变硬。这种轻微的、无痛的活动也被称作布拉克斯顿·希克（Braston Hicks）宫缩，在整个孕期，大约每 20 分钟就发生一次。这种宫缩非常重要，因为他们确保了子宫内的良好的血液循环，从而使子宫能够正常发育。你可能直到怀孕最后一个月才能感觉到宫缩，而那时的宫缩往往被误以为马上要临产。

直到第 12–14 周，发育中的胎儿很容易就在不断扩大的子宫里建立容身之所，但是之后，子宫和宫颈顶端的会合点开始变得光滑平坦，从而让胎儿享有更大的空间。这部分被称作子宫的下部。子宫颈的上半段的肌肉更加有力且有弹性，下半段包括一个强而紧实的纤维束。这帮助保护子宫颈的扩张，确保直到宝宝准备出生的时候才使得子宫颈张开。

尽管这个纤维束会在孕期最后几周里变软以准备分娩，它对扩张的抗力仍然足以承受布拉克斯顿·希克宫缩。在分娩中，子宫的上半部分宫缩会把胎儿推出母体。

阴道

在怀孕初期，阴道的组织也在发生变化，从而使阴道更容易地扩张，以迎接分娩。肌肉细胞增大，阴道内的黏液薄膜变厚。一个副作用就是阴道的分泌物增多（详见第 152 页），也就意味着你需要用薄的卫生垫。如果分泌物有难闻的或令人恶心的气味，你就需要就医。在孕期一定不要进行灌注清洗。这种分泌物的增加和阴道的扩张带来的一个后果可能是性快感的增加。但是，这对每一位女性都是不一样的，而且在孕期的不同阶段也有不同的感受（详见第 105 页）。

重要器官的功能

你的身体受孕期激素的刺激，在重要的循环系统、呼吸系统及泌尿系统都会产生广泛的变化。在过去，人们通常把母体和胎儿的关系简单理解成为主体和寄生的关系，但是现在我们知道这二者之间的关系是更为复杂的。在怀孕初期，母体会输出多种多样的激素，而且不断增加，对母体本身带来的反应就是不断地提前满足胎儿的需求：通过改变她的重要器官的功能，不断满足宝宝的需求。

血液

一位身高体重中等水平的未孕女性大约有 5 升血液在体内循环。在孕期，血液量增加了大约 1.5 升。血液量从大约第 10 周开始就逐渐增加，在孕期第三阶段达到一个峰值。增加的血液量是为了满足胎儿、乳房及其他关键器官的需求（大约 25% 的血液是供给胎儿），即使是牙龈也获得了更多的血液供给量（详见第 146 页）。

血液中液体部分的增加要比红细胞的增加更多。如果红细胞过分被稀释，在孕期的血检中会出现血红蛋白过低的情况，这就是生理性贫血症。这跟缺铁性贫血是不一样的（详见第 154 页）。对于一位健康的孕妇来说，血液中红细胞的数量是稳定增长的，尤其是当你的饮食中含有充足的铁元素的时候。血液中水分增加的另一个影响就是稀释了钠的水平，这就是为什么你无需在孕期限制盐的摄入量的原因，

除非你有严重的体内积水（详见第 111 页）。

心脏

孕期因为需要把更多的血液送往全身，心脏负担着额外的工作。在孕期第二阶段结束的时候，心脏的工作负担已经增长了 40%。心脏扩充以适应额外的工作量，但是令人吃惊的是，脉搏率几乎跟孕前处于相同水平。增加的供血量很多是直接供给了子宫。

流向肾脏及流经皮肤的血液量也增加，所以你的皮肤表面更加温暖，并且更容易出汗。在孕期第三阶段，当你仰卧的时候，子宫可能对腹部的静脉产生很大的压力。这会导致血压下降，会使你感到头晕乏力。

肺

由于供血增加，相应地需要更多氧气，肺的工作负担也要比平时加重。你要呼吸足够的新鲜氧气，并且多做锻炼，这样就能够使肺部的血液增多。

在孕期第三阶段，子宫开始压迫肺部，你可能会感觉不舒服，发现自己需要做深呼吸。可以采取半支撑的姿势休息，也可以卧床侧躺，试着不要超负荷活动。当宝宝入盆之后，不再对横膈膜产生压力，你会感觉轻松很多。

肾

你的肾要过滤和净化比以前多 50% 的血液。因为肾脏的功能变得更加高效，身体处理尿素和尿酸的速度比以前更快。但是肾有时候不能很好地分辨废物和营养物，所以葡萄糖、矿物和维生素也会被很快地清理出血液，尤其是水溶性维生素 C 及叶酸被清理出血液量的可能性是平时的四五倍之多。这也是为什么要在孕期注意补充维生素和矿物质及叶酸的原因之一（详见第 12 页和第 112 页）。

膀胱有更多的尿液需要排出，而且也受到相邻的子宫扩张的压力，你会发现你排尿更加频繁。尽管这会非常令人烦恼，但也不要因此而控制饮水量。

关节

由于孕期激素的作用，处于关节周围对其起到连接和支撑作用的韧带会更加柔软且有弹性，尤其是在骨盆周围的韧带。在分娩时骨盆的关节可以张开以确保宝宝顺利通过产道。

受到影响的关节包括骶骨关节（在下背部的荐骨及骨盆的会合点），以及耻骨（耻骨前面的会合点）。而孕期羊水的增多可能会导致耻骨的活动更加不便，会有疼痛感。如果你受到这种困扰，可以去咨询医生。

在孕期第 16 周之后，胎儿的重量会向下沉达到骨盆的下端。角度的变化会拉扯肌肉及脊椎下端的韧带，可能会导致背痛。你可以通过一些体位练习及进行一些针对骨盆的练习来改善。

你的腿和脚都可能会疼。保持良好的姿势（详见第 118 页）、定期锻炼、穿带有支撑和按摩功能的鞋子都可以帮助你减轻这种不适（详见第 143 页）。

皮肤

所有孕期的荷尔蒙都会促使皮肤保持更多的水分，这会让皮肤看起来更饱满、柔软，而且更少出油，更不容易长斑点。体内额外的血液循环会让皮肤更加润泽，但是也会产生一些问题。原有的红色斑点会变大，粉刺也会更加严重，你可能会注意到脸上的黑色素沉积更多了。但是，当宝宝出生之后这些症状便会很快消失。

色素沉着

孕期皮肤变得略黑是一个常规特征，尽管不同肤色的人可能变黑的程度有所不同。金发、红发甚至是黑发的女性，只要拥有白皮肤都会发生一点改变，而橄榄肤色的女性会发现她们整个的肤色更深了，像乳头、腹部及阴道周围在分娩之后仍然颜色很深。

通常在怀孕第 14 周左右，乳头和乳晕及腹部中间的深色的妊娠线开始显现。妊娠线大约有 1 厘米宽，从阴毛上方一直延伸到肚脐，或者一直到胸骨。肚脐的颜色也会变得更深，而且在怀孕第三阶段直到怀孕 40 周左右，肚脐会完全变平。在分娩之后恢复到原来的状况。妊娠线在分娩之后也会很快变淡，但是要完全消退，还需要几个月的时候，或者会一直留有痕迹。

身上任何的深棕色的胎记、痣、雀斑或新近的伤疤，尤其是在腹部的，在孕期都可能会加深。而且日晒之后会更加明显，一般在分娩之后很快会恢复正常。有时候会出现雀斑及不规则的斑点（黄褐斑），而且日晒之后会加重（详见第 136 页）。通常会在分娩之后变淡，几个月之后会完全消失。

肤质

孕期皮肤的状况，尤其是面部皮肤，是变干还是变油，是变好还是变坏，这是无法预估的。较高的激素水平会对皮肤产生很多影响，正如体内更多的血液循环给皮肤带来的影响一样。体内孕酮会刺激皮脂的分泌，从而使得皮肤变得更油一些。激素水平的波动会导致色斑的出现，不仅

在面部，也会出现在背上。体内水分的增多会让面部变得臃肿虚胖，这是非常令人讨厌的（详见第 136 页），但是也会因脸型而异。尽管如此，这些变化都是正常现象，都会在宝宝出生后自然消失。

裂纹

在许多情况下，皮肤都可能会出现拉裂纹。首先是在青春期快速发育的时候；其次是无论何时，我们在短期大量增重的时候；然后就是孕期。根本的原因都是一致的，皮肤的胶原蛋白被撕裂了。胶原蛋白是皮肤的基本"框架"，由其组成的充满弹力的组织使得皮肤能够随着活动而拉伸或发生一些形状的变化。孕期的这些特征都是由于血液中的性激素的高水平所致。这些激素所带来的影响之一就是损坏或移走皮肤中的蛋白质，因而会扰乱胶原蛋白层的作用，从而使某些地方的皮肤变薄而脆弱。于是就出现了裂纹。

随着体重的增加，当皮肤下面的胶原蛋白层被脂肪拉伸到极限，就会出现裂纹。

在孕期，这些裂纹会出现在胸部、腹部及大腿和臀部。在孕期会带点淡粉色，但是分娩之后，它们会萎缩，在大约 9 个月之后，颜色会变白（详见第 150 页）。

头发和指甲

头发和指甲都是由同一种物质——角蛋白组成,你可能会发现头发和手指甲发生了一些变化,也可能没什么变化(详见第 136 页)。

头发的变化

怀孕会对头发产生一种难以预测的较大的影响。许多女性的头发会变得更茂盛且有光泽,也有些女性的头发会变得干枯油腻。甚至体毛也会变得略微明显一些。

多数女性的头发变得更容易出油,尤其是在孕晚期,这是因为血液中高水平的孕酮刺激了头皮的皮脂腺。

如果你的头发一直比较正常,你可能会发现在孕期头发的情况不再像以前一样。因为这种不可预知性,孕期不适合染发或冷烫。

孕期头发变得更加浓密和强韧的一个原因是激素的变化使得 90% 以上的头发同时处于生长期(通常只有 90% 的头发在生长,其他的在休眠)。

分娩后不久,你就开始正常掉头发,但不是因为孕期的关系,而是先大量地掉发为长新发作准备。大约在未来的 18 个月内,你都会掉发,有时候会令人担忧,但是请放心,你的头发还是会恢复原来的状况的。你的体毛也会进入生长期,在数量上和强韧度上都会增加。

指甲的变化

指甲会容易撕裂且易断,这是孕妇面临的另一个问题。可以用橡胶手套和护手霜来保护你的指甲。在分娩之后,都会恢复正常。而那些在孕期指甲比较强韧且有光泽的女性,在分娩后可能会变得易碎。

牙齿和牙龈

过去的说法是,在孕期宝宝吸走了妈妈牙齿中的很多钙质,因此许多孕妇的牙齿会比平时更加敏感。其实,这种说法是不对的,因为不可能从牙齿中抽走钙质。尽管如此,孕期高水平的孕酮会让牙龈边缘变软且有弹性,从而更容易被感染(详见第 146 页)。你一定要更加注意口腔卫生,避免进食容易引起牙齿问题的太甜的食物。当你发现怀孕时就应该去见牙科医生,并且定期做检查。一定要告诉你的牙科医生你已经怀孕,这样你在孕期和生产后的一年内的检查都是免费的。但是要避免做 X 光检查。

8 心理的变化

从心理上讲，在孕期的主要任务就是迎接宝宝的降临。尽管男人和女人同样都面临这个挑战，但是具体的影响却不尽相同。你感受到的任何心理上的混乱都是一股积极的力量，会推动你度过这个调整期，帮你从心理上为宝宝的到来做好准备。有时候心理上的不适并不意味着你不对，而认为有了宝宝就皆大欢喜却是不对的。最好的办法是去敞开心扉接受你的各种感受。如果你们互相坦诚相待，你会澄清你的想法，并且在孕期做好随时进行沟通交流的准备。

自我形象

身材的变化会让你对自己感到很陌生。你可能也会担心是不是增重太多，看上去太胖，在孕期甚至在产后外形都会失去魅力。

试着对你的形体上的改变持有积极态度。可以突出丰满的胸部及腹部曲线的美。对于男性和女性来说，孕期的身材都是极富吸引力的，而且孕期的女性有着独特的美感。此时，你对自身形象的感受是非常重要的。对你越来越突出的曲线和孕育生命充满自豪感，这会让你更加积极地面对你的身材，会鼓励你去很好地注意自己的外形（详见第132-137页），吃得更好，保持健康的状态（详见第118-131页）。

激素对情绪的影响

情绪的变动很大程度上是由于体内激素发生重大变化的影响，所以无需为此感到内疚。孕期情绪的大起大落几乎令所有孕妇感到情感脆弱，容易哭泣且感到慌乱。这些都是很正常的，因为你比平时更难以控制自己的情绪。即使是在孕期最为积极的阶段，你也可能会感觉到一些困惑。只要你明白情绪低落是正常的，你就会感觉好些，而且让坏情绪过去的快些。不要过分纠结，积极应对眼下的情况。

你的身材正在发生改变

你应该感到自信且为自己丰满的身材而自豪：可以把这视作对生命的一次再认识。

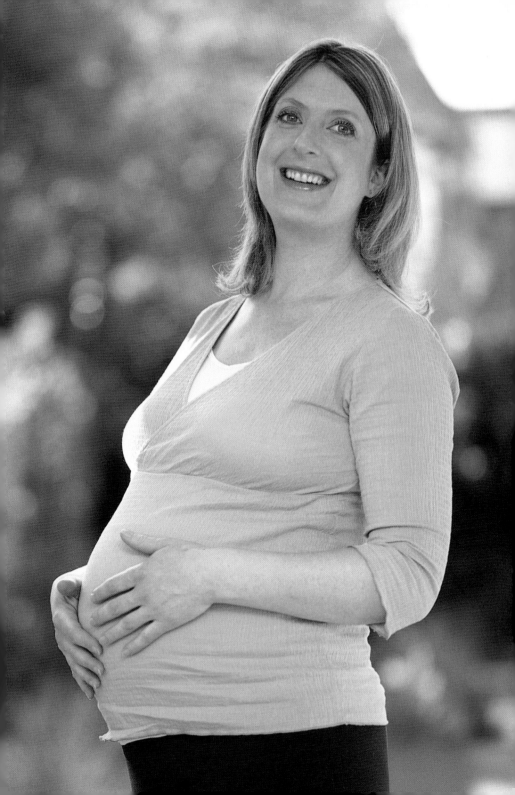

夫妻间的感觉

从单身到为人父母是你经历的最大的改变之一；女人成为母亲之后会改变很多，一位父亲跟以前也不一样。两个人一起慢慢进入父母的角色是一件非常积极和令人满足的过程，但是你也会发现这将是一项极为艰苦的工作。

对你们夫妻来讲，在孕期会经历很多起起落落。做好准备去接受这些情况，并且为此付出时间和耐心。如果你们的夫妻关系融洽，有一件事情你肯定会感觉到，那就是，怀孕是夫妻关系的黏合剂。如果可能，试着在孕期第4个月到第7个月（这个阶段多数孕妇会感觉很舒适）的

时候一起出去过周末或者度假，可以借此机会交流你的感受，并且帮你们展望令人期待的未来。

在怀孕初期，你们关系的加固可能会有些幽闭的感觉，直到你习惯了就好。如果你在最初就能以比较开放的态度谈论与怀孕相关的事情，并且都能够站在对方的角度上看问题，这将是非常好的。

现在，很多夫妻向对方提出一些不同寻常的要求，并以此来检验对方的忠诚度，对于一些小委屈和不满一定要现实面对，可以尽快地指出来，并且向对方解释。即将为人父母，有时候会令人感到紧张，但是如果两个人坦诚相待，多加交流，就会消除这种紧张。如果双方都对彼此大度一些，摩擦和冲突就会减少很多。

俩人都进入了新角色，不免会开始评价对方。你可能会对理想中的父母角色有着自己的想象和憧憬，并且以这个标准去衡量对方。不要对对方太多苛刻，多理解、体谅一下，并且换位思考，如果对方也这样来看待你，你会怎样？

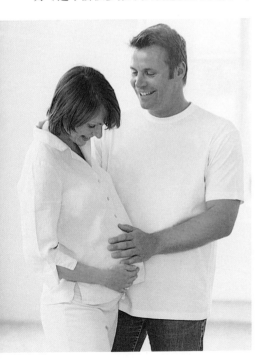

亲密感增强

怀孕这种特殊的联系纽带会让夫妻更加亲密，并且使夫妻关系更好。

做一位积极的父亲

在生宝宝这种人生的重大事件中，每一位父亲都应该担当一种更为积极的角色。你也需要感觉到你真的也做了一些事情，或者是做得更好，这是俩人共同迈出的关键的一步。

从开始就积极参与

成为父亲并不是从宝宝出生的时候开始的：你需要从怀孕之初就参与其中，去理解并体会妻子的身体发生了什么变化，去体谅她在身体上和心理上所经受的压力。例如，几乎所有的孕妇在首次产检的时候都有老公陪伴。

最佳的做法是时刻关注妻子的需求，力所能及地照顾她，并且密切关注她的事情。做父亲常常意味着要努力工作及承担很多责任，并且要付出大量的时间，但是回报给你的却是无尽的欢乐、满足感和幸福。在孕期，分娩时及宝宝出生后，妻子都需要你的鼓励和支持。如果她从你这里得不到这些，就会感到孤独，这对她很不利，对你们的宝宝也不利。

有些准爸爸会嫉妒妻子能够与宝宝的成长紧密相连。如果她总是喜欢跟自己的闺密分享怀孕的感受，你可能会有被冷落的感觉。

如果你发现你总是低估她的需要，那么换位思考一下。在这个时候尤其需要理智，去倾听她、同情她并鼓励她。她肯定会从中受益且有所回馈，会认可对你作为爱人和孩子的父亲的角色。

你们需要彼此

夫妻二人互相依赖的关系实际做起来并不容易，而且传统的男性为主的观念也非常不利于此。如果个性太强或者太过沉默寡言的人很难积极参与其中的父亲角色。可以观摩别的父母的做法，你还是需要学习进入父亲的角色。

其实，父亲和母亲在为人父母的起点上都是一样的无知，知道这点可能就会帮你树立信心，所以，不必羞涩，积极参与。并且要记住，作为父母，并没有一种所谓的正确和错误的方式，但是你可以跟孩子一起成长，只要足够关心，允许犯错，并且花足够的时间去陪伴家人就可以了。所有这些都会帮你成为一个更合格的父亲。

特别的担心

几乎所有的准父母，尤其是准妈妈们都会为宝宝的到来而感到担忧，尤其是在怀孕后期。分娩在即，很自然地会担心宝宝是否会有某种缺陷，你是否能当一个称职的母亲，你是否会出一些失误，例如是不是不小心会摔着宝宝，你是否能够应付日复一日的照顾。所有这些感觉都是非常

自然的，多数女性都会存有。如果你知道会存在这些忧虑，但是依然充满期待，这将会帮助你消除担忧。

孕期可能会做一些让人烦扰的梦，你可能会梦到虐待你的宝宝或者对他照料不当。你也可能梦到失去宝宝或流产了。这些梦表示在你的心里有一些恐惧，但这是

合情合理的，只是你在醒着的时候没有准备好去面对这些恐惧。

做梦也有好处

可以把梦当做是焦虑的一种释放。梦到伤害宝宝并不意味着你真的想去伤害他，这是一种正常的征兆，说明你想尽最大努力去照料宝宝。

孕妇到了孕期的某个阶段都会特别担心宝宝的问题。会梦到失去了宝宝或者难产，这些梦在现实中可能没有任何根据。更像是宝宝从子宫里离开的象征。梦到宝宝死去说明你非常担心宝宝的健康状况，担心他是否完全正常。这可能是大脑表达

你的感觉的一种方式而已，这些感觉可能是你无法处理甚至无法感知的。

对分娩的担心

所有的孕妇都会担心她们在分娩过程中的表现。会不会太痛？自己会不会叫喊？是否会对内脏或膀胱失去控制？这些担心都是正常的，而且你可能会被自己真正分娩时的镇定而惊讶，但是多数人会在分娩中做出一些状况。记住，助产士和医生都有充足的经验，你的任何做法都不会让她们感到窘迫或吃惊。

孕期性生活

我采访过的大多数女性在谈及孕期性生活的时候，普通反映她们的感觉比以前更好。可能是由于孕期体内存在高水平的激素，使得她们比以往更容易被刺激并更快地进入性高潮。在孕期她们身体的许多部位，像乳房、乳头及会阴部（详见第95页）都会更加敏感，因为这些性器官在孕期高度发育，能够更好地感受到性刺激。而且完全不用担心避孕的问题，会更加放松。

但是在怀孕第一阶段和第三阶段，可能会出现一些性欲降低的情况。这可能是由于孕初期激素活动的激增，导致恶心以及乏力，而孕后期是由于身体负担过大而

导致的。即使你不想做爱，实际上也有很多夫妇在孕期不做爱，也可以探索其他的方式来爱抚对方并给予性快感。

孕期为什么不能充分享受性生活呢？不存在任何医学上的原因，因为子宫被黏液密封得很好。

你可以随时做爱，只要动作不要太剧烈就可以，无需避免性爱（详见下面的表格），因为这没有任何医学依据。性爱对你的身体有益，因为性高潮会锻炼子宫的肌肉，尽管这在孕晚期可能刺激宫缩，但也仅仅是几分钟就会消退。性爱帮你更好地了解骨盆的括约肌的活动。

性爱姿势

随着孕期的进展，你会发现传统的姿势越来越难以达到，且不舒服，可以选择其他的做爱姿势。侧身姿势通常会更舒适，因为你的腹部没有承受任何来自对方的体重压力。坐姿在孕后期也是非常好的一种姿势，这会让你很容易调整姿势，而且始终能看到对方的脸，能够很好地获得亲密感。

性爱会伤害到胎儿吗？

你的宝宝会没事的。性爱不会引起宝宝感染，因为他周围充满了羊水，被很安全地包裹着。性爱也不会挤压到宝宝。羊膜囊（详见第81页）是一个非常理想的隔垫，宝宝即使是撞上了母体的子宫，也不会导致流产。

如果真流产了，也是因为别的原因，跟性生活没有关系。同样，你不会因为简单地性爱的刺激就会开始分娩。

其他的性爱方式

如果你感觉到有性欲，但又不想做爱，你和对方可以探索其他的性爱方式，例如抚摸、吻对方、按摩及手淫和口交等等。

什么时候不能做爱

- 如果阴道出血，立即咨询你的医生，并且不要做爱。这个问题可能并不严重，但是医生需要判断是否是胎盘前置（详见第156页）或流产的征兆。

- 如果你曾经有过流产史，咨询你的医生或去看产科医生。医生可能会建议你在怀孕早期彻底禁欲，直到怀孕进入稳定期再考虑。

- 如果阴道分泌物异常（详见第171页）或出现破水，就存在被感染的风险。

- 你是不是胎盘前置的情况。

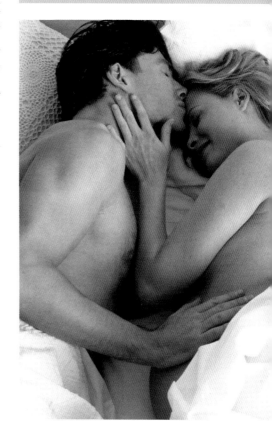

9 健康与营养

为了确保你的宝宝在一个健康的环境下长大，保持你的身体健康并合理摄入营养物质，这一点是非常重要的。你并不一定需要为孕期准备一份特别食谱，但是饮食多样化且选择恰当的食物却是必要的，应选择那些富含所需营养物质的食物。如果你的饮食存在问题，不仅会影响你的健康，也会影响你的怀孕状况及为宝宝供氧的状况。你也需要了解到尼古丁、酒精，以及药品对宝宝的发育和健康是十分有害的。

体重增长

跟以前相比，现在人们认为在孕期需要增加更多的体重才够健康。女性在孕期体重增长也各不相同；一般会增长千克9-14千克，在孕期第24周到32周之间，体重增长很快。你的子宫里除了宝宝、胎盘和羊水也占了体重增加的一半以上。你也会产生更多的血液（详见第96页），而且你也需要储存脂肪为日后哺乳做准备。

我并不是想鼓励任何人都去增加额外的体重，你也不要抱有"吃两个人的饭"的思想，但是孕期也不要节食。饮食均衡且多样才是更为重要的。一项英国研究表明，那些摄入热量、维生素、矿物质达不到推荐水平的孕妇容易生出低体重儿。

从另一方面讲，如果孕妇的体重增长相对较高（但也不是极度肥胖的情况），宝宝出生时的体重较重的话，发生宝宝身体和精神缺陷、流产及死产的概率就低。而且分娩的耗时长短与子宫在孕期发育的方式有着直接的关系，也跟孕妇的营养摄入是否充分有关。

合理饮食

摄入足量的新鲜水果和蔬菜，而且均衡饮食会让你保持健康，也能让宝宝健康发育。

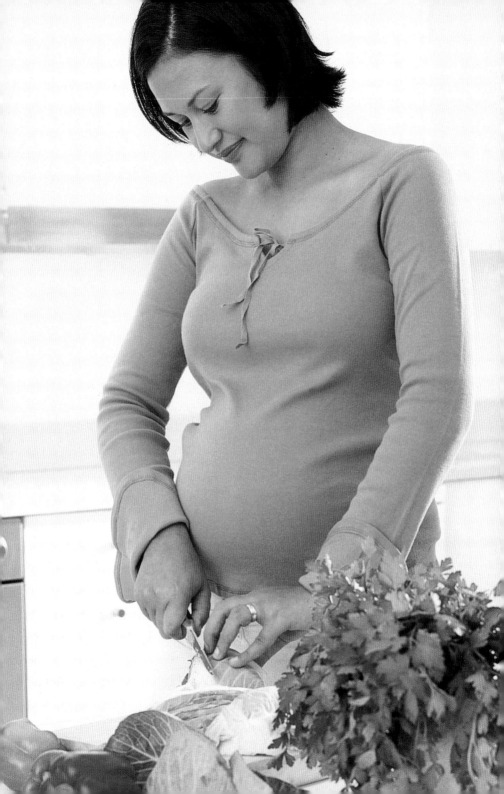

对增重的认识

　　如果你在孕期变得很丰满，你可能发现你的大腿和上臂会堆积很多脂肪。有时候产后也很难减掉，这就会令人很不爽，以下是帮你合理控制体重增长的一些建议。

- 如果你一直对自己的体重不满，而且一直试图控制体重，当你知道自己怀孕之后会很容易过度饮食。在怀孕初期仔细注意饮食，在第一阶段即使有时候会恶心，但由于胃口肯定会大增，所以注意不要过度饮食。

- 在孕后期饮食要规律、有营养、少量多餐。这样你在两顿正餐之间就不会感到饥饿。

- 无论是在家还是在工作中，都可以准备一些有营养的零食——奶酪、肉和干果。避免高热量低营养的食品，例如糖果、薯片和泡沫饮料。

- 无论是准备正餐还是零食，都可以遵循这个简单原则：吃未经深加工的食品，包括各种粗粮；宁吃烤的，不吃油炸的；吃含有天然甜味素的食品。

- 不要总是用吃来取悦自己。如果因为怀孕和面临分娩而打乱了原来的生活爱好，可以尝试多多散步或者做一些像拼字游戏等活动来填满你的日程。

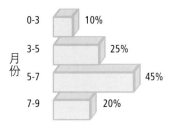

体重增长比例

　　这是孕期某个时段体重增长的一个大体的指导

你的体重增长

　　如今，医生考虑更多是确保多数孕妇的体重增长至少达到 11 千克，而不是强调限制增重。如果你按照实际需要去吃，体重增长通常会比较自然且可以预料。你可能会发现几乎是从确认怀孕之时（怀孕第 6 到第 8 周）体重就开始增长，身材就开始变化。

体重增长过多

　　尽管并没有一个理想的增重范围，体重增长过多也不是一个理想状态。过胖会导致很多问题：孕期心脏的工作量已经比平时大很多了，过胖又会给心脏产生额外负担；过胖会导致剖宫产的可能性升高。如果你真的超重，而且一直在试着减肥，但是当决定要宝宝的时候就应该停止节食。除非你的医生认为你太过肥胖，当你计划怀孕及怀孕之后，要仔细选择饮食，但是在停止哺乳之前一定不要采取极端的减肥措施。

该吃什么

有很多孕妇日常食谱，都是列着很长的清单，而且需要仔细准备，精心制作，完全没有考虑到多数孕妇还是很忙的，也不会总是在家里吃饭。与其去为精确的比例或清单烦恼，不如花时间了解你为什么需要特定的食物和营养，从而制订出你自己的健康饮食计划。如果你还存在恶心的症状，你可能需要规划什么时候准备饭菜。

你的食欲会增加，到怀孕第 4 个月的时候，你可能会整天都觉得饿。这是很自然的现象，这样会确保你自己和宝宝有充足的营养供给。但这并不意味着你是"一人吃两人的饭"。你所需的能量仅仅增加了 15% 左右，也就是每天多了 200 卡路里 –300 卡路里。

你所吃的每一口食物都应该对你自己和宝宝有益。如果你在怀孕前就吃得很好，你就足够健康，能够应对可能发生的恶心、呕吐的阶段（详见第 148 页）。随着孕期的推进，可以试着少量多餐，这样会更有利于消化。

在孕期，肠道的蠕动会减慢，所以胃的清空需要更长时间，任何时候都不要让胃的负担太重。在孕后期，宝宝的不断增大会把胃顶上去，从而限制了胃的容量，所以，更要建议少量多餐，这样会比较舒服一些。准备一些健康的零食，像干果和新鲜水果等。

孕期禁忌的食品

总的原则是，选择有营养价值高的食物，而且加工得越少越好。尽量选择新鲜、天然且完整的食品。

当你选择饮食的时候，记住以下几点：

- 不要选择含有防腐剂和色素及大量化学物质的袋装食品。
- 纯面粉食品或含糖低营养高热量的食品。查看一下袋装食品的包装上的配料表，你可能会惊奇地发现，原来那么多的食品其实都是含糖的！
- 甜味气泡饮料，即使热量很低，但是对你不利。它们含有很少的营养，却可能含有有害的添加物。
- 浓咖啡和茶会严重影响消化系统。茶和咖啡里的咖啡因（也存在与可乐和巧克力里面）是一种兴奋剂，应该避免摄入。茶里的单宁会阻碍铁的吸收，所以可以用其他的花草茶代替。

- 有些食品可能会含有有害的细菌，应该在孕期避免食用：小块软乳酪（含有利斯塔氏菌）、生鸡蛋（沙门氏菌）。
- 现在，一般建议在孕期避免进食肝脏和肝脏制品，因为维生素 A 的含量太高，可能会对宝宝不利。
- 避免进食未做熟的肉类、未经高温消毒的羊奶及羊奶制品。它们可能含有一种叫做刚地弓形虫的寄生虫，对胎儿有极大的危害。
- 避免进食生鱼，尤其是贝类，不要进食鲨鱼、旗鱼或枪鱼，这些鱼类的汞含量明显高于其他鱼类。
- 把水果和蔬菜彻底清洗干净之后再吃或者再烹制。
- 有些霉菌会产生有毒物质，所以不要吃发霉的食品。只是把发霉的部分去掉也是远远不够的，因为有毒物质会侵入其他部分，即使通过加工也不能破坏霉菌的作用。

孕期需要的关键营养

你无需比孕前吃得更多，但是你应该选择所吃食物中所含的营养。

蛋白质

在孕期，你所需的蛋白质比孕前多了30%。你每天的蛋白质需求量从 45 克 –60 克增长到 75 克 –100 克，具体取决于你的活动量。蛋白质存在于动物产品内——肉、乳制品、鱼、禽类和蛋类，以及像豆类、豌豆、扁豆、酵母、种子和坚果等植物性产品。

热量

在孕期每天所需的热量比孕前多 200 卡路里 –300 卡路里。如果你饮食多样化且平衡化，你就能够获取足够的热量。并不需要过分精细地计算卡路里，对多数女性来说，根本无暇顾及。

纤维和水分

随着孕期推进，你很有可能会出现便秘（详见第 146 页）。你可以多摄入一些粗纤维帮助肠道通畅。新鲜水果和蔬菜、粗粮、全麦、豌豆及豆类都是富含纤维的食品，应该每天都要适量地摄入。

孕期体内的血液比平时多出 50%，所以你需要提高饮水量。水是最好的饮料，果汁也不错。充分饮水也对避免尿道感染有所帮助。如果你的手脚肿胀，也不要立即控制饮水量，因为这种水分滞留跟饮水量没有绝对的关系。

素食主义者的食谱

如果你是素食主义者，只要饮食均衡，也能够摄入充足量的蛋白质、维生素和矿物质。素食存在很多植物性的蛋白质，所以只要饮食多样化，你就能够获取所有必需的氨基酸（体内产生蛋白质所需的材料）。例如，如果你食用谷类、大米或玉米，可以混合干豆、干果或豌豆一起食用。如果你的主食包括新鲜蔬菜，可以添加一些芝麻、果仁或蘑菇来补充氨基酸。其实很少有人饮食太过单调。在每一种素食搭配中，铁的含量相对较少，即使是绿叶蔬菜、豆类中也含有一些铁，但是有些食物中含有一些物质会阻碍人体对铁的吸收，所以，素食者应该注意多吃含铁的食品。

纯素饮食

那些不吃任何乳制品的孕妇（纯素饮食者）需要确保她们的饮食中含有充足的钙、维生素 D（或者充分晒太阳）及核黄素。最难的问题是如何保证摄入充足的维生素 B_{12}，因为它唯一的来源是动物食品，虽然需求量非常少，但是只要缺乏它就会引起某种贫血症。你可以咨询医生如何摄入合成的维生素 B_{12}。

维生素

　　蔬菜和水果是许多维生素和矿物质的优质来源。许多水果和蔬菜中富含维生素C，以及维生素A、B、E、矿物质和叶酸等饮食中所需的营养素。维生素如果暴露在光和空气中，以及遇热会被迅速破坏，并且有许多并不能被身体所储存，所以你需要每天都要摄入。绿叶蔬菜、黄色或红色蔬菜及水果会提供维生素A、E、B₆、铁、锌与镁。可以多吃花椰菜、菠菜、西洋菜、胡萝卜、西红柿、香蕉、杏及樱桃等。

　　像西洋菜中富含许多种维生素的蔬菜都是不错的选择。其他的蔬菜可能富含维生素和矿物质，以及纤维素。保持体内的铁及钙的水平是尤其重要的，这样才能支持你的宝宝健康发育。许多B族维生素只存在于肉类中，所以素食者必须确保充足的摄入量。如果你不吃奶制品，你可能需要补充维生素B₁₂片剂，但是需要去咨询你的医生。过量摄入维生素是有毒的，所以一定要在医生的指导下补充。

叶酸

　　这是制造血红细胞所必不可少的物质，对宝宝的发育起到非常重要的作用，尤其是在孕期的前12周。叶酸对神经系统的发育至关重要，研究表明，在怀孕前3个月及怀孕后前12周内补充叶酸会显著降低胎儿发生像脊柱裂等神经管缺陷的概率。如果你在孕前没有吃叶酸，在得知怀孕之时马上开始吃。叶酸可以以片剂的形式存在，也存在于谷类、面包及绿叶蔬菜里。

矿物质

　　一份多样化的健康饮食能够为你提供充足的矿物质及各种微量元素，这些成分能够帮助身体的各项机能正常运行，但是身体本身又不能产生。尤其是大量的铁和钙，是宝宝发育所必备的物质。维持原来的盐摄入量，因为体液的增加会稀释多余的量。

你的营养状况存在风险吗？

　　如果你存在以下的任何情况，就需要在孕期特别注意饮食，并且几乎一定需要补充片剂来维持你的健康及宝宝的健康。

- 你对一些主要食品过敏，例如牛奶或小麦。
- 在怀孕之前，你的体重曾迅速下降、体重偏低或饮食单调不均衡。
- 你近期曾经历过流产或死产，或你的孩子们年龄间隔很小。
- 你喜欢喝酒或抽烟。
- 你患有慢性疾病，需要长期服药。
- 你还处于青春发育期就怀孕了。
- 你怀的是多胞胎。
- 你的工作非常繁重，或者压力很大。

铁和锌

身体需要铁来制造血红蛋白（血红细胞中的输送氧气的成分）。当你怀孕的时候，铁的摄入量不仅要充分（详见反面）还要持续。因为孕期体内血液增多，而且宝宝对铁的持续需求，所以你需要摄入更多的铁。此外，需要维生素 C 来促进铁的吸收。

铁能够阻碍身体对锌的吸收，而锌对宝宝的大脑及神经系统的发育非常关键，所以你需要摄入富含锌的食品，如鱼类和麦芽等。

孕期所需的维生素和矿物质

名称	食物来源	作用
维生素 A（维 A）	全脂牛奶、黄油、奶酪、蛋黄、鱼油、绿色及黄色水果和蔬菜。	增进抵抗力，对视力有益，是牙齿、头发和指甲生长的必须物质，对甲状腺的发育和形成非常重要。
维生素 B_1（硫胺）	全麦、坚果、豆类、酵母、麦芽，但过度烹调会导致流失。	帮助消化，保持肠胃健康，备孕期、孕育及哺乳期都需要。
维生素 B_2（核黄素）	酵母、麦芽、全麦、绿色蔬菜、牛奶、鸡蛋，但如果在阳光下曝晒会失效。	帮助分解所有的食物，保护眼睛和皮肤，尤其是在怀孕初期对胚胎的正常发育非常重要。
烟酸（B_3）	酵母、全麦、麦芽、绿叶蔬菜、鱼油、蛋类、奶类。	是形成脑细胞的基础，可抵御传染及预防牙龈出血。
泛酸（B_5）	蛋类、麦麸、全麦、奶酪。	维持所有生殖功能的正常运转，维持血红细胞。
维生素 B_6（B_6）	酵母、全麦、麦芽、蘑菇、马铃薯、香蕉、糖浆、干菜。	帮助人体消化产生对抗疾病的抗体所需的脂肪及脂肪酸；如果缺乏就会导致神经系统疾病及贫血症。
维生素 B_{12}（氰钴维生素）	酵母、麦芽、全麦、奶类、大豆、鱼类、酵母提取物。	是健康的血红细胞生成所必备的物质，是宝宝中枢神经系统发育所必需的。
叶酸（一种B族维生素）	生的绿叶蔬菜、胡桃。	是血液形成的基础，帮助预防像脊柱裂等神经管缺陷；是中枢神经系统所必需的物质。

钙

在怀孕第 4 到 6 周，胎儿的骨骼开始形成，所以当你准备受孕及怀孕之后都需要充足的钙质。乳制品、绿叶蔬菜、花椰菜和带有软质可食骨头的鱼（例如沙丁鱼）都含有丰富的钙质。如果你不吃乳制品，你可能需要补充钙片。此外，钙的吸收需要维生素 D，所以每天要多吃鸡蛋或奶酪。

名称	食物来源	作用
维生素 C (抗坏血酸维生素)	橘类水果、新鲜水果、西红柿、红色 / 绿色及黄色蔬菜——易被过度烹调而破坏。	帮助抵抗感染，形成一个强韧的胎盘，帮助肠道对铁的吸收，也是体内一种有效的麻药，对于伤口的愈合和修补至关重要。需求量在不同情况下有所不同，在感染、发烧及紧张的情况下，消耗了大量的维生素 C，所以需要增加摄入量。
维生素 D （钙化醇）	全脂牛奶、鱼油、黄油、蛋黄——晒太阳能够激活皮肤里的胆固醇转化为维生素 D。	促进肠道对钙的吸收，帮助血液和组织中的钙质转化为骨骼细胞。
维生素 E	麦芽及多数食物都含有。	是维持细胞膜的健康状况所必需的，也有助于保护特定的脂肪酸。
维生素 K	提取绿叶蔬菜，并通过肠道细菌的加工而成。	帮助凝血。
钙	牛奶、硬质奶酪，完整的小鱼、胡桃、瓜子、绿叶蔬菜。	对骨骼和牙齿的形成至关重要，尤其是在宝宝最初的几个月牙齿发育的阶段。
铁	肾脏、贝类、蛋黄、红肉、糖浆、杏、扁豆、葡萄干、西梅干。	是血红细胞的形成所必需的。可以通过喝橙汁来提高对铁的吸收。
锌	麦麸、蛋类、坚果、洋葱、贝类、葵花籽、麦芽、全麦。	帮助许多酶类（体内监督化学反应的特殊蛋白质）和蛋白质的产生，确保肝脏中储存的维生素 A 释放到血液里。

常备零食

西红柿非常有营养，所以一定要纳入日常饮食中。一个西红柿含有大约 3 克蛋白质、钙质、铁、维生素 B_1、核黄素以及烟酸，而所含维生素 C 的量是苹果的 7 倍。西红柿最好是带皮吃，剥掉皮就失去了粗纤维、大部分的蛋白质、许多维生素及一半的铁。

另一种很好的食物就是牛奶；它很方便食用，是一种廉价的蛋白质来源，并且提供了钙的同时也提供了维生素 A 和 D。脱脂和半脱脂牛奶含有跟全脂牛奶一样多的钙，只是热量低了。如果你不喜欢直接喝牛奶，可以在制作谷物食品、做汤、酱汁时加入牛奶，也可以吃奶酪（两小块切达干酪就相当于一小杯牛奶）或酸奶。如果你对牛奶过敏，就选用别的含有相应营养的食物来替代，尤其是含钙的食物（详见第 113 页）。

从本章中列出的食物来看，几种食物就涵盖了你和宝宝的健康所需的大部分营养。如果每日进食以下食品就能满足日常需要：牛奶或酸奶、鸡蛋、鱼、瘦肉、发酵食品、硬乳酪、全麦食品（黑面包、面食或米饭），新鲜水果和蔬菜、果汁、坚果、干果。黑巧克力富含铁，也是一种不错的食品。

晨吐和饮食

在孕期前 3 个月，那些有晨吐反应的孕妇在晨吐的同时也会感到饥饿，这很具有讽刺性。进食能够缓解呕吐症状，尽管很快又会再次想吐。为了对抗这种反应，许多女性发现可以通过少量多餐且避免刺激性食物（通常是油腻辛辣的食品）和气味（吸烟，油炸食品）就能够帮助度过艰难的几周。尽管称作晨吐，但是恶心呕吐会在一天中的任何时间发生，甚至在夜晚也会发生。找出你的"最佳"时间，合理安排进餐时间。

进食更多的淀粉类食品会减轻这种恶心的感觉。但是，与其吃蛋糕和饼干，不如选择存在更有营养的碳水化合物的食物，全麦面包、米饭及土豆等。下面是许多可在家或工作时常备的零食：

- 全麦面包片。
- 全麦面包乳酪三明治。
- 坚果和葡萄干。
- 杏干。
- 水果蛋糕（全麦面粉添加麦芽制作的为佳）。
- 苹果。
- 牛奶或奶酪。
- 新鲜蔬菜，如卷心菜、芹菜、嫩豆、豌豆、西红柿。
- 新鲜果汁。
- 加入柠檬片的碳酸水。
- 柠檬或酸橙。
- 甜味薄荷（可以慢慢吸食）。
- 加入麦麸、椰果和苹果的牛奶。
- 原味酸奶加入蜂蜜。
- 水果沙拉。
- 花草茶，尤其是薄荷茶。
- 软而多汁的水果，如梨、桃子、李子等。
- 用脱脂牛奶做的奶昔。

有害物质

　　如果你平时有抽烟或喝酒的习惯，为了保护你未出生的宝宝的健康，最好在准备怀孕之前就改变习惯。你也需要格外注意卫生，尤其是当你接触生肉及清理宠物垃圾的时候。生肉和猫的粪便中含有一种寄生虫叫做弓形虫，会对胎儿造成伤害。

吸烟

- 吸烟时吸入的化学物质会阻碍胎儿身体和大脑细胞的形成，从而限制胚胎的发育。尼古丁会导致血管收缩，从而降低流向胎盘的供血量，干扰胎儿的营养供给。

- 吸烟者血液中的一氧化碳水平要比其他人高，而她的胎儿的血液也是如此。一氧化碳跟毒药有异曲同工之处，都会降低血液运送的氧气。胎儿血液中一氧化碳的含量越高，她在出生时的体重就越轻。吸烟妈妈的宝宝在出生时比不吸烟妈妈的宝宝的体重轻大约200克，低体重儿可能会存在各种问题且不容易存活。吸烟者怀孕早产的几率比其他人高两倍。

- 研究表明，吸烟者的宝宝更容易出现各种先天畸形，尤其是唇腭裂、兔唇及中枢神经系统缺陷。对于重烟民来说，这种风险会加倍。

- 吸烟者怀孕流产和死产的比率是平常人的两倍，部分原因是由于吸烟极大地提高了胎盘剥离的风险（详见第156页），另一部分原因是吸烟者的胎盘更薄。

- 妈妈吸烟的新生儿夭折的情况比较常见。那些在怀孕第四个月之后仍然吸烟的妈妈，她们的宝宝夭折的风险提高了大约1/3。

- 孕期女性吸烟的影响会持续到宝宝出生后很长一段时间，那些生活在吸烟环境里的孩子在很多方面都不如其他孩子健康。

- 宝宝在出生后第一年内接触吸烟者对于患支气管炎及猝死症有相当大的风险。

吸烟和怀孕

　　以下是关于吸烟和怀孕的一些注意事项。

- 至少在怀孕前3个月停止吸烟，夫妻双方都应该如此。

- 如果你觉得嘴巴里需要一些东西，就嚼无糖口香糖吧。

- 如果你在孕期仍然吸烟，会危害你未出生的宝宝，容易流产或者生出低体重的宝宝，会导致抵抗力很差。

- 每天吸烟超过20根的男性的孩子比不吸烟者的孩子有更高的患癌症的风险。吸烟会伤害精子，所以准备要宝宝的男性应该戒烟。

- 吸烟会增加猝死的几率。

- 任何人不应该在有宝宝或小孩的房间里吸烟，而且不要允许别人边吸烟边抱你的孩子。

- 被动吸烟也会增加流产的几率。

吸烟的危险

所有的吸烟者对未出生的宝宝都是危险的。唯一安全的选择就是你们夫妻二人在怀孕前 3 个月戒烟。女性即使自己从来不吸烟，但是跟吸烟的人一起生活或者经常处在一种吸烟的环境里，也会存在这样的风险。严重吸烟的男性的孩子患有畸形的概率是其他人的两倍。

饮酒

在最近十年左右，人们才认识到饮酒对发育中的胎儿的危害有多深。每次饮酒后，酒精都能够抵达胎儿的血液循环系统，尤其是在怀孕第 6 到 12 周胎儿发育的关键期内，这种危害的程度更深，而且在不同的发育阶段，产生相应的发育缺陷。

孕期并不存在酒精摄入的安全水平。如果你每天饮酒两次或两次以上，将来宝宝患胎儿酒精综合征（FAS）的几率大约是 1/10，这可能会导致面部缺陷，例如，腭裂或兔唇、心脏缺陷及四肢发育异常、智力低下与行为问题等等。

受 FAS 严重影响的宝宝在智力上和身体上永远达不到同龄人的水平。偶尔酗酒也会带来相同的危害，即使每次饮酒量比较少：一次饮酒过量所带来的 FAS 的风险跟整个孕期一直饮酒过量的危害是相当的。

研究表明，每天少量饮酒能够使得生出短小宝宝的几率翻倍，而且饮酒女性所生的宝宝半数以上存在身高太低的问题。

少量的饮酒也会导致许多精神问题，或在精神上及身体上对宝宝产生微妙的影响，虽然现在尚无法解释原因。鉴于以上各种情况，最好的选择是，孕妇要避免所有的酒类（详见第 13 页）。

药物

众所周知，某些药物会影响宝宝的发育，尤其是在胚胎发育的关键期，即怀孕第 6 到 12 周，是所有重要器官形成的阶段。一种药物本身可能是安全的，但是跟一种同样是安全的药物或是某种食品一起服用就会对胎儿产生危害。

因为潜在的危险性，孕期不要随便服用任何药物，即使是阿司匹林也应该在医生的建议下服用。不要服用非处方药，也不要用剩下的处方药，或者服用为别的病人开的处方药。在咨询医生的时候，一定要告知他你怀孕了或者正准备怀孕。

如果患有慢性疾病（详见第 15 页），如糖尿病、心脏病、甲状腺问题、风湿病、癫痫等，需要长期服药。你应该在怀孕前咨询医生。

药物对宝宝的影响

药物名称	影响
安非他明	兴奋剂。可能导致心脏缺陷和血液疾病。
合成代谢激素类	影响身体发育。对女性胎儿产生一种男性化的作用。
消炎药	能够导致宝宝循环系统的一个重要瓣膜过早闭合。
抗生素	多数是安全的，但是可能渗入到胎盘。仅在医生指导下使用。
四环素	如果治疗痤疮而长期使用，会导致宝宝的牙齿永久性变黄，可能影响宝宝的骨骼和牙齿发育。
链霉素	用来治疗肺结核的。可能会导致婴儿先天耳聋。 有些可能会导致畸形，所以仅在医疗监督下使用。
抗组织胺药	可能会导致畸形（尤其是镇静剂，尽管这几乎不用处方就能够买到：千万不要在孕期服用）。应跟医生咨询。
抗恶心的药物	可能会导致凝血问题，导致习惯性流产。
阿司匹林	能导致四肢发育畸形、重要器官缺陷及女性胎儿男性化。最好停药至少3个月后再怀孕（详见第16页）。
避孕药 雌激素、孕酮	用做止疼及一些治疗咳嗽的药物中。增加致畸的概率，例如腭裂及兔唇，这些都有过报道。可待因是一种令人上瘾的药物，会导致宝宝在出生时就出现断瘾症状。
可待因	用做排除体内多余的体液。
利尿剂	能导致胎儿血液问题。
扑热息痛	退烧药。小剂量使用是安全的。
孕激素类	口服有时会导致女性胎儿男性化。现在通常只在助孕诊所使用。
街头毒品	存在导致染色体损伤及流产的风险。
磺胺药品	能导致新生儿黄疸。用做治疗尿路感染。
镇静剂	有些药力很强的镇静剂可能会影响胎儿生长和发育，导致畸形。应遵医嘱，但是最好在孕期避免服用。

10 锻炼身体

无论是孕前还是怀孕期间，锻炼身体都是必要的。在孕前，锻炼身体保持健康，以确保能够怀上一个健康的宝宝。在怀孕之后，锻炼身体能增强肌肉的力量，保护关节和脊柱，而且在产前使得肌肉能更好地松弛，从而有助分娩，减少疼痛。进行有针对性的锻炼，结合呼吸和放松技巧的练习，在分娩时，当别人为你助产时，自己能够保存体力。

认识自己的身体

怀孕时，你的身体在很多方面都会发生变化。既有明显的外在变化（详见第90-99页），也有内在的关节周围的韧带的松弛和拉伸的变化。但是，需要注意的是，你的身体是否还能很容易地做到以前做到的动作。

在孕后期，体形可能有些臃肿，许多孕妇发现此时她们已经不再动作敏捷，身手灵活，而且很容易变得气喘吁吁。身体的重心前移很多，不容易站稳，为补偿这种不稳，你可能需要将双肩向后，双脚分立，摇摇摆摆地走路。

这种活动姿势就意味着你的肌肉的工作方式发生了变化，可能随着孕期的进展，会产生轻微的疼痛和不适感。尽管如此，如果你在孕期保持身体健康，而且避免拉伸过度和压力，肌肉、关节和韧带将能够轻松地承担更多拉伸力，也没有疼痛和不适。你甚至能够达到连轻微的不适感都没有的状态。要习惯于认为你的身体是处于

一种特殊状态，并不是异常状态，可以进行放松练习，以及一些合理的姿势练习。如果你感到有一些不适，可以通过练习一些简单的放松术来缓解（详见第140页）。

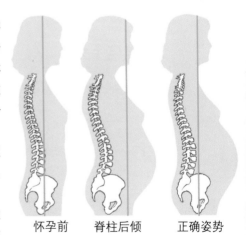

怀孕前　　脊柱后倾　　正确姿势

纠正不良姿势

随着宝宝的生长，孕妇身体的重心发生变化。常常会后弯脊柱（见中图）。良好的姿势（右图）会使身体平衡，且减少背痛。

下蹲和起身

孕期激素使得腰部和骨盆的韧带变软，所以举起重物时要保护脊柱，避免不必要的拉伤。

- 当你举物的时候，要大腿的肌肉用力。先蹲下，保持背部直立。先做好准备姿势（把双脚微微分开）收紧腹部肌肉，提拉骨盆肌肉（详见第 122 页），深深地吸一口气，数到 3，然后恢复站姿。当你举起物品的时候，呼气。当你站着的时候，应靠近你要举起的物品，当你拿起的时候，让物品贴近你的身体。

- 当你搬动任何物品的时候，避免转向一边。可以试着把重量均匀分散，例如，搬运沉重的购物袋的时候。

- 当你抱起你的蹒跚走路的小孩时，保持你的身体直立，不要扭转，也不要从一边换到另一边。

- 如果你需要做一些需要弯腰的动作，先下蹲（详见第 129 页）或四肢着地。这是一个比较舒服的姿势，尤其是当你背痛的时候，因为这样会解除子宫对脊柱的压力。

- 如果你的姿势不良，或者你的背部不够灵活，就通过倚墙盘腿打坐来练习你的柔韧度。这也能够帮助强健你的脊柱。

- 避免从任何高度把重物放下。如果该物品比你想象得要重，会导致你的背部疼痛，而且会让你失去平衡。

保护你的脊椎

在孕后期，你需要重新适应你的所有行动，即使是每天最基本的几项活动，像起床，从椅子上站立或拿物品等。你应该尽可能地减少对背部的拉伸，让大腿代劳。

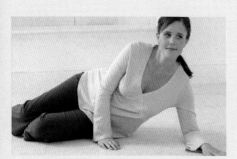

起床

先变为侧卧，然后在手臂的支撑下起身。

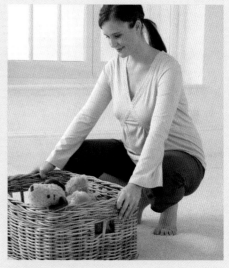

搬动重物

记住，要保持背部直立，屈膝。

保持活力

怀孕、分娩将极大地消耗体力，所以在体力上准备得越充分越好。继续跟孕前一样锻炼身体还是开始一种新的锻炼方式，这取决于你的选择。最重要的是保持你自己充满活力的状态。你的身体越健康，在孕期身体变硬的可能性就越小。如果你采取正确的坐姿、站姿及行走姿势（详见第118-119页），就能够避免由不良姿势带来的各种疼痛和不适。

锻炼的益处

经常锻炼能够促进身体健康及心理健康。锻炼会让身体释放一种叫做内啡肽的激素，这是身体的一种天然的镇痛剂，能帮你放松，缓解紧张和焦虑。在锻炼的时候，体内的血液量会增加，也就意味着你的宝宝能够得到更多的氧气。如果你的肌肉弹性很好，并且通过产前培训班掌握了放松和呼吸技巧，就会帮你对自己的身体有更好地控制能力，在分娩时，你一定会更加容易且更为舒服。

在孕期保持良好的状态也意味着在产后恢复得更快，经常练习骨盆的肌肉不仅在分娩过程中有所帮助（详见第122页），而且会帮助产后肌肉更快地恢复正常的力量。

尽管如此，在你怀孕初期开始做任何锻炼之前，先跟你的医生讨论这些练习是否安全。当你得到医生的认可之后，下面是一些孕期健身的建议：

- 参加专为孕妇设计的锻炼班。许多孕妇发现这种有老师指导的锻炼会更有动力，更容易经常保持。而且在老师的监督下练习，老师随时帮你纠正也是非常有益的。

- 如果你在孕前并不是一个积极锻炼身体的人，那么怀孕的时候也不大可能发生很大的改变，但是，至少在想散步的时候去走走，每天大约走路20分钟。

- 如果你每天都需要一直坐着，也有在椅子上就可以进行的练习，同样能够帮你提升身体的灵活性（详见第127页）。

- 养成每天锻炼10-15分钟的好习惯。在孕期，锻炼要有规律且节奏要慢，所以随着音乐的节奏练习是不错的选择。

- 在开始锻炼之前，一定要先做准备活动来热身（详见第124页）。

- 不要间隔好久不锻炼。每天少量多次锻炼要比间隔好久再大量锻炼更好。

- 不要做任何会带来疼痛的练习，疼就说明存在一些问题。可以尝试做一些简单的改变，循序渐进地进行练习，不要生拉硬拽。

- 不要锻炼到疲劳为止。

- 不要翘起脚趾太久，这样可能会导致你的腿抽筋。

- 因为多数的练习是在地板上进行的，

可以用瑜伽垫或坐垫让自己更舒服些。

• 每次练习之前，做几个深呼吸，这会让你感到放松，让你清醒，让你的血液流遍全身，使得肌肉获得更多的氧气。

产前练习班

有多种多样的产前练习班，你需要了解一下每种练习班都会教些什么内容。医院或诊所也会提供这样的课程（详见第69页），也有独立机构和工作室专门为孕妇提供产前练习课程。

所教的内容

许多产前练习班的授课模式跟普通的练习班差不多，会集中时间练习针对孕妇设计的各种动作，以增强灵活性、力量及耐力。其他的产前班会教授关于分娩的一些观念。例如，如果你想采取蹲位分娩，会有专门针对增强背部和腿部力量的练习。产前班也是一个跟其他孕妇交流的绝佳场所。

瑜伽

瑜伽是一种强调对身体的肌肉控制、呼吸术、放松术及对身心灵合一的一种练习，是一种绝佳的孕期练习方式。然而，瑜伽是一种完整的哲学体系，涉及生活的各个方面，尽管存在一些比较适合孕期的练习方法，但这只是其中很少的一部分。如果你是瑜伽热爱者，或者在孕前就做过一些瑜伽练习，那么瑜伽将是大有裨益的。

瑜伽练习与产前练习班里教授的练习方式大同小异，只是呼吸方法的练习是不同的。瑜伽中的呼吸技巧能够帮助缓解疼痛。

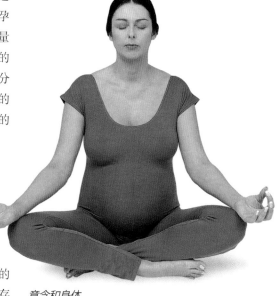

意念和身体

放松术和瑜伽练习会保持身体的柔韧和灵活，改善呼吸技巧，从意识上和身体上为分娩做准备。

骨盆周围的肌肉

骨盆周围的肌肉支撑着子宫、肠胃及膀胱，就像是腹部的基底。这些肌肉主要分为两大部分，共同形成了尿道、阴道及肛门周围的八块肌肉。肌肉纤维也分布在耻骨和荐骨的前后两侧。肌肉是层层重叠的，因此在会阴部是最厚的。

孕酮的作用

孕期体内的孕酮会使关节和韧带及骨盆下方的肌肉变软，从而为分娩做准备。如果来自不断扩大的子宫的压力使得骨盆变得过于薄弱，就会导致疼痛和疲劳，乃至小便不利和漏尿，甚至会导致产后子宫下垂。大约半数女性产子之后骨盆基底薄弱且会出现小便不利，在大笑、咳嗽、打喷嚏或起身的时候出现漏尿。

针对这种情况，分娩领域的专家设计了一系列增强骨盆基底肌肉强度的练习，被人们称作柯继尔（Kegel）练习，这是以来自加利福尼亚大学洛杉矶分校的阿诺德·柯继尔（Arnold Kegel）博士命名的，因为他是第一位发现这些肌肉重要性的医生。骨盆基底练习是建议所有女性都可以做的运动。最好是在孕前就开始做这种练习，一直持续到产后（而且对于年龄稍大的女性，这种练习尤为重要）。如果可能的话，可以把这种练习纳入每天的日常安排（详见反面）。

练习时，每 5 秒钟收缩 5 次。你一旦掌握了这个技巧，就可以随时随地进行练习，无论是在家里坐着、站着排队或走着的时候都可以做，但记得要勤加练习。会在分娩第二产程中当宝宝的头部即将娩出的时候起到作用（详见反面的表格）。

为宝宝头部的娩出做准备

对骨盆基底肌肉及松弛时的感觉的了解，会帮你娩出宝宝的头部做准备。

练习一

躺在床上，背部着地，双脚和膝盖分开。逐渐放松你的大腿和骨盆基底的肌肉，你的膝盖会分开得越来越大（你的双脚会慢慢向外侧晃动）。在练习的过程中注意调整呼吸，因为在分娩时，当宝宝的头部要通过产道时，助产士会指挥你吸气或呼气。

练习二

屈膝躺在床上，双腿并拢，背部着地。抱膝的同时收紧盆底肌肉，感觉大腿内侧及双腿间的收紧，许多女性在宝宝的头部通过产道时会无意识地收紧这些肌肉。

然后，放松你的肌肉，同时仔细感受肌肉的不同感觉。这种扩张的感觉才是为你分娩时做准备的。

定位盆底肌肉

平躺且枕在枕头上，把另一个枕头放在膝盖下面。双腿盘绕，收紧双腿。收紧臀部肌肉并拉起，这种感觉就像憋尿。这会帮你找到盆底肌肉的位置，也就是在阴道里侧感觉收紧的那组肌肉。

另一种办法就是在小便时，突然停止，因为控制小便的肌肉群就是盆底肌肉。不要经常这么做，找到这组肌肉的位置之后，还是每次都要彻底排尿。做这组练习的时候（见反面），忽略腹部和臀部的肌肉，只用盆底肌肉。

分辨括约肌

按照上述方法平躺，但是双腿放松而无需盘绕。把一个干净的物品放在阴道口，并收缩盆底肌肉。你将能够感知到阴道括约肌的收缩。比起盆底肌肉，尿道口的括约肌更难以分辨，因为它太接近阴道了。但是，当你收缩盆底肌肉时，括约肌也会收紧。把你的手指放在肛门附近，随着一个很大的动作，收缩肛门附近的肌肉。你就能够感知肛门括约肌也在收紧。

盆底练习

柯继尔（Kegel）方法有 3 个基本练习，会帮你增强盆底肌肉并在孕期保持良好的状态。

收缩和放松

背部平躺，双腿分开。提拉盆底肌肉，收缩阴道括约肌，并且保持两三秒，然后完全放松。你可以试着让肌肉松弛下来，并且感觉紧张状态的放松。连续做 3 次这种收缩。

提升

想象骨盆是个电梯，可以像购物中心的电梯那样在不同的楼层停留。分 5 步渐渐收缩肌肉，并且在每个位置稍作停留。然后把骨盆向下，在每个位置上放松。当你回到初始位置时，让盆底肌肉彻底放松，这样你感到有一种向下的轻微的膨胀感。如果你真的能够向下推进这个位置，你可以进一步放低盆底的位置，此时，阴唇也会微微张开。做这个练习时，需要控制呼吸，然后你能够感觉到阴唇张开。这是当宝宝的头部娩出时你的骨盆所在的位置。

通过性爱

用阴道紧紧挤压对方的阴茎。保持几秒钟之后再松开。重复做几遍。对方能说出你的挤压力度，也知道这种挤压的力量什么时候消失。如果他几乎感觉不到挤压感，你就需要勤加练习。

拉伸

在每次开始练习之前，都要通过这几个拉伸练习来热身。这样会让肌肉和关节慢慢热起来，能够更加自如地做动作，从而减少了扭拉和损伤的风险。在练习之前让肌肉热起来也能降低肌肉僵硬和抽筋的风险。此外，这些练习也能够帮助刺激血液循环，为你和宝宝提供更多的氧气。重复做每项练习5~10次。选择一个比较坚实的表面，确保你能够很舒服的做动作，并且能够保持背部直立。如果需要的话，可以将背部倚靠在墙上或用一个靠垫做额外的支撑。自始至终注意呼吸，放慢节奏，如果你感觉到任何疼痛、不适或疲劳，那么立即停止练习。

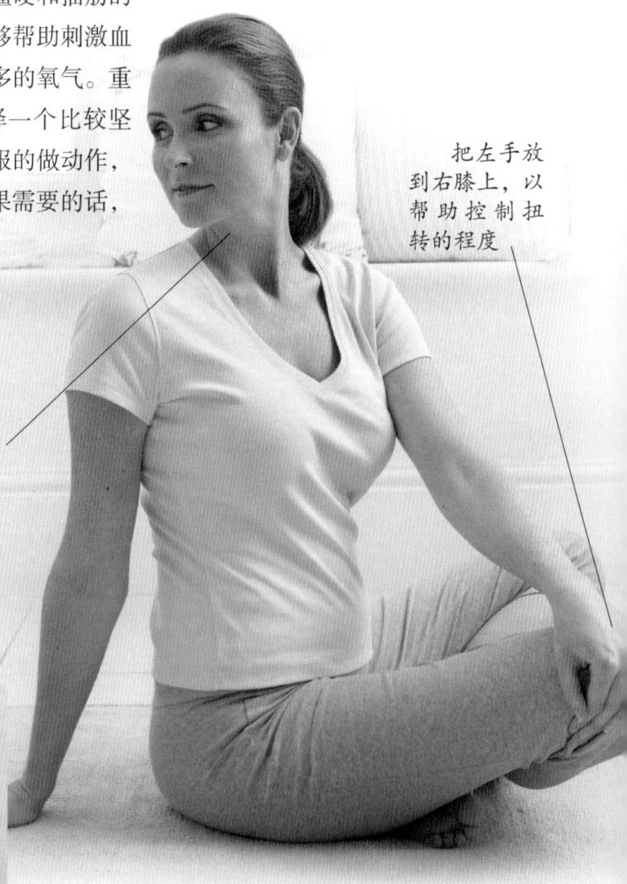

把左手放到右膝上，以帮助控制扭转的程度

缓慢地看向你的肩膀，保持颈背部直立

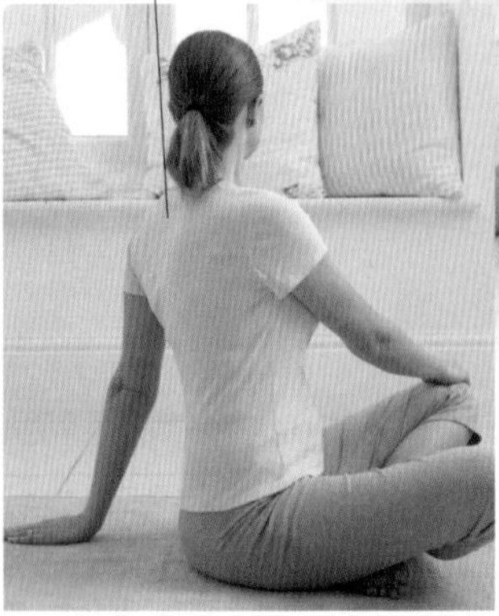

向左边缓慢转身的同时呼气，扭转到比较舒服的程度为止

腰腿拉伸

背部挺直，屈膝盘腿而坐，深呼吸。然后盘腿，呼气的同时把上身向右转，把眼神放到身后，左手放到右膝上。保持这个姿势，数到5。然后反方向练习。

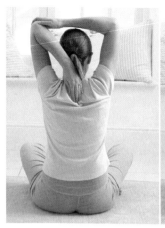 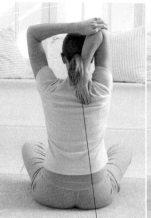 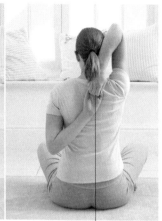

手臂拉伸

　　举起左臂，弯曲手肘，把手垂到背部。把右手放到左手肘上，慢慢地推拉。反方向重复练习。然后，把右手垂到背部，另一只手从下背部向上去抓握右手。

把手臂最大程度往下拉。但注意不要拉伤。

两手分别从上下方在后背交握，但是如果无法做到，也不要担心。

腿脚拉伸

　　抽筋是孕期一个比较普通的问题，拉伸双腿和双脚会预防抽筋。双腿伸直，长坐在垫子上，慢慢地屈起一侧膝盖，保持这个姿势数到5，伸直该腿。然后换另一侧练习。之后，把脚抬离地面向外侧伸拉脚掌。顺时针或逆时针绕动脚腕。放松，进行另一侧练习。

把双手放到臀部两边来支撑身体的重量

勾起脚背以增强拉伸

平躺练习

拉伸身体的不同部位可使关键的肌肉都能够得到舒展，消除紧张。加强下背部的力量尤其重要，而且能有助于缓解背痛。选择在比较硬实的地面上进行练习，缓慢地做出所有动作，确保不会感到不适或疼痛。这些练习可以在每天进行。开始时，

每个动作重复 5 遍，然后慢慢增加到 10 遍或 15 遍。但是，不要在怀孕 32 周之后再做这些练习。在孕晚期已经不再适合平躺，因为子宫对骨盆处的静脉的巨大压力可能会导致晕厥。

提升骨盆

平躺在垫子上，手臂置于两侧、屈膝，双脚撑地，抬起臀部，尽量高地提升起骨盆。保持这个姿势数到 5。让脊椎一节一节地落地。

在大腿力量的控制下，渐渐放平你的背部

放松，保持呼吸

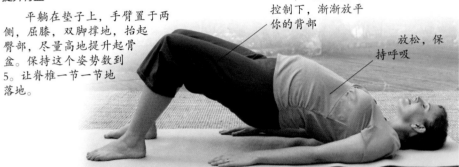

下背部放松

平躺在垫子上，双臂置于两侧。保持下背部贴紧地面，举起双膝至胸前，双臂环抱小腿胫骨。保持这个姿势数到 10。吸气，然后在提升骨盆的时候呼气。抱住右腿，伸直左腿平放到地面上，然后做另一侧腿的练习。

非常缓慢地屈起双膝

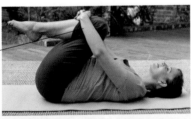

保持一会儿

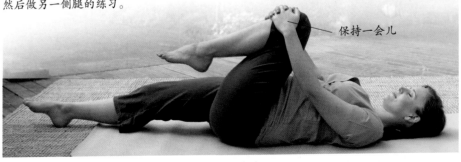

坐姿练习

　　人们比较容易忽视身体的一些部位，例如颈部和踝关节。下面介绍的练习会增强身体的柔韧度和灵活性，并帮助排出导致身体虚胖的体内多余液体（水肿），尤其是踝关节部位。你可以随时随地进行练习；可以在晚上边看电视边进行练习。

头部和颈部

　　盘腿而坐，把头部向一个方向倾斜。提升你的下颌，向一个方向缓慢绕动颈部。进行反方向练习。然后，保持头部直立，向左或向右转动颈部。然后回正。

慢慢转动颈部，注意不要扭伤

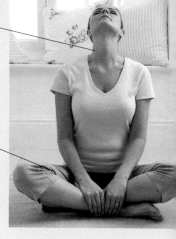

盘腿打坐，拉伸你的大腿肌肉

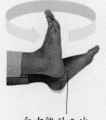

　　赤脚双腿伸直长坐于垫子上。将右腿稍稍抬离地面，以脚踝为轴在空中画圈。然后把脚放回地面，再进行反方向练习。

向右绕动 5 次

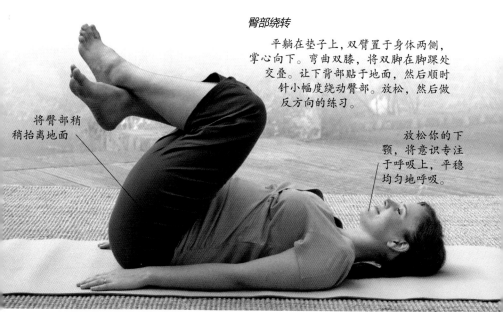

臀部绕转

　　平躺在垫子上，双臂置于身体两侧，掌心向下。弯曲双膝，将双脚在脚踝处交叠。让下背部贴于地面，然后顺时针小幅度绕动臀部。放松，然后做反方向的练习。

将臀部稍稍抬离地面

放松你的下颌，将意识专注于呼吸上，平稳均匀地呼吸。

扭转和屈身

孕期激素使得韧带变软，为分娩做准备，不幸的是，让你容易拉伤和背痛。扭转和屈身练习可帮助你增强关键部位的肌肉力量，从而能够放松骨盆准备分娩。四肢着地趴着是缓解背痛的一个绝佳方式，尤其是配合扭腹练习，效果更好。

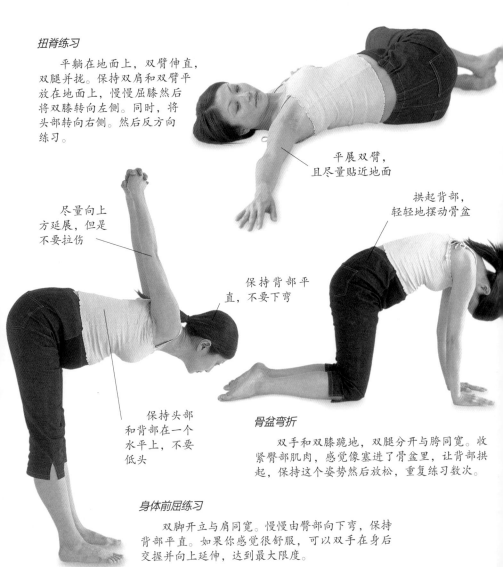

扭脊练习

平躺在地面上，双臂伸直，双腿并拢。保持双肩和双臂平放在地面上，慢慢屈膝然后将双膝转向左侧。同时，将头部转向右侧。然后反方向练习。

平展双臂，且尽量贴近地面

拱起背部，轻轻地摆动骨盆

尽量向上方延展，但是不要拉伤

保持背部平直，不要下弯

保持头部和背部在一个水平上，不要低头

骨盆弯折

双手和双膝跪地，双腿分开与胯同宽。收紧臀部肌肉，感觉像塞进了骨盆里，让背部拱起，保持这个姿势然后放松，重复练习数次。

身体前屈练习

双脚开立与肩同宽。慢慢由臀部向下弯，保持背部平直。如果你感觉很舒服，可以双手在身后交握并向上延伸，达到最大限度。

蹲坐练习

蹲坐练习会带来很多益处。下蹲会使常规血液循环的量减少，从而让心脏得到休息。这会使你的关节尤其是骨盆周围的关节更加灵活，延展性更好，并且增强了大腿和背部的肌肉，缓解背部疼痛。下蹲是一个非常舒服的放松姿势，也是分娩的一个切实可行的姿势（详见第181页）。初次练习可能会觉得比较难，但是渐渐就会变得更容易。

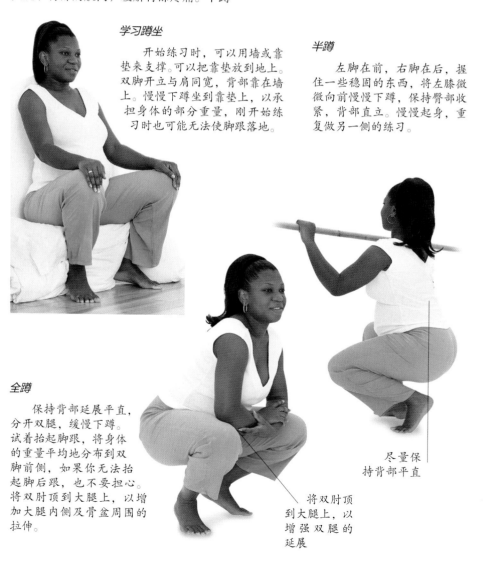

学习蹲坐

开始练习时，可以用墙或靠垫来支撑。可以把靠垫放到地上。双脚开立与肩同宽，背部靠在墙上。慢慢下蹲坐到靠垫上，以承担身体的部分重量，刚开始练习时也可能无法使脚跟落地。

半蹲

左脚在前，右脚在后，握住一些稳固的东西，将左膝微微向前慢慢下蹲，保持臀部收紧，背部直立。慢慢起身，重复做另一侧的练习。

尽量保持背部平直

全蹲

保持背部延展平直，分开双腿，缓慢下蹲。试着抬起脚跟，将身体的重量平均地分布到双脚前侧，如果你无法抬起脚后跟，也不要担心。将双肘顶到大腿上，以增加大腿内侧及骨盆周围的拉伸。

将双肘顶到大腿上，以增强双腿的延展

健身活动

如果你能温和地做运动，并且适可而止，那么有好多项运动都可以在孕期进行。记住，如果你气喘吁吁，你的宝宝也会缺氧。在孕期最好不要做滑雪或是骑行这类运动。即使你很有经验，你也可能会摔倒。风险太大。

走路

你可以随心所意地多走一些路，这是一项非常好的锻炼。唯一需要注意的是，确保在安全的环境里走路。

游泳

这是孕期的一项非常好的锻炼方式，也是可以坚持到孕后期的一种运动。我在第二次怀孕的时候，一直坚持游泳到产前两周。当然，游泳时也要缓慢且温和地进行。因为你更容易抽筋，所以不要在较冷的水里游。

脚踏车和跳舞

蹬脚踏车是一项很好的运动，但是当腹部增大到一定程度时就不要做这项运动了，因为你的重心开始不稳。在孕期，你的精力没有那么旺盛，但是一直都可以跳舞。这也是锻炼骨盆倾斜的一个很好的方式。

承担体重

游泳不仅能增强体力和耐力，而且在水中能支撑你的体重，从而帮你放松身体。

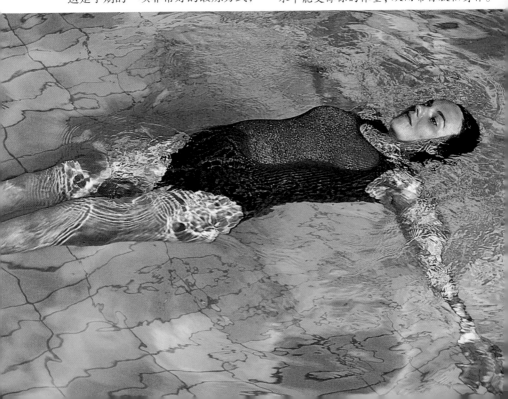

旅行

无论是长途还是短途的旅行，对孕期都不是一件坏事，但是要充分利用常识，不要舟车劳顿做长途跋涉的旅行，尤其是自己单独行动。坚决不要参加艰苦的徒步穿越活动。不要服用晕车药。在怀孕晚期，最好不要远离家，以便能够随时联系到你的医生、助产士或医院。

驾车

孕期可以一直驾车，直到身形不太方便，方向盘顶到肚子为止。对于许多孕妇来说，一般到怀孕 7 个月不再驾车，其他的可能一直驾车到孕期结束。因为怀孕而不系安全带是非法的。

许多孕妇不再像孕前那样反应灵活且精力旺盛。如果你发现自己也是这种情况，就不要再驾车。如果你在孕期一直背痛，那么要确保背部有合理的支撑。驾车每行驶 160 公里就停车出去走走，放松一下你的关节，促进一下血液循环。

乘火车

乘坐火车可能是孕期长途旅行的最为舒适的方式，你可以随时起身伸展双腿，以及使用洗手间。

乘飞机

孕期本来就容易疲劳，跨时区乘坐飞机就更加疲惫。

单胎怀孕第 36 周之后，或多胎怀孕第 32 周之后，就不建议乘坐飞机。航空公司针对孕妇乘飞机有不同的规定，你在孕期第 28 周之后，可以让医生或助产士给你出一份邮件确认下你的健康状况。无论何时，当你有旅行计划的时候，有必要首先跟你的助产士进行探讨。

如果你需要在孕期乘坐飞机，请牢记以下几点：

- 跟你要乘坐的航班确认他们是否有针对孕妇的特殊座位或服务，例如提前登机等。
- 准备一些航空袜子。
- 在腹部下方系安全带。
- 乘坐飞机时，不要盘腿而坐。
- 孕期也会增加（静脉）血栓症的发生率，所以所有孕妇都要确保在乘坐途中饮用足量的水。尽管如此，还是不建议孕妇在乘飞机前服用少量的阿司匹林。
- 每小时至少在机舱里走动一次，以帮助血液循环，并做一些腿脚的练习（详见第 125，127 页）。现在，许多航空公司都会提供这些细节信息，尤其是远程航班。

11 注意外表

在孕期，许多女性发现她们的皮肤更加娇美，因为有更多的血液流经皮肤，让她们感觉非常好且富有吸引力。锻炼配合健康的饮食，并且了解孕期身体发生的变化，会让你在孕期保持良好的心情及良好的自身形象。选择合适的服装、化妆品，以及注意个人卫生都会让你感到精神百倍。如果你感觉良好，那么你一定会看上去很美。你无需穿着松弛无形的衣服，孕期前两个阶段都可以从衣柜里找原有的衣服穿。

穿什么

血液循环量的增加会让你更容易出汗，而且你的阴道分泌物也会增加（详见第 152 页）。建议每天洗澡或沐浴（但是不要用灌注法洗浴）以及更衣，尽量穿着轻便的天然纤维的衣服，不会刺激皮肤或让你感到太热或行动不便。即使在寒冷的冬天，你也会惊讶于你总是觉得很热，所以为了自身的舒适，可以穿得更少更轻便。

怀孕并不是一件让人害羞的事情，现在，时尚设计师们设计孕妇装时会突显出腹部的曲线，而且采用时尚的颜色及舒适的面料。孕期及产后你都可以穿得时尚漂亮。记住，尽管如此，由于胸围会增大，那些上身很紧贴的衣服不再适合孕期穿着。而且，不要选择那些带有腰带或紧身束腰及臀胯紧束的衣服。多数孕妇发现到

第五或第六个月之后，她们已经不再能够穿得上原来的衣服了。因为腹部会不断增大，可以选择那些腰部带松紧带或弹力大的衣服。

可以购置一两套精巧漂亮的衣服，也是非常开心的事情。因为你有很多个月来享用它们，所以不要等到孕后期再去购置。记住，你无需拘泥于专门的孕妇装，你会发现有好多时尚而又适合孕期的衣服。

你的孕期衣柜

舒适是孕期最为重要的事情。试着让自己所穿的衣服稍微大一些，为身材的变化留一些空间，这样你的衣服就会一直是舒适的。

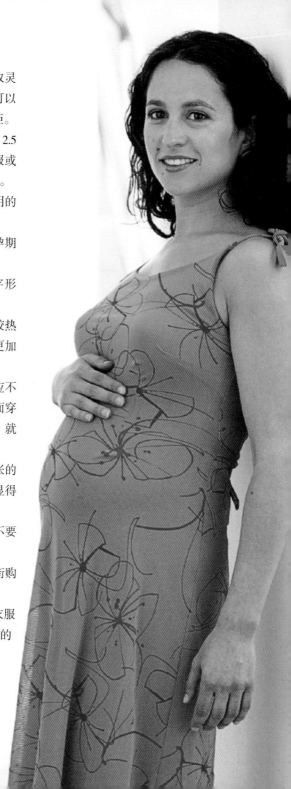

- 可以参考孕妇装专柜的衣服来获取灵感，注意腰部嵌入的松紧带。你可以用同样的方法来改造你现有的衣柜。
- 孕妇装的前襟一般会比普通衣服长 2.5 厘米，所以，当你自己动手做衣服或购买非孕妇装时，可以考虑到这点。
- 从你丈夫的衣柜里找到你可能借用的衣服，例如，毛衣或衬衣。
- 购置一款弹力腰带，让你能够在孕期穿上自己喜欢的牛仔裤。
- 宽松的夹克、披肩、毛衫及 A 字形的外套都是非常好的选择。
- 选择像棉、毛或丝质的面料，在较热的天气里，会比人造纤维的面料更加舒适。
- 可以穿多层衣服，以便更好地适应不同的温度。比如，长款的衬衣里面穿一件 T 恤衫，如果感到热的时候，就可以脱掉外面的一层。
- 较大的图案和较宽的条纹会有夸张的视觉效果，尽量避免，可以选择显得内敛的纯色。
- 带弹力的面料是很舒适的，但是不要选择紧贴的面料。
- 尝试在网上购买孕妇装，会比逛街购物更容易。
- 为了节省开支，当购置一套特殊衣服的时候，可以去商店看一些新款的

为你的外表感到自豪

你的孕期身材是非常值得骄傲和欣赏的。你自己要感觉到身材非常美，而不是为此感到担忧。

孕妇装，然后从网上购买。

- 在海滩玩时，可以穿一件裙式的上装或是一件大号的 T 恤。现在的孕妇泳装既舒适又时尚。
- 一件多层且腰部有松紧的吊带裙子可以在夏天穿，也可以在外面加一件小外套，是非常百搭的。

孕期的鞋袜

尽量赤脚。棉质或毛质的袜子通常是最为舒适的，但是弹力十足也是非常重要的，而且腰部不要太紧，连脚的部分要有充分的

空间供脚趾活动。如果你可以将腰带穿在腹部下方，普通的紧身裤还是很舒服的，但是在孕期第三阶段，你就需要穿孕妇专用的紧身裤袜了。不要穿吊带袜、长袜或齐膝的袜子，因为这些袜子的上端都有很紧的弹力，这会影响腿部的血液循环。

随着你的体重一天天增加，韧带变软且拉伸，你的双脚和后背会承担更大的力。所以，为了双脚的舒适，一定要选择合适的鞋子。最好不要穿高跟鞋，因为很难站稳且走稳。

至少要确保多数时间穿低跟且柔软舒服的鞋子。

如果你的双脚肿胀，太紧的鞋子可能会夹脚，但是太松的鞋子可能容易滑倒。浅口鞋是比较好的选择，而带鞋带的鞋子可能在孕后期比较难以系带，所以可以选择带有尼龙松紧口的鞋子。在夏天，如果你的脚肿的话，可以穿比较合脚的凉鞋或帆布鞋。

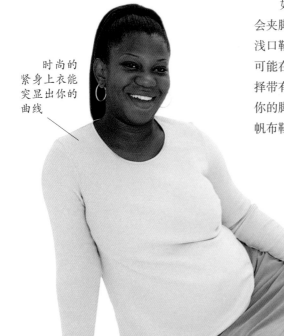

时尚的紧身上衣能突显出你的曲线

孕期的衣着

你无需全部重新购置孕妇装，可以购置几件特别的款式，也可以穿别的孕妇穿过的衣服。

腰部带松紧的裙子也是不错的选择，舒适漂亮。

文胸很重要

在孕期，你应该一直穿戴文胸，因为你的胸部会越来越大，越来越重，需要一个良好的支撑，最好是没有弹力的面料而较薄的文胸。如果你没有帮胸部的韧带提拉一些重量，这些韧带会一直处于拉紧的状态，你的胸部可能会永久性的下垂。

大约从怀孕第 6 周到第 8 周，你的胸围开始增大的时候，就可以选择一款全罩杯的、宽带的且可调节宽度和肩带长的文胸。如果你需要的话，可以买大一号的文胸，因为胸围还会不断增长。如果你的胸部变得很沉重，甚至希望在夜晚你也戴一款超轻的文胸。

如果你打算母乳喂养，可以在大约第 36 周的时候，购置哺乳文胸，以方便以后哺乳。孕婴店和百货商场里都有很多种款式和型号供你选择。但是，如果你的身材不那么标准，背部太窄或太宽，可以联系专业的胸衣机构或孕婴组织（详见第 242 页）。你如果白天黑夜都穿的话，至少 6 周（至少买两件）的时间，所以需要感觉舒适。你可以买一些文胸垫备用。

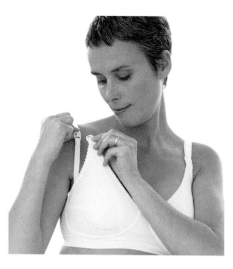

哺乳文胸

这种文胸适合在孕晚期及哺乳期穿。它能够提供足够的支撑，罩杯很容易从肩带上分开，比较方便哺乳。

皮肤和头发护理

女性在孕期的皮肤可能会比较好，这是因为孕期血液中较高水平的激素会影响皮肤，使其更加圆润饱满，让面部看起来光滑水嫩。而且，你的体内有更多的血液参与循环。多数孕妇都会发现她们的皮肤明显改善，原来的干性皮肤变得比较水灵，油性皮肤不再那么油光闪闪，原来皮肤上的斑点消失了，但是也存在一些相反的情况，你需要改变原来的一套护肤方式。你的皮肤可能会更加圆润，原来的皱纹可能会消失，让你看上去更年轻更健康，或者也会相反地比原来更显胖。

你可能发现你的皮肤在孕期容易发痒，尤其是隆起的腹部皮肤。可以在皮肤上擦一些油脂类的东西。油脂本身可能没有什么特殊功效，但是按摩的过程会刺激血液循环，减轻症状。

如果你需要大量增重，尤其是大腿的皮肤可能会擦热或擦伤。可以勤洗澡，在擦伤的部位涂一些滑石粉，以保持干爽。穿棉质的底裤，不要选择化纤的面料。炉甘石粉也有舒缓的功效，但是最根本的措施是避免体重急剧增长。

黄褐斑

你的皮肤上原有的斑点，如胎记、痣、雀斑等，在孕期颜色可能会加重，尤其是对于黄皮肤黑头发的人种来说。日晒会加剧，所以需要做好防晒工作。偶尔你的脸部或颈部会出现一些棕褐色的斑（黄褐斑或妊娠斑）。这是由于孕期激素的作用所致，经常出现在那些一直用药物避孕的女性怀孕之后。黄褐斑受到香水的作用会加剧，所以需要检查一下你所用的护肤品。

日常皮肤护理

- 尽量减少在脸部和全身使用香皂的次数。
- 随手携带护手霜和唇膏，以便随时使用。
- 如果你一直护肤，此时也无需停止；护肤品有益于你的皮肤，会减少皮肤的水分流失，帮助保湿。
- 可以在你的浴缸里加入沐浴油。这会在你的皮肤表面留一层油，帮助保持水分。

不要试图增白祛斑，可以用一层薄薄的粉底来遮掩一下。产后 3 个月内，这些斑点就会消失。受到光照的影响会长出雀斑，如果曝晒的话会加剧。如果你无法避免日晒，就采取有效的防晒措施。黑人女性可能会在面部和颈部出现一些泛白的斑点。这些斑点也会在产后消失。

蜘蛛纹

这是血管破裂所致，外观有点像小红蜘蛛。会出现在面部尤其是两颊。这是由于血管扩张，周围长出许多毛细血管所致。在白人女性中常见到这种情况，但是也会在产后两个月内消失。

头发护理

许多女性发现在孕期头发的状况也跟以前不同（详见第 99 页）。许多人发现她们的发量、发质及顺滑程度都发生了变化。如果你的头发变得难以打理，就尝试换一种更易于打理的发型吧。

你可以根据需要随时洗头发，但是如果你注意到头发的变化，就选择适合新发质的洗发水。选择最温和的洗发水。每次洗发时，只用一次洗发水，轻轻按摩直到起泡，停留 30 秒之后冲掉。最好在淋浴的时候洗头发，这样就无需弯腰对背部造成抻拉。

化妆遮瑕技巧

如果你一直化淡妆，自然的样子就很美，而且一直保持着清新的肤色。浓妆艳抹则不合时宜。如果你的眼部需要化妆，不要选太深的颜色，否则会遮掩你眼睛的光彩，要选择那些柔和的色彩。一直有各种方法来遮瑕，或至少能最大程度遮掩。

皱纹 如果皮肤变得比平时更干，皱纹和鱼尾纹会看上去更加明显。厚重的粉底才能掩盖住它们，所以要选择质地最好的并细腻透亮的粉底。

由于体内供血量的增加，你的脸色看上去会一直很红润。为了稍稍减少这种效果，你可以使用一种遮红的产品，或者用一种哑光的米色粉底，要选择含有天然色素的粉底，不要带粉色的。可以在双颊有斑点的地方额外点一些粉。等粉底干后，再涂上一层薄薄的你原来常用的粉底。最后使用无色粉底。这也是遮掩蜘蛛纹或其他面颊红色的好办法。

油性皮肤 对于皮肤出油过多的问题，可以使用液体保湿霜和无油的透明粉底。

过干皮肤 针对过于干燥的皮肤，首先可以使用一层薄薄的护肤霜可使皮肤在几秒钟内迅速吸收，表层选用较厚的粉底作为保湿的屏障。恰如其分地给皮肤加一层妆也能有效地减缓水分的流失。但是，如果你的脸部皮肤有过敏现象，就不要遮掩，停止使用所有的化妆品和保湿品一段时间，并且咨询你的医生。

虚胖 脸部的虚胖，下巴最为明显，但是可以通过在下颌和脖子边缘打上一点棕色腮红就可以遮掩一下。也可以在太阳穴的位置上用一点以突出你的眼睛。

黑眼圈 使用薄薄的一层粉底。当粉底干了之后，可以在眼睛下方的黑色区域点一些遮瑕化妆品。几分钟之后，再涂上另一层薄薄的粉底，慢慢涂匀。最后涂上无色的粉。

粉刺 如果你一直受到粉刺的困扰，你可能会发现，在孕期，它们都消失了。相反地，孕期激素的波动也可能会导致皮肤新长出粉刺，但是这种粉刺跟以前的不同，所以不要采用常规方法来对待。如果你受其困扰，可以咨询医生，一般会在进入怀孕第二个阶段之后就消失。为了遮掩难看的粉刺，可以用一些遮瑕霜或在该区域加一层粉底，最后涂上无色的粉。千万不要挤粉刺，这会将细菌扩散到皮肤的更深层。

孕期化妆

选择一款颜色比你颈部肤色更浅的半透明的粉底。避免使用粉红色的腮红：杏色系列的腮红更为自然。选用自然的唇色来搭配整体效果。

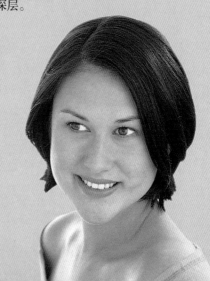

12 休息与放松

在孕期的前 3 个月，你可能会感到很疲惫，因为，尽管宝宝还非常小，但是你的身体却需要应对激素水平的巨大变化所带来的影响。在孕期第二个阶段，你的身体已经调整好了，许多孕妇在此时会感到精力充沛。在第三个阶段，尤其是在最后 6 周，你可能又会感到很疲惫，每天需要多休息两个小时。如果很难安排固定时间休息，就抓住任何机会去放松一下。如果可能的话，躺下休息，即使不是睡觉。并且，只要是坐下，就尽量把双脚抬高。当你感到极度疲乏的时候，要好好休息，而不是试着逞强。

睡觉

孕期保证充足的睡眠是非常必要的，每晚至少有 8 小时睡眠。但是，比较矛盾的是，虽然你整天都觉得很累很困，却可能会失眠。当我怀第一个宝宝的时候，我在凌晨的时候都会醒来，坐着思考为什么我很疲惫却睡不着。那时候我不知道为什么会半夜醒来，现在因理论的发展，解释了孕妇失眠是由于宝宝持续不断的新陈代谢所致。

宝宝在子宫里每时每刻都在生长发育，所以当夜晚来临时，宝宝的新陈代谢也不会停止，还是开足马力全速前进。这就意味着妈妈的身体需要时常为其提供食物和氧气，不分昼夜，而且她自身的新陈代谢也无法放慢速度。给妈妈带来的影响就是，无法入睡。

获得睡眠

不要跟失眠较劲，要理智对待，如果强求，失眠会更严重，也不要不咨询医生就服用任何安神助眠的药物。如果你在夜里无法入睡或彻夜清醒，而躺在床上又会越来越焦躁不安，可以试一下这些建议：

- 可以尝试一下传统的做法，在睡前喝一杯热牛奶，这会帮助入眠。

- 在睡前可以洗热水澡。这会镇静身心，放松肌肉且让你感到有困意。对于许多女性来说,这是非常有效的助眠措施。尽管如此，还是要注意洗澡时水温不要过高，否则不仅起不到放松的作用，还能刺激身体。

- 可以在你的浴缸里加入香薰精油：像

薰衣草、玫瑰、天竺葵和甘菊这些花类精油是比较好的选择。

- 多数孕妇需要在睡觉的时候舒展身体。如果你的床很小，最好在怀孕初期就换一个大床和软硬适中的床垫。躺在大床上，也更容易达到比较舒服的姿势，在日后哺乳的时候，可以找一些靠垫来支撑。

- 不要平躺（详见第 144 页），你会发现侧躺是比较舒服的姿势。可以准备一些靠垫或软枕备用。例如，当侧躺的时候，你可以把一个靠垫垫到腹部下方，另一个靠垫放到双膝和大腿之间。

- 如果你无法直接入睡，可以在睡前读一本书，这会帮你放松下来；或者做一些放松的练习（详见第 140 页）。做一下腹式呼吸并把意识集中在自己体内的新生命上。不要认为你自己是懒惰的，确保进行充分的休息才是重要的。

- 如果你在夜里醒来，不要继续躺在床上烦躁，可以起床做一些平时没有做的事情，或做一些有用的事情，以节省第二天的时间。可以冲一杯温和的花草茶，像玫瑰茄、甘菊或薄荷，这些茶有助眠作用。

- 听一些舒缓的音乐，可以在床上用耳麦听，也可以到另一个房间里听。

- 确保你在夜里不会太热。在孕期，你体内的循环系统工作量增加，会让你感到热。经常开窗开门保持室内通风，如果需要的话，改用较轻薄的被子。

难以入眠

确保你能够很舒服地躺在床上，在孕期后几个月中，可以准备靠垫来支撑双腿和腹部。

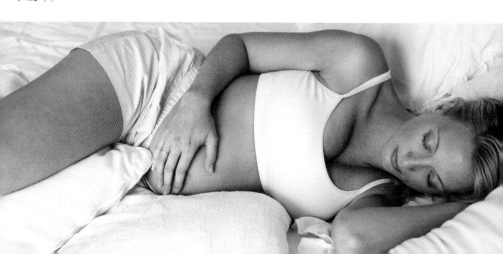

学习放松的方法

焦躁、易怒、精力不集中并对性爱失去兴趣，这些都是身体疲惫的信号。充足的睡眠可以解决这些问题。你无法一直期望能在夜晚获得充足的睡眠，所以需要随时抓住机会小睡一下，或将双脚抬起简单地放松一下。白天没有大段的时间睡觉，可以闭上眼睛休息 5–10 分钟，你的双脚也能充分休息一下。学习一些放松术是非常有用的事情，如果你养成了练习的习惯，可以在短短几分钟之内恢复精力。如果你想 30 秒之内放松身体，你可以学习下面所述的瞬间放松训练。

1. 把身体调整到一种舒服的姿势
2. 做一个深呼吸，保持 5 秒钟，慢慢数到 5，然后呼气。
3. 告诉你的肌肉放松。
4. 可以重复上述练习 2–3 次，直到自己感到很放松为止。
5. 想象最为开心快乐的画面。田园风光就是比较理想的画面。这会帮你发挥想象力，卸掉精神上的压力，让你能够更充分地感知自己的身体并学着去控制身体，这在日后的分娩中是非常有用的。

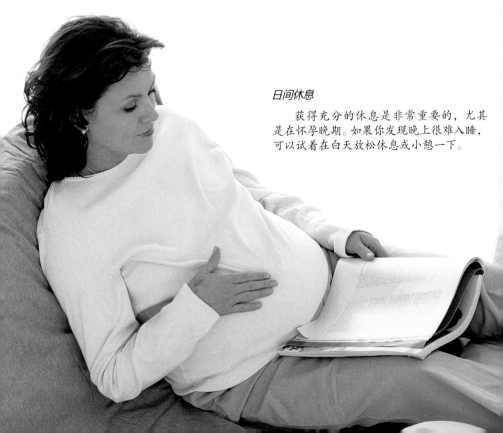

日间休息

获得充分的休息是非常重要的，尤其是在怀孕晚期。如果你发现晚上很难入睡，可以试着在白天放松休息或小憩一下。

身体放松

这种方法涉及让身体的各个部位按照顺序得到放松。最好是通过收紧和放松来练习。掌握了这种方法，在分娩中，当你应该放松身体的其他肌肉而只让子宫收缩的时候，作用就会充分体现出来。你的丈夫可以帮你，他发现你的身体紧张的部位时，可以用手接触一下，然后你可以马上放松该部位。

如果可能的话，可以每天练习两次，每次 15～20 分钟。可以在饭前或饭后 1 小时以后练习。

1. 舒服地平躺着，或用一些靠垫作为支撑。

2. 闭上眼睛。

3. 想象你的右手，绷紧一段时间，然后放松，手掌朝上。

4. 告诉你的手，让它感到很重、很温暖，将手肘按压在地面或垫子上，然后放松。

5. 慢慢活动你身体的右侧，从小臂、大臂直到肩膀。抬起你的肩膀，然后放下。

6. 身体的左上侧重复这个过程。此时，你的双手、双臂和双肩都感到很沉重、很温暖。

7. 向外绕转你的双膝，放松臀部，然后把腰部慢慢贴向地板或地垫。放松，让你的腹部和胸部都感到彻底放松。告诉肌肉，它们会感到很沉重、很温暖。

8. 放慢你的呼吸。如果无法控制，可以在两次呼吸之间慢慢数到 2。

9. 放松你的颈部和下颌，双唇紧闭，舌头抵在下颌部，放低下颌，放松面颊。特别注意眼睛和前额周围的肌肉，这会帮你舒展眉头。

精神放松

当你掌握了肌肉放松的技巧后，你也可以试着放松你的意识，可以参照下面所讲的步骤：

1. 可以通过缓慢而有节奏的呼气和吸气来消除任何压力、烦恼和担忧。把你的注意力都集中在呼吸上，也可以慢慢地告诉自己："吸气，保持，呼吸。"

2. 脑海中闪过愉悦的想法，并且可以自由地联想。

3. 如果出现任何不悦的想法，可以在呼吸的时候说"不"或者将意识返回到深呼吸上。

4. 闭上双眼，想象一种宁静的氛围，例如纯净的蓝天或是平静的湛蓝色的大海。总是试着想象一些愉快的事情及蓝色的事物，因为人们发现蓝色是具有特殊放松作用的颜色。

5. 把全部的意念放在呼吸上，充分地感知呼吸。感觉到呼吸的缓慢和自然。集中意识在你的一呼一吸上。倾听你的呼吸。

6. 至此，你会感到平静和放松，也可以重复读出一个令人欣慰的词语或唱诵，例如，爱、和平和安宁，或者你可以选择一个没有象征意义的词语，如呼吸、地球或笑。当你呼气的时候，想一个词语或一种令人镇静的声音，如"哎"。

7. 让自己保持面部、眼睛周围和前额的肌肉放松，告诉你的前额，让它感到很凉，很清醒。

如果你刚开始学习放松术，这些可能会帮你掌握放松的方法。例如，如果你重复一种唱诵或垂下你的双肩，这可以成为开始放松身体其他部位的信号。任何时候，当你练习放松术的时候，确保用最克制的方式深深地呼吸（详见第 142 页）。

呼吸技巧

在产前培训班，你会学习如何放松并且掌握多种呼吸技巧。在分娩的不同阶段可以运用不同的呼吸方法来帮你放松，保存能量，控制你的身体及疼痛，并且能够让自己镇定。这会让你有更多的自信去面对分娩。以下 3 种基本的水平呼吸方法，能够对你有帮助：

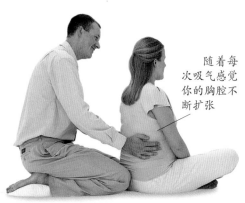

随着每次吸气感觉你的胸腔不断扩张

深呼吸

当你吸气的时候，感觉到你的整个肺部都充满了空气，你的胸腔不断向外扩展。如果有人把双手放在你的下背部，你可以通过吸气来移开他的双手。这种感觉像是叹了一口气，继而是一个缓慢的深深的呼气。这会让人感到镇静，也是宫缩开始和结束时比较理想的应对方式。

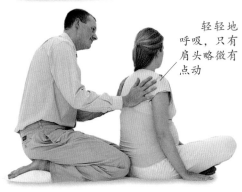

轻轻地呼吸，只有肩头略微有点动

浅呼吸

吸气时，只让空气充满你肺部的上端，你的胸部和肩部会随着呼吸起伏。你的呼吸要短促快速，双唇微微张开，通过喉咙吸气。大约 10 个浅呼吸之后，再做一个深呼吸，如此循环。在宫缩达到顶峰的时候，这种水平的呼吸是非常有用的。

轻浅呼吸

我发现在喘气中，这种方法最有用。非常轻浅的呼吸，就像你见过或听过的狗的呼吸。按照"喘气、喘气、吹气"的节奏。

夫妻共同练习

跟你的丈夫一起练习呼吸技巧，或者与陪你分娩的人一起练习。这样会让你们同时掌握呼吸技巧，从而在分娩中起到作用。

在分娩中，要求你喘气的时候通常是在宫颈完全张开之前，需要停止全身用力的时候（详见第 178 页）。当你短促快速地讲话时，你会进行轻浅呼吸，你的子宫口会快速收缩和放松，这会帮你产生一种向下的合力。在一次很疼的宫缩的过程中，轻浅呼吸也很有用，这会避免让你喘不过气来。为了防止你换气过度或喘不上气来，在轻浅呼吸 10–15 次之后，屏住呼吸数到 5。

按摩

在任何时候，肢体接触都是一种安慰和安抚的方式，但是在孕期，这尤其重要。

按摩可以是放松的一种方式，也能够让你们夫妻关系更加紧密。在分娩的第一产程是非常有用的，这不仅能够缓解任何的背痛，也能帮你恢复信心，获得安慰。

足部按摩

让你的妻子以很稳固舒适的姿势坐好，伸直双腿，将拇指放在脚心处，其余四指放到脚背，用力按摩，以防手法太轻，把她弄痒。从脚后跟按摩至脚趾。

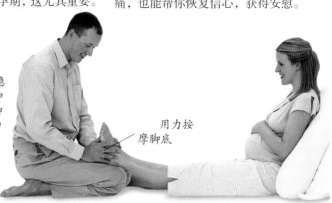

用力按摩脚底

按摩额头

让你妻子舒服地倚靠在你的胸前，轻轻地让她闭上眼睛，用指尖平顺向后抚摸她的额头，将手指轻轻地穿过她的头发。

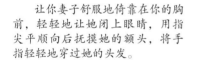

轻触她的额头

缓解背痛

让你妻子侧躺，找到两臀之间的尾骨部位，用手掌根用力按压。用手掌在背上画小圈来舒缓背部疼痛。现在将双手移至她的膝盖处，然后沿着大腿移至向上按摩至臀部。

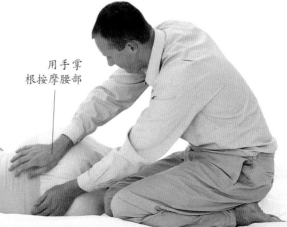

用手掌根按摩腰部

舒服的姿势

随着腹部日渐隆起，原来的坐姿或躺着的姿势都已经不再舒适。如果你平躺，尤其是在孕后期平躺，宝宝的重量会压迫流经背部的主要血管。这样会导致血压下降，让你感到不舒服甚至晕厥，这也会加重痔疮。鉴于这些原因，不建议以平躺的

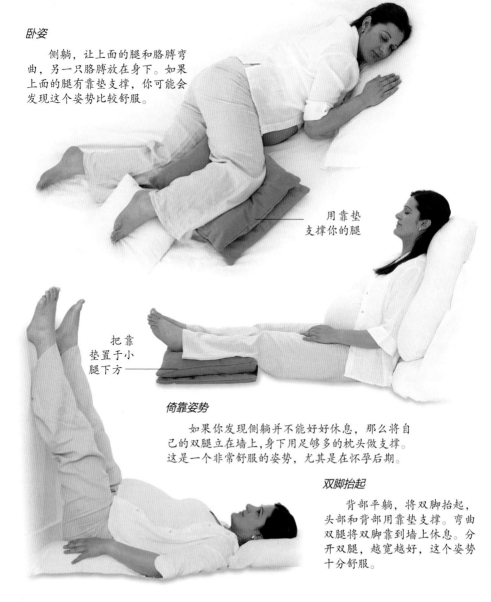

卧姿

侧躺，让上面的腿和胳膊弯曲，另一只胳膊放在身下。如果上面的腿有靠垫支撑，你可能会发现这个姿势比较舒服。

用靠垫支撑你的腿

把靠垫置于小腿下方

倚靠姿势

如果你发现侧躺并不能好好休息，那么将自己的双腿立在墙上，身下用足够多的枕头做支撑。这是一个非常舒服的姿势，尤其是在怀孕后期。

双脚抬起

背部平躺，将双脚抬起，头部和背部用靠垫支撑。弯曲双腿将双脚靠到墙上休息。分开双腿，越宽越好，这个姿势十分舒服。

姿势睡觉、休息或锻炼。可以借助枕头或靠垫的支撑，但是不要躺在太多的枕头上，这会让你的脊柱弯曲度过大。当坐着的时候，不要盘腿或把腿部紧紧弯曲，因为这会加重静脉曲张。尝试以下的坐姿，时刻注意保持良好的姿势。

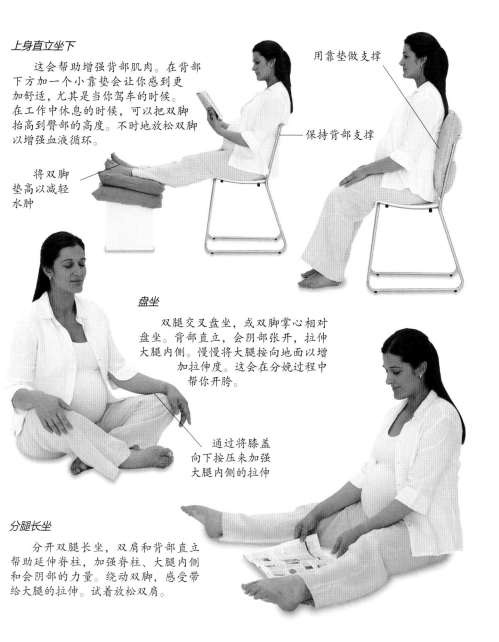

上身直立坐下

这会帮助增强背部肌肉。在背部下方加一个小靠垫会让你感到更加舒适，尤其是当你驾车的时候。在工作中休息的时候，可以把双脚抬高到臀部的高度。不时地放松双脚以增强血液循环。

用靠垫做支撑

保持背部支撑

将双脚垫高以减轻水肿

盘坐

双腿交叉盘坐，或双脚掌心相对盘坐。背部直立，会阴部张开，拉伸大腿内侧。慢慢将大腿按向地面以增加拉伸度。这会在分娩过程中帮你开胯。

通过将膝盖向下按压来加强大腿内侧的拉伸

分腿长坐

分开双腿长坐，双肩和背部直立帮助延伸脊柱，加强脊柱、大腿内侧和会阴部的力量。绕动双脚，感受带给大腿的拉伸。试着放松双肩。

13 孕期的普遍问题

　　怀孕并不是生病，大多数女性都能有正常健康的孕期，并且不出现什么问题。尽管如此，无可否认的是，孕期是一段非常不舒服的时期。

问题	原因
腹部疼痛 孕期第 2 和第 3 阶段	支撑子宫的韧带受到抻拉导致圆形韧带疼痛。
背痛 孕期第 1、2 和 3 阶段	孕酮导致韧带尤其是骨盆关节处的韧带变软。支撑脊椎的韧带也会变软，会给腰部的肌肉和关节、骨盆和臀部带来额外的拉伸力。不良姿势会使背痛更加严重。
牙龈出血 孕期第 1、2 和 3 阶段	由于孕期激素的影响，体内血液的供应量增加，牙龈变厚变软。牙龈肿胀，尤其是靠近牙齿的部分，由于食物会积聚在牙根的缝隙里，导致细菌滋生繁殖，使得牙齿溃烂，牙龈感染（齿龈炎）。
便秘 孕期第 1、2 和 3 阶段	孕酮导致肠道的肌肉放松，从而降低了肠道的活动。肠道内的物质滞留时间变长且水分减少，从而出现大便秘结的情况。
抽筋 孕期第 3 阶段	一般认为是由于血液中的钙质降低所致。在少数情况下是由于饮食中缺少盐所致。
对某种食物的渴求 孕期第 1、2 和 3 阶段	认为与体内孕酮的高水平有关。
睡觉不舒服 孕期第 3 阶段	由于消化不良或心绞痛导致（详见第 148 页），或者当你躺下时，子宫压迫胃部及后背导致不舒服。

孕期的疾病

许多孕期常见的问题都会令人感到不愉快，而不是真正存在什么大问题，所以预防和准备应对才是关键。孕期许多疼痛都是由于疲劳加之身体承担的额外重量所致。尽管如此，如果你对什么事情有所顾虑，请咨询你的医生或助产士。他们会很乐于跟你探讨你的忧虑，也很希望能确保你一切正常。

症状	治疗方法
坐一段时间或躺一段时间起来之后会感到一种刺痛感或像抽筋一样的疼痛，或者身体一侧有一种拉扯的疼痛感。	不能用药物治疗。疼痛通常是一阵一阵的，并不能使用止疼药。可以用一瓶热水热敷一下疼痛处来放松肌肉。如果疼痛的时间越来越长，同时腹部会反复疼痛，为避免出现早产征兆，请及时咨询医生。
腰疼。通常是在臀部上方的骶骨关节疼，并且向下延伸。	良好的姿势和练习能够增强脊椎（详见第 126 页）的灵活性。不要穿高跟鞋，穿舒服合脚的低跟鞋子。选择稍硬的床垫。避免拿太重的物品（详见第 119 页），如果疼痛感从腿部一直到脚，就咨询你的医生。尽量不要吃止痛药。按摩可能会有效（详见第 143 页）。
牙龈变软，刷牙后或吃硬东西后会出血。齿龈炎比通常刷牙会导致更多的流血。	注意口腔卫生是非常必要的，进餐之后要刷牙。定期去咨询牙医，但要告诉牙医你怀孕了，在孕期避免使用 X 光检查。传说中的宝宝吸走你牙齿的钙质并不是真的。如果发现齿龈炎，要及时告知你的牙医。
便秘。下腹疼痛。	每次一有便意，马上如厕。进食足量的粗纤维食品和水分。锻炼也能有所帮助。不要使用强力的通便剂，如果持续存在便秘问题，就去看医生。
腿脚疼痛，让你难以入眠。持续几小时的酸疼之后，会出现一种像是硬物敲击的剧烈疼痛。	可以用力按摩数分钟；绷直双腿，点脚尖，绷脚尖，交替运动，也是很有帮助的（详见第 125 页）。
对某种食物的极度渴求，不眠不休地渴求。	可以放纵自己一下，只要是要吃的食物且不是易发胖的，或不适宜孕妇吃的（例如，可乐）就可以。
喘不上气，嘴里泛酸水，肋间酸疼。	试着坐在床上，用 2-3 个枕头做支撑，或者尝试第 144 页中的姿势。选择一款较硬的床垫。避免烧心（详见第 148 页）。

问题	原因
昏厥 孕期第 1 和 3 阶段	当站立时间过长，腿脚的血液不流动，加之子宫所需血液量增加时，可导致大脑缺血。
胃肠胀气 孕期第 1 和 3 阶段	无意识地吞入空气；进食了某种食物，如，油炸食品和洋葱。在孕期，肠道蠕动缓慢，从而使气体很难排出。
尿频 孕期第 1 和 3 阶段	怀孕初期，由于激素的变化导致肌肉强度发生变化而影响膀胱；并且随着子宫不断增大，也会压迫膀胱，导致尿频。怀孕后期，由于子宫变大而挤占了膀胱的空间，会导致尿频。
痔疾（痔疮） 孕期第 2 和 3 阶段	在怀孕中后期，由于宝宝的头部在骨盆的位置，可能会阻止直肠的血液回流，削弱腹部器官的血液量，导致直肠周围的静脉曲张。任何能够增加腹部压力的情况，如便秘、慢性咳嗽都会加重此症状。
烧心 孕期第 3 阶段	在孕期，你的胃瓣膜会松弛，从而使少量的酸进入食道（连接口腔与胃的通道）。
尿失禁 孕期第 3 阶段	子宫不断增大，对膀胱产生压力，从而减少了膀胱的容量，而且盆底肌肉松弛，当咳嗽或大笑的时候就会出现尿失禁。
失眠 孕期第 1、2 和 3 阶段	主要原因是体内新陈代谢的增加。宝宝的新陈代谢没有白天和黑夜之分，所以在夜间就影响到你。并且，频繁的尿意也会把你弄醒。
痒 孕期第 2 和 3 阶段	痒较为常见，是由于供给皮肤的血液量增加所致。如果痒得很严重，尤其是在怀孕后期，可能是肝脏失调、孕期胆汁郁积的一个潜在征兆。可以通过血液检查来确诊。
晨吐 孕期第 1 阶段	体内激素的急剧增加，尤其是人绒毛促性腺激素 (HCG) 的增加所致，恶心呕吐的阶段正好与 HCG 分泌的阶段相吻合。为什么只对一部分孕妇起作用，目前尚不清楚原因。孕前节食的女性，尤其是摄入的食物中缺少维生素、矿物质和碳水化合物，更容易在孕早期出现恶心呕吐。疲劳也有影响，会让晨吐症状更加严重，尽管疲劳本身并不是原因。

症状	治疗方法
头晕、摇摆，需要坐下或躺下。	避免长期站立不动。不要迅速起身，洗完热水澡之后要多加注意。在炎热的天气里要保持清凉。如果你感到有头晕的前兆，就把头部放平躺下，如果可能的话，稍稍抬高你的双腿。
肠道胀气，胃部有隆隆的声音，经常放屁。	试着不要吞进空气，避免进食有问题的食物。可以多喝薄荷水或热饮，会有所帮助。
尿急，即使量很少也想排尿，无论白天还是夜里，间隔时间很短。	睡前尽量少喝水。在怀孕后期，排尿的时候，试着前后摇动一下身体。这样会减少对膀胱的压力，排尿可能会更彻底一些。如果你有尿痛或尿血的症状，咨询医生，检查是不是尿路感染。
大便时有痒、疼痛或剧痛的感觉，如果痔疮扩大或是直肠有炎症，还会有一点点便血。	多吃粗粮、多喝水，锻炼身体以避免痔疮的发生，从而也避免便秘。大便的时候不要过度用力。如果你患有痔疮，要保持肛门周围清洁以避免疼痛，可以用冰敷来缓解痒的感觉。可以使用霜类产品。轻微的痔疮在产后通常很快就会痊愈。
有烧心的感觉，有时候嘴巴里冒出酸水。	避免进食某些食物，不要在入睡前进食。可以舒服地躺在床上，喝一杯热牛奶。处方药物解酸剂可以帮助消化。
对腹部产生压力时，就会尿失禁，例如，弯腰、大笑。	经常排尿，避免拿重物，防止便秘。经常做盆底练习（详见第 123 页）。
难以入眠，或者醒后难以入眠。	穿轻薄透气的睡衣，避免过热。在睡前喝杯热牛奶或洗个热水澡（详见第 138-139 页），可能会有助眠作用。在浴缸中加入一滴薰衣草精油。不要使用安眠药品。
孕期胆汁郁积的其他症状包括尿液颜色重、大便色浅、黄疸等等。	如果诊断出孕期胆汁郁积，就需要住院治疗。这可能需要定期扫描检查、拍片、血检及胎盘血流情况。
看到或闻到食物或烟味会恶心。偶尔会吐。	少量多餐且避开那些让你感到恶心的食物。不要太过疲劳，这会令你恶心的情况加剧。尝试按照第 114 页中介绍的饮食方法，口含薄荷或嚼一点水果干或饼干；保持饮水量。跟其他孕妇多做交流，如果你知道你不是唯一这样的人，就会感到好些。医生一般不会给你开任何药物。

问题	原因
鼻子不适 孕期第 1、2 和 3 阶段	鼻腔内总是有浓稠的黏膜。由于孕期体内激素的水平升高，供给鼻腔的血液增多。你早上醒来的时候可能有鼻子不通的症状。如果粗暴地拧鼻子可能会导致毛细血管破裂。
水肿 孕期第 3 阶段	体内水分滞留，下肢和手指部位滞留的水分增加。随着子宫对血管的压力越来越大，身体下半部分的血液很难回流到心脏。这可能跟子痫惊厥相关（详见第 160 页）。
骨盆不适 孕期第 3 阶段	宝宝的头部压迫神经，导致腹股沟疼痛，尤其是当孕晚期宝宝头部已经入盆的时候。
色素沉淀 孕期第 2 和 3 阶段	由于黑色素细胞刺激激素（MSH）的增加所致。如果受到阳光曝晒，会更加严重。
疹子 孕期第 3 阶段	体重增加、不良的卫生习惯及皮肤出汗过度所致
肋骨疼痛 孕期第 3 阶段	随着子宫的位置升高与宝宝头部位置的升高，乃至宝宝的胎动都会对肋骨产生挤压，从而导致肋骨边缘疼痛，
呼吸急促 孕期第 3 阶段	子宫对横膈膜产生压力，从而使呼吸变得困难。躺下仍会使子宫和宝宝挤压到横膈膜。
裂纹 孕期第 2 和 3 阶段	这取决于你皮肤的类型，以及其弹力的大小。但是，无论你是何种类型的皮肤，如果体重增加过多都可能会导致裂纹（详见第 98 页）。
出汗 孕期第 2 和 3 阶段	血液供应量的增加会导致皮肤下面的血液量增多。

症状	治疗方法
鼻子不通，鼻子出血，睡醒鼻塞或流鼻水。	轻轻地擦鼻子。尽量不要在干燥有灰尘的环境里。不要未经医生允许，使用鼻子喷雾。如果你流鼻血，轻轻地按压鼻梁下面的柔软部位。轻轻地向前倾身体。
手掌和手腕肿胀。鞋子感觉变紧，清晨你的手指感到僵直。	避免站立不动，尤其是在炎热的天气里。休息的时候把双脚抬高，白天至少休息一次。尽量不要吃太咸的食物。如果你有严重的水肿，你的医生可能会限制你食盐的摄入量。
腹股沟和大腿内侧疼痛，尤其是走路或锻炼之后会加剧。就像有针扎了双腿后侧。	休息。避免剧烈锻炼。可以服用像扑热息痛这样的镇痛药，但是首先要咨询医生。你的医生可能会检查耻骨周围的活动情况（详见第97页）。
乳头周围的乳晕颜色变深，腹部中间的线变粗变深，脸上的斑点或胎记或斑（蝴蝶斑）颜色加深。	当你在太阳很强烈的时候外出，要采用遮阳措施。不要使用美白产品。这些黑色素会在分娩后几个月内自动消失。
皮肤红疹溃烂。如果皮肤有很深的褶，并且受到汗水的侵蚀就会产生。通常是在沉重的乳房下方或腹股沟区域。	保持这些区域清洁，并且涂上像炉甘石霜等舒缓的物质。洗澡或沐浴之后涂上滑石粉来保持干爽。
疼痛和不适，通常出现在身体右半部分。这种疼痛通常只出现在胸部以下。当端坐的时候会加重。	当临近分娩（对于一些孕妇来说会提前，尤其是首次怀孕的女性），宝宝的头部入盆之后，这种疼痛就会消失。尽量不要挤压肋部：无论是上身直立端坐还是躺着的时候。
呼吸急促费力。	尽量不要剧烈活动。白天多休息，晚上早睡觉。如果呼吸费力的同时伴随胸部疼痛和肿胀，就咨询医生。
大腿、腹部及胸部出现银斑。	各种护肤霜和祛斑霜几乎没有效果。最后这些斑会变小、变细且只有一点点银色痕迹，但是很难彻底消失。确保你不要在短时间内增重过快。
稍微运动或夜晚走路就会剧烈出汗。	穿轻薄的棉质衣服和棉质内衣。多喝水。

问题	原因
口味混乱 孕期第 1、2 和 3 阶段	被认为与孕期激素有关。
妇科炎症 孕期第 1、2 和 3 阶段	念白珠菌（Candida albicans）感染了阴道。为什么在孕期更为普遍还尚不明确。在分娩的时候，这种菌会感染宝宝的口腔，造成鹅口疮。
疲乏 孕期第 1、2 和 3 阶段	有时候是因为担忧、缺少睡眠（详见失眠）、营养不良，以及随着孕期结束，身体负担越来越重。你的身体需要承担自己和宝宝的重量。
尿路感染（膀胱炎） 孕期第 1、2 和 3 阶段	在孕期的任何时候，由于膀胱壁的肌肉松弛使膀胱更容易感染。体内高水平的孕酮是主要原因。几周或几个月之后，症状才会逐渐显现出来。
阴道分泌物增多 孕期第 1、2 和 3 阶段	血液供应量的增加及黏膜的变软变厚导致黏液分泌增加。如果分泌物呈黄色或褐色，说明宫颈糜烂，分泌物的增多是由于子宫颈细胞代谢过剩导致的。性生活之后，可能会出现一点点血。如果分泌物有很重的气味，则可能是由性交传播的炎症所致。
静脉曲张 孕期第 1、2 和 3 阶段	如果你的家族有静脉曲张的病史，也就意味着你也会患上。临近宝宝的头部入盆时，会对骨盆的静脉产生挤压，导致血液滞留在腿部，结果就是这些静脉像肿胀膨大。长时间站立会让静脉肿胀的情况变得更糟。盘腿而坐也会阻碍血液流通。增重过快也会导致静脉膨胀。阴道附近的静脉曲张可能导致宝宝的头部受到血流的影响。会阴部会变得肿胀充血。
视力困扰 孕期第 1、2 和 3 阶段	体液滞留。如果更换眼镜片会感觉不同，这是因为体液的增加会使眼球的形状稍稍发生变化。

症状	治疗方法
嘴巴里常有一种金属的味道。某些食物的味道发生改变。例如,咖啡、酒类或辣的食品,味道会变得不如以前好。通常会对糖类和甜食更感兴趣。	无。
阴道分泌物呈白色黏稠甚至块状,并伴有奇痒。小便时会有疼痛感。	采取子宫托或用药膏的方式杀菌。会在两三天内把感染清理干净。如果宝宝在分娩过程中被感染上,可以采用药物快速除菌。在孕期不要穿紧身的纤维质地的内衣。
平时非常想睡觉,夜里需要更多的睡眠。在怀孕晚期,腿疼且似乎难以承担身体的重量。	避免剧烈活动。有机会时,随时睡觉或休息。少量多餐,吃有营养的食物,保持能量。早睡觉。让其他人帮你做一些工作。
尿意频繁且伴有不适感或疼痛。尿液中含有一点血迹。下腹部坠痛。	尽量多喝水。也可以多喝橙汁。咨询医生。通过尿检,可以明确需要采用什么药物来治疗感染。
比平时量多的分泌物,较清且白色的分泌物,不会导致疼痛或不适。出现无色或有异味的分泌物。	如果分泌物只是比以前增多,不用担心。不要使用灌注法进行清洗,也不要用阴道除臭剂。穿棉质内裤且需要勤换洗,尤其是在较热的天气里。如果分泌物是无色的,有臭味或含有血斑,就咨询医生。
起初,皮肤可能会发红或发痒,或者有一种隐隐的痛感。腿部的静脉开始变成深藏蓝色。会阴部位感到很沉重。	避免站着。穿有支撑作用的贴身裤,早上起床前穿上,可以让双脚垫高保持几分钟。睡觉的时候,在脚下垫个枕头。做一些促进腿脚血液循环的练习(详见第125页)。针对会阴部位的静脉曲张,睡觉的时候在两腿中间放一个靠垫,或者在肿胀的部位垫一个卫生护垫。
可能会出现远视或近视的情况。戴隐形眼镜会不舒服	如果你发现有任何异常,就去看眼科医生。你的治疗方案可能在孕期会做调整,但是产后会恢复正常。如果你一直佩戴隐形眼镜,要告知你的助产士或医生。在孕期,你可能需要停止戴隐形眼镜。

14 特殊情况的应对

不是每一个怀孕都像教科书般正常，对于一些情况，诸如把多胎怀孕等情况视作是异常，就是不对的。你可能会面临很多困难或难以应对的问题，但是对于许多情况来说，如果出现一些征兆，早期的医疗介入是有帮助的。

原有病患

贫血症

原来患有贫血症并不影响怀孕，大约 20% 的女性在孕期患有轻度贫血症。最常见的是由于经期失血导致的缺铁性贫血（当血色素水平低于 12.8g/100ml 血液 – 详见第 71 页）。在怀孕之前，多吃一些含铁的食品并向医生咨询补充铁剂的方法。

糖尿病

如果你患有糖尿病，确保在受孕前就很好地控制住，这样你就可能生一个健康的宝宝。你在孕期可能需要更多胰岛素，并且医生会监视你的情况，随时调整药物需求量。你可能需要更频繁地去看产科医生，以及需要特别注意你的饮食。许多孕妇被诊断为妊娠期糖尿病，这种糖尿病通常只有在孕期才出现，在产后很快就会消失。这种糖尿病的风险要小很多，几乎不需要胰岛素，只是在日常饮食中少摄入糖分即可。

心脏病

患有心脏病的女性多数在孕期不会出现问题，但是在分娩的时候需要注射抗生素来保护心脏瓣膜。如果你患有存在较高风险的心脏问题，会得到心脏病专家的提醒和帮助。装有心脏起搏器的女性或做过心脏手术的女性通常也能安全地经历孕期。

那些患有急性心脏病或心肌异常的女性需要在怀孕前咨询心脏病专家。接受过心脏移植也是可以怀孕的。

高血压

高血压是指血压过高或升高太快。血压通常有两个值，例如 120/70（详见第 71 页），医生更关注低压值的升高，也就是心脏舒张压，也就是当你休息时心脏泵血的测量值。

如果你知道你患有高血压，如果可能的话，在怀孕前告诉你的医生。你可能需要改变服用的药物且监视肾脏的功能。只

宫颈无力

　　正常情况下，宫颈是闭合的，以确保胎儿在子宫里面不会滑到阴道里。如果宫颈口是张开的，就被称作宫颈无力。尽管原因尚不明确，宫颈无力可能是由于之前手术流产（12周之后的）或子宫颈手术，伤害到了宫颈的肌肉纤维。

　　通常是首次流产之后不会诊断出宫颈无力。宫颈管大约在第14周的时候开始张开，到第20周的时候扩张到大约2.5厘米，足够让羊膜囊进入宫颈且最终被挤破。通常会突然有一些水，随后就是流产，伴有一点疼痛。可以用一种特别的针插入宫颈去收紧它，这被称作麦克唐纳（Shirodkar McDonald）法，或包针缝合法。在下次怀孕时也能发挥作用。

　　在英国，在孕期通常都会缝合一下宫颈，大约在第14周，在局麻或全麻的情况下进行。这种治疗方法有着很高的成功率，会使大多数接受治疗的孕妇恢复正常。在大约孕期第36–38周，针被取出，随后很快就会分娩了，可以顺产也可以引产。所以，许多女性接受这种治疗。

要护理得当，就可以正常怀孕分娩。你可能需要尽早住院观察。

　　如果你在孕期出现高血压，你可能需要在产科门诊就诊观察，也有少量孕妇由于这个原因被收治住院的。有时候，由于高血压对母婴的影响，需要尽早将宝宝产下，可能需要剖宫产。

　　在孕晚期血压升高可能是子痫惊厥的征兆，需要严肃对待（详见第160页）。

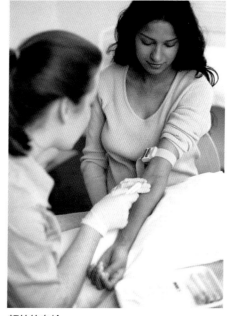

额外的血检

　　血检是产前检查的一部分。如果你孕前患有某种疾病，在孕期需要做额外的血液检查。

产前大出血

胎盘早剥

如果胎盘自动从子宫壁上剥落，就会出血。直到胎盘通过隔膜和宫颈时，流血量会逐渐增多。应对方法是，需要卧床休息并通过超声波监测，然后进行引产或剖宫产。严重的胎盘早剥是一种紧急医疗情况，需要输血且紧急安排剖宫产。

胎盘前置

当胎盘附在子宫壁的较低位置，就被称作胎盘前置。如果胎盘部分或全部在子宫颈处，在分娩的时候就比较危险，因为这可能会导致大出血。通过超声波扫描可以检测出胎盘前置。如果出现任何出血现象，就需要被严密监视，可以通过剖宫产生下宝宝。

异位妊娠

宫外孕是指受精卵在子宫体腔以外着床并生长发育，通常是输卵管妊娠。可能会导致小腹疼痛，因为受精卵的分裂和增大会扩张输卵管，而且会有血液流进腹腔。异位妊娠的原因可能与家族遗传、宫内放置节育器及之前有过异位妊娠史都有关系。如果有过这些经历的女性需要在怀孕初期尽早检查来确认是不是正常位置的怀孕。异位妊娠需要通过手术或药物来结束妊娠。手术可能会导致着床处输卵管损伤，可能会造成不孕。

孕期问题的征兆

如果你出现以下任何征兆，马上联系医院产科或你的医生，在等待的时间里最好卧床休息。如果你不能联系到医生，或者医生不能马上赶来，可以呼叫救护车并紧急赶往医院：

- 非常严重的恶心呕吐或在短期内如两小时内多次呕吐。
- 阴道出血。
- 严重的头疼且没有好转的迹象，尤其是在怀孕第二阶段。
- 严重的腹部疼痛。

- 发烧超过 37.8℃，无论是什么原因。
- 小便急剧减少，例如，如果你 24 小时不小便，但你喝水的量跟平时一样。
- 胎膜破裂。
- 在怀孕 30 周之后，超过 24 小时没有胎动。
- 手、脚及面部突然肿胀。
- 突然视物模糊。

多胎怀孕

双胞胎分为同卵双胎和异卵双胎。同卵双胎，两个胎儿共用同一个胎盘。在怀孕第8周左右，通过超声波检查可以确认双胎或多胎的存在。但是，如果你存在以下各种情况，医生可能会提醒你注意是否为多胎怀孕：

- 有多胎生育的家族史。
- 子宫明显大于同月份的单胎妊娠。
- 通过胎心听诊器可以听到两个胎心。
- 随着孕期的进展，能感觉到两个胎头及多个胳膊和腿的胎动。

如果你怀的是双胞胎，就需要特别注重产前护理，特别注意避免贫血症（详见第154页）。要定期进行血压检查，以确保血压正常，要充分休息，并且降低子宫的敏感度，避免早产。

多胎怀孕会对你的关节和消化系统产生更大的压力。子宫扩张的变大也会导致呼吸困难、痔疮、静脉曲张及腹部不适。如果出现这些征兆，咨询你的助产士或医生，以获得帮助、建议或治疗方法。在第一阶段，你可能更容易贫血，但也不是绝对如此。你可能必须在医院分娩，因为存在这样的风险，当第一个宝宝产下之后，第二个宝宝没有马上出生。

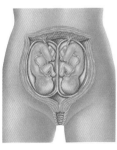

同卵双胎

是由一个受精卵分裂而成的，同卵双胎通常是同性别而且长相一样。他们通常共用一个胎盘，但是分别有自己的脐带和羊膜囊。

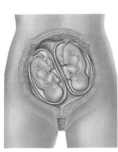

异卵双胎

是由两个精子分别跟两个卵子受精发育而成，异卵双胎分别有自己的胎盘，两个胎儿的相似度跟同父母的孩子之间的相似度一样。

双胎妊娠报告

多数的双胎妊娠，两个胎头都冲下，（如下面左图所示），所以可以正常分娩。如果一个是臀位一个是头位（如下面右图所示），头位的宝宝通常先出生，通过产道，使产道处于扩张状态，从而使第二个宝宝也很容易娩出。如果两个宝宝都是臀位、一个宝宝是横位的（横在子宫里），或者宝宝太大，就需要进行剖宫产。

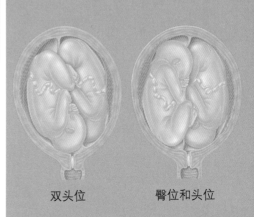

双头位　　　　　臀位和头位

流产

在怀孕 24 周前终止妊娠，称作流产。可能会有明显的妊娠终止的征兆，如流血。也存在胚胎自动脱落的情况，或者胚胎在子宫内死去，而没有明显的外在征兆。如果在怀孕第 24 周之后胎儿死亡，称作死胎（详见第 210 页）。

流产比较常见，约占所有妊娠的 20% 左右。多数流产发生在怀孕早期（12 周之前），大多数情况下，是由于胎儿本身的问题或是胎盘没有充分着床等问题，导致妊娠无法继续进行。许多流产发生在察觉到怀孕之前。流产，尤其是发生在孕期第一阶段过后的流产，可能是由于以下原因所致：

- 宫颈无力，宫颈有时候无法闭合（详见第 155 页）。在多数案例中，原因尚未明确。
- 子宫畸形无法承受妊娠。
- 血型不相容（详见第 160 页），使孕妇的体内产生抗体，从而导致胎儿死亡。
- 胎盘发育不足，如果胎盘机能不足，无法为胎儿提供充足的养分。

如果面临流产的危险

- 跟医生联系或去医院。
- 如果排出了血块或薄膜，或是胚胎和胎盘，收集起来用干净的容器保存好，拿去给医生检查。
- 不要吃药或喝酒。
- 如果出血很严重，那就保持平躺的姿势，且保持室内凉爽。

- 母体感染风疹。
- 无法控制的糖尿病或血压严重过高。

流产的征兆

流产几乎都会伴随阴道出血，有时候会有腹部疼痛，有时候不会。早期流产的感觉可能跟经期差不多。在一些情况下，阴道出血并不意味着一定是流产，但是你无法知道，所以最好咨询医生，或去医院检查。

怀孕后前 24 周内任何出血都被视作有流产的危险，除非被证明不是。流血的量有多有少，有时候会伴有阴道黏液，有时候没有；可能会伴随背痛或小腹坠痛。早期流产的原因，医生分析无非是"激素不均衡"或"激素缺乏"，从而使妊娠无法继续进行。如果发生流血且激素水平一直过低，那么流产就几乎必然会发生。

如果有流产的危险，没有证据表明休息会起到阻止流产的作用，而且几乎没有任何措施可以阻碍流产。现在，许多医院都设有早孕门诊，可以通过超声波检查你的怀孕情况。早孕门诊能够在怀孕早期提供支持，并且应对可能会发生的任何问题。尽管如此，如果你有大出血或感到晕眩的情况，请立即到最近的门诊就医。

如果你必须得流产，早孕门诊可能会建议你从下面三项选择中选一项：借助药物或阴道栓剂流产；等待自然流产；或通过手术刮宫流产，这通常需要一天的时间。

情感影响

孕期任何阶段的流产，尤其是发生在第二阶段以后的流产，都会对女性造成精神上的影响。这不仅是由于失去宝宝会产生一系列的情感上的影响，而且也跟孕期激素突然发生变化却没有得到宝宝有关。会产生很多恐惧和忧虑，会担心自己存在缺陷，担心以后无法怀孕，生育能力永久性地受到影响；或者害怕这次怀孕出现异常，下次怀孕也会不正常，等等。

而且，我认为也会真的有一种失去亲人般的感觉。我自己曾在怀孕第 14 周流产过，我看到了胚胎，能够很清楚地辨认出是一个男孩。在随后的大约 6 周内，我自己都处于一种非常忧伤的状态。

经历过流产，需要仔细处理你的感情，因为可能会伴有罪恶感及自责感。尽量跟你的丈夫或跟医生诉说你的感受。

下次怀孕

选择下次什么时候怀孕，需要计划好，但最好间隔足够长的时间。从医疗的角度来讲，只要停止流血就可以重新开始性生活，但是我的建议是，直到你们两人都准备好之后，再试着怀孕。

流产的类型

先兆性流产 存在流产的可能性，但不一定是必然会流产：出现阴道流血，但是几乎没有疼痛。不可避免的流产，阴道流血的同时伴随疼痛，由于宫缩所致。如果进行内部检查，发现宫颈已经扩张，这种情况下，没有任何办法阻止胚胎流出。流产也分完全流产和不完全流产。

完全流产 胚胎和胎盘都离开了子宫。

不完全流产 胚胎已经离开子宫，但是附属品，如部分胎盘，仍然留在子宫内，可能需要通过手术摘除。

习惯性流产 连续发生多次流产，可能由于不同的原因,发生在怀孕不同的阶段。

死产 胚胎不再存活，但是仍然在子宫里。最终，胚胎会被子宫排出。死产可能会通过常规超声波扫描被诊断出来。

子痫惊厥

也被称作子痫惊厥血毒症（PET），这是一种非常严重的疾病，发病率可能有1/10，尤其是初产妇和怀多胎的孕妇更易发病。

这是仅在孕期出现的一种病症，在怀孕中期的任何时间都可能会出现。

导致这种症状出现的确切原因尚不明确，但是有明显的家族遗传倾向。它会对胎盘造成影响，从而使胎儿的发育变得迟缓。如果一旦患上子痫惊厥，妊娠就不能恢复到正常状态，所以你需要住院或白天去医院，你和胎儿的情况需要得到严密的监视。在这种情况下，通常需要马上安排分娩，以免情况恶化。对于几乎所有的产妇来说，产后这种病症就会消失，尽管在产后6周内，血压还会升高，还需要一定的治疗措施来控制血压。如果你的子痫惊厥的症状很严重，可能会有突然发作的危险，那么不建议早出院，应该在产后住院5天左右，以防突然发作。

子痫惊厥征兆

子痫惊厥没有任何外在的征兆，许多被诊断出患上该病的孕妇会感到惊异和沮丧，因为她们可能觉得自己一切正常。如果产检结果出现以下情况，就需要警惕：

- 你的血压升高，尤其是持续超过两周的时间。孕期轻度的血压上升可能是比较常见的，但持续时间过长，就不是正常现象。
- 检查出尿蛋白，这是肾脏损伤的一个信号。
- 双脚、脚踝和手水肿，颈部和眼部周围虚胖。
- 突然增重很多。

RH 血型不相容

在首次产检的时候，通过抽血检查就能获知你的血型（详见第73页）。并且，检查也能显示你的RH血型是呈阳性还是阴性。RH阴性要比RH阳性少见，大约只有20%的人口是RH阴性。如果你的丈夫是RH阳性血，你们的宝宝是RH阳性血的几率就非常大。如果你是RH阴性血，你的免疫系统就会把RH阳性的血液视作异质，如果你接触，比如通过输血，你就会产生针对RH阳性血细胞的抗体，这种抗体会杀死RH血细胞。

如果你腹中的胎儿是RH阳性，当胎儿体内的血细胞进入你的循环系统的时候，你体内就会产生RH阳性抗体去破坏它的血细胞。如果是首次孕产，危险性更大一点，因为你体内首次接触RH阳性血细胞，RH 抗体的水平可能会很少甚至还没有。但是，通过分娩、阴道出血、腹内受伤、羊膜腔穿刺、CVS 和外部倒转（对臀位的宝宝进行的腹外倒转 – 详见第 203 页），血细胞可能会在你和宝宝之间交换，这可能会导致你的血液里产生抗体。

之后的妊娠也会存在一定的风险，因为可能永远都无法产生足够多的抗体。尽管如此，在每次产检时，医生会采取预防措施来检查你的血液中抗体的水平。众所周知，体内的抗体达到一定的水平就会影响胎儿的发育。但是，在 RH 阴性血的孕妇中，仅有不到 10% 的孕妇达到这个水平。因此，如果医生告诉你是 RH 阴性血，不要泄气。实际上，RH 阴性就意味着需要做一些额外的医疗护理而已。

严重的 RH 血型不相容

鉴于，RH 溶血的问题已经广为人知，孕期 RH 血型不相容的情况已经越来越不常见了。在被告知存在的风险之后，你可能会被注射 RH 球蛋白抗体（D 抗体）。常规来讲，RH 呈阴性且无抗体的孕期女性可能需要分两次注射抗体，以确保胎儿在 RH 血型不相容的情况下是安全的。

如果你已经获得抗体且超过了上限水平，你可能需要接受特殊的检查，从而对宝宝进行相应的评估。

RH 血型不相容是怎样发生的

在首次妊娠时，几乎很少存在问题，因为母体的血液和胎儿的血液在孕期没有交融到一起。如果胎儿的 RH 阳性的血细胞在分娩的时候逃逸到母体的血液中，它们可能会产生 RH 抗体。在后续的妊娠中，如果胎儿是 RH 阳性，RH 抗体可能会通过胎盘伤及胎儿的血液。

符号 – RH 阴性 + RH 阳性 ▲ RH 抗体

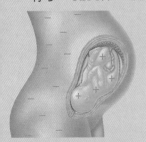 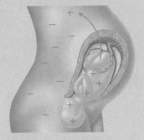 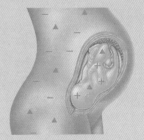

首次妊娠
母体和胎儿的血液系统在整个孕期是完全独立的。

分娩
宝宝的部分血液渗透进母体血液中，从而导致产生 RH 抗体。

后续妊娠
母体中的 RH 抗体会影响到 RH 阳性的胎儿的血液。

15 分娩的准备

到怀孕的第 36 周，你可能会停止工作且放缓日程安排。你可能会感到有些沮丧和无聊，如果这样的话，你可以做一些简单的工作，四处走走，或者当你觉得精力比较充沛的时候，可以打扫一下卫生。这段时间正是可以检查一下，是否准备好了迎接小生命的各种物品，并且让自己和丈夫及其他孩子准备好迎接新的宝宝的降生。

准备房间

可以做一些家务和房间布置的事情，既可以让你每天都有事干，又可以让宝宝出生后可以更加从容一些。

- 忽略一些家务。可以先搁置无关紧要的家务且不要为其担心。
- 不要做重体力的家务劳动。
- 确保你的家庭成员了解到你的身体状况已经不像平时那么灵活矫健。让其他人帮你做事。
- 不要为不重要的事情操心。目前最为重要的事情是你腹中的宝宝。
- 找一位可靠的邻居，在紧急时候能够提供帮助。
- 如果有冰箱，储存满各种食物，像面包、黄油、汤羹、烘焙食品及蔬菜等。
- 在你的橱柜里存满锡纸包装食品及各种食品，以及基本的生活用品，如洗涤剂、卫生纸及尿布和纸尿裤。

准备好婴儿房

如果你的家里空间足够大，你可以给宝宝单独预留出一个房间，并且装扮成育儿室。但是这并不是一定需要的，因为你的宝宝的空间可以是一间大屋子的一个角落。即使你已经为宝宝预留出了一间单独的育儿室，你可能会发现，在宝宝出生后的最初几周里，基本派不上用场。建议宝宝在前 6 个月中最好跟你睡在同一个房间，尤其是在夜里，这样会避免 SIDS（婴儿猝死综合征）。在白天里，你可能希望把他放进婴儿床或摇篮里放在自己身边。

最初的几周过后，最理想的是可以有一间单独的屋子来放置宝宝的日常用品，如喂养用品、洗浴用品、尿布、衣服及玩具等等。尽管如此，如果家里没有这样一间屋子，也无需纠结。多数宝宝用品可以购置二手产品。可以从当地的报纸上找到转让物品的消息，也可以到孕婴店或婴儿门诊获取信息；朋友之间也经常转让物品。

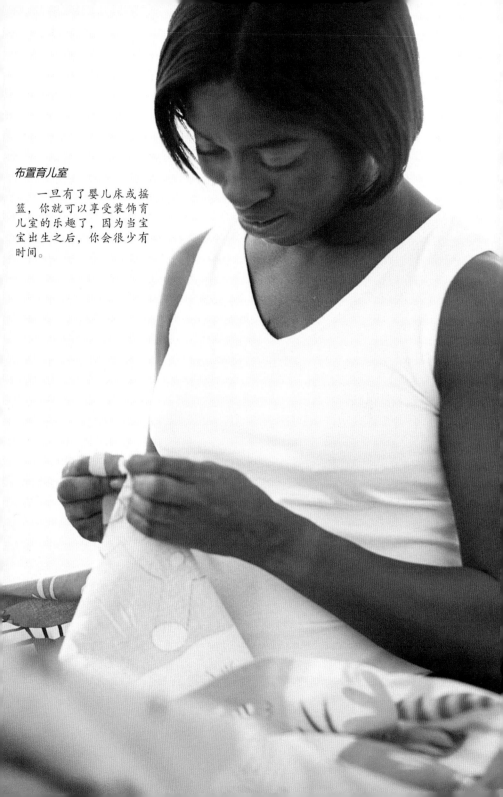

布置育儿室

　　一旦有了婴儿床或摇篮，你就可以享受装饰育儿室的乐趣了，因为当宝宝出生之后，你会很少有时间。

你需要为宝宝准备什么

早在怀孕初期，你就可以开始考虑你需要为宝宝准备什么的问题，尤其是当你打算对家里的房间做一个调整的时候。

宝宝的物品

- 婴儿床—对于最初几个月的宝宝来讲，婴儿床是件很奢侈的物品。你的宝宝在莫斯（Moses）摇篮中更容易入睡。小宝宝可以睡在一个足够大的摇篮中，只要能够保持空气流通，并且把宝宝的双脚顶到摇篮的一边，把盖毯塞好，防止他自己踢掉毯子就可以。
- 莫斯（Moses）摇篮—可能适用于6个月以下的宝宝，但是这取决于你的宝宝的体重大小及是否好动等因素。可以作为婴儿床的一个备用品。
- 可以放置在汽车前排或后排的宝宝安全座椅，但是，考虑到汽车安全气囊的位置，最好不要把安全座椅安装在汽车的前排。
- 无论是婴儿床还是摇篮，都要选择一款较硬且平坦的垫子，而且带有防水表层的。宝宝不能用枕头，因为可能存在宝宝被枕头窒息的危险。
- 可以准备柔软透气厚度适中的毯子或被子，至少要4-5条。
- 只选用棉质的毯子，羊毛质地可能会太热，羽绒质地的盖被不应该给1岁以下的宝宝使用。
- 准备柔软的平纹小方巾，用来保护宝宝的衣服和床褥，防止宝宝吐奶。也可以铺在摇篮里宝宝的头部下方，以保护床单的整洁。
- 尿布—你可以选择棉质尿布或纸尿裤，或者两者皆备。有研究显示，与购置棉质尿布加洗尿布的用水用电成本相比，纸尿裤的花费并不高。但是，棉质尿布更加环保。你可以在宝宝出生的前几周使用纸尿裤，不用洗尿布，以便让自己休息一下。如果你用棉质尿布，至少购买两打尿布，可选用带尿布带的或尿布别针的尿布。你也需要两个塑料盆，用来清洗尿布。
- 尿布里垫—可以在棉质尿布里面加上一层一次性的尿布垫，用来吸收尿液，防止渗漏。
- 如果你选用棉质尿布，需要准备至少6对防漏内裤。因为防漏的质地很容易在洗后变形或裂开，所以要购买质量最好的且尽量手洗。

- 宝宝浴盆—这是非常有用的，你可以在最温暖的环境下给宝宝洗澡，但不一定要在浴室里进行。最好等到宝宝4个月以后，再更换较大的浴盆。
- 尿布垫。
- 两条柔软的宝宝专用毛巾—你的毛巾对于宝宝娇嫩的皮肤来说就像砂纸一般。一定选择最为柔软的毛巾。
- 宝宝洗澡用品。
- 海绵或柔软的面巾。
- 原棉巾。
- 凡士林、沐浴露和婴儿霜。
- 针对娇嫩皮肤的橄榄油。
- 妈咪包—可以铺开一个防水垫为宝宝更衣或换尿布，并且有分隔区域可以盛放尿布、换洗的衣服、清洁用品及尿布扣、别针等物品。可以卷起并方便用肩背的。
- 外缘比较钝的剪刀。
- 婴儿车或手推车—你需要了解你真正的需求，如果你有车，出行基本靠驾车，可折叠的婴儿车是较好的选择。如果你乘坐公共交通出行，容易折叠并能够水平放置的手推车是比较理想的选择。现在，有各种各样的设计，所以可以到商场多家进行比较，而且听取别的父母的建议。
- 背婴带—前背式的适合前6个月，后背式的适合更大些的宝宝，尤其是当宝宝习惯了之后，对宝宝出行非常有用。
- 如果你不准备母乳喂养，准备用奶粉

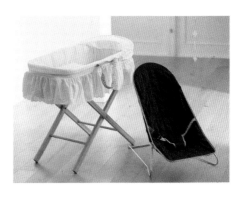

宝宝用品

对于初生婴儿来说，莫斯（Moses）摇篮是个简单又轻便的床。背靠式宝宝椅对于能坐之前的宝宝也是十分有用的。

来喂养宝宝，就要准备喂奶用品。

- 背靠式餐椅—宝宝可以倚靠着坐起来，并且能够看到你在房间里的活动。

布置育儿室

确保育儿室的所有角落干净卫生，并且是容易清扫的。确保有足够大的储物空间，尤其是在给宝宝换衣服和换尿布的区域周围。选择开放式的橱柜，以便于方便拿到宝宝的物品。在宝宝的活动能力和好奇心发展到一定程度时，为了宝宝的安全考虑，落地式的橱柜需要加锁。

为了夜间哺乳，可以安装一个小夜灯。温度控制也是非常重要的，室内温度应该控制在18℃ –20℃，这个温度对宝宝来说不冷不热。为了你自身的舒适，你需要准备一个低矮的喂奶凳子和一张小桌子。如果可能的话，在房间里安装一个小型流水装置，虽然这有点奢侈。

备产

医院或你的助产士会给你提供一份备产物品清单。如果你计划在家分娩，你可能需要准备一个房间用作分娩。

准备在家分娩

为了让你自己更舒适地在家里分娩，同时也让助产士更方便地提供帮助。以下办法可供参考：

- 确保你的床够硬，以便能够很好地起到支撑作用，并且可以避免羊水在身下湿透。如果需要的话，可以在床垫下面放一块硬板。如果你决定不在床上分娩，也可以收拾好床，以便你可以自由进行选择。
  - 最为方便的方式就是按照下面介绍的方法准备床。换上新的床单，然后铺上防水垫（老式的浴帘也可以），并且盖上干净的旧床单。在产后，旧床单和防水垫都可以马上扔掉，只留下干净清新的床。
- 用化纤的盖布遮盖分娩房间里的家具和地面。
- 预留出一个工作区，如床头柜或梳妆台这种靠床很近又便于放置物品的地方。
- 一般情况下，助产士都会提前准备好分娩包，里面包括分娩中用到的各种物品。请跟你的助产士检查一下是否准备了消毒巾。
- 如果你计划在分娩的过程中不断活动，就腾出较大的空地。近处备上新洗过的床单，以便到分娩的时刻，你可能想躺到地上。
- 如果还没有破水，可在分娩前洗澡或沐浴（沐浴以防止感染）。另外，用无菌皂清洗双手、大腿内侧30厘米的区域及会阴部位，用干净的毛巾、无菌布或纱布擦干。
- 为自己准备好一套干净的睡衣，卫生

产前准备

列出一份分娩所需的物品清单。提前准备好，并且让你在分娩时的助手知道物品所放的位置。

护垫及内裤，并且为宝宝准备一条棉质透气的毯子，一次性尿布，一件睡衣或连身衣。准备一个莫斯（Moses）摇篮或婴儿床，并且铺好床品。

在家分娩需要额外准备的物品

除了上述清单中所述的物品，以及助产士提供的各种用品之外，你可能还需要准备以下物品：

- 开水壶，在分娩过程中可以用热水缓解疼痛。
- 一些既有营养又易于消化的零食和饮料。
- 镜子，可帮你看到分娩过程。
- 充满电池的相机及内存足够大的储存卡。
- 让其他的孩子做好准备。
- 准备一定数量的一次性内裤。

医院备产包

在预产期之前的几周，就需要把去医院时带的备产包准备好，把各种物品都装好。询问医院是否为产妇准备衣服，准备了什么衣服。在你住院期间，只有少数医院提供尿布或宝宝服装，但是多数都会提供床品。你将会发现，在你住院期间，你的丈夫或其他照料者需要频繁地拿来干净衣服，取走弄脏的衣服，并且去拿你和宝宝出院时需要穿的衣服。记得要选择宽松式的衣服。因为产后会分泌奶水且腹部会慢慢回缩，准备衣服时，要考虑到这些身材变化的因素。

住院的建议

你自己

- 2–3 套前面开扣的睡衣。
- 2–3 套哺乳胸罩和防溢乳垫。
- 宽松的外衣和拖鞋。
- 4 条裤子，一次性的也非常有用。
- 卫生巾—找到吸收力最好的。
- 洗漱用品包—香皂、牙刷、牙膏、洁面奶、保湿霜和洗发水。
- 梳子、2 条毛巾、2 条面巾。
- 卫生纸或柔软的纸巾。
- 化妆品和镜子。

宝宝

- 初生婴儿型号的一次性纸尿裤。
- 3 套内衣。
- 3 套连身衣或睡衣。
- 棉质透气的毯子。

照料者需要带齐的物品

去医院分娩，你的丈夫或照料者也需要准备一个小包，装好以下物品：

- 小棉棒，用来湿润你的嘴巴的。
- 润唇膏或凡士林膏来防止嘴唇裂开的。
- 冰袋箱和热水壶，用来镇痛的。
- 一瓶稀释的果汁或水，供你在分娩过程中吸着喝的。
- 饮料或三明治供你在产后感到饥饿的时候食用的。
- 书、纸牌、本、拼图游戏、音乐播放器，供你在宫缩间隔消磨时间用的。
- 护膝或厚袜子，以备你在分娩后感到冷（详见第 178 页）。
- 面巾，如果你感到很热的时候，擦脸用的。
- 医院电话亭所需的硬币或电话卡。

让你的其他孩子做好准备

如果你有家庭，那么每个成员都应该参与到你怀孕中来。要根据孩子的年龄以及他们的理解能力，告诉孩子们发生了什么，以及怀孕是怎么回事。即使是非常小的孩子也会注意到你的身材发生了变化，并且想知道为什么。诚实地告诉他们，并且让孩子感受宝宝的胎动。如果你的孩子或孩子们都足够大了，可以在墙上挂一个图来解释你的怀孕及胎儿的发育情况，并且随着孕期的推进，更新图示。

如果你在家分娩，你需要决定是否让孩子们跟你在一起。不要限制你的孩子们，如果他们跟你一起经历了怀孕的历程，那么分娩将是一次富有启发作用的经历。尽管如此，如果他感觉到无聊或愿意走开去玩，也不要感到意外。需要找到另外一个照料者在你分娩的时候照看他们。

可以事先告诉孩子们分娩的过程中会发生什么，尤其是告诉他们你会感到疼痛，而且可能会喊叫，否则，可能到时候他们会被吓到。你也要告诉他们胎盘娩出的情景，因为这通常是最为血淋淋的部分。警告他们你将没有办法回答他们的问题，因为你会很忙，并且，如果助产士在分娩中的任何时候要求他们离开房间，都要马上照办。

让你的孩子参与其中

可以把你怀孕的进程以图解的方式告诉你的较大的孩子，让他们明白发生了什么。

做好安排

只要你的孩子年龄够大且有一定的理解力，如果你需要去医院，向你的孩子解释发生了什么事，以及是如何安排他们的。你可能在医院小住一段时间，大约是24-48小时，你会需要一个人来专门照料你的孩子。如果可能的话，可以请一位他很熟悉的人来家里照顾他，最好还是让他呆在自己家里，这样他能够在自己熟悉的环境里，而且日程安排就不会受到很大的影响。如果这不可能实现，必须得把他送到其他人的家里的情况下，确保一定是他熟悉的地方，而且在你离开前他已经去过

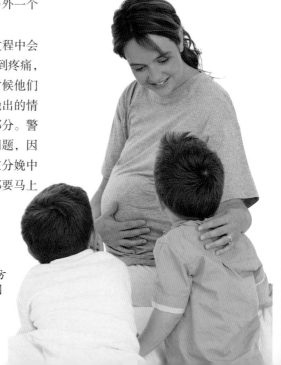

几次了。如果你的分娩时间较长，可能在12–18小时，你和你丈夫无法去接他。

确保你的孩子确切地知道你们要离开几天。通过其他的方式告诉他们小宝宝出生的事情，拿出他的婴儿时期的照片，告诉他有个像他小时候一样的宝宝即将出生。给他买一个玩具娃娃，让他感觉到自己也有了一个宝宝。如果新的宝宝出生之后，你和丈夫可能会花更多的时间照顾小宝宝，这时候，玩具娃娃也能起到一定的安慰作用。

如果你的孩子足够大了，能够理解将会发生什么，就直接告诉他，这会让他更加熟悉将会发生的事情。否则，他将会感到意外，也可能会心烦意乱。对于分娩开始之后发生的事情，列一个时间表。如果你跟他讲解，他会感到很高兴，而且很安心，因为他感觉到你对他有特殊的关照。

分娩准备工作

在家分娩

- 给助产士打电话。
- 给丈夫或其他照料者打电话。
- 联系临时照料你的其他孩子的人，并且让他们准备好。
- 给自己准备一杯热饮。
- 检查房间是否已经准备妥当。
- 洗个热水澡或淋浴。

在医院分娩

- 联系医院，如果你无法由丈夫或其他照料者送往医院，可以呼叫急救中心或出租车。不要自己开车。
- 给你的分娩照料者或分娩助理打电话。
- 告诉照料你的其他孩子的人，你要住院了。
- 给自己准备一杯热饮料。
- 检查你的包、外套和你的物品袋。
- 在等待你的丈夫或急救车来之前，好好休息一下。如果有别的人送你去医院，你应该知道怎么走及多久能到达医院。准备一份备用计划，以防遇到交通堵塞的情况，或由于道路不通或其他原因。任何时候，只要可能，就要选择路况较好、不会颠簸的路，这样在途中会舒服一些。事先了解医院在白天和夜里分别用哪个入口，这样就能够找到最好的捷径。确保你和医生都非常了解所有这些信息，如果你想到时候无需费心，可以提前演练一下。

分娩征兆

- 在你最终分娩之前的一到两周内，你可能会经历一些征兆。
- 你可能会感到腹部"变轻"或重量下沉，此时可能宝宝的头部已经入盆。
- 宝宝的头部入盆可导致对膀胱的压力增大，你将会出现再次尿频。
- 布莱克顿·海克宫缩会越来越频繁且越来越强。
- 阴道的分泌物在分娩的前一两天通常会增加。如果你是首次分娩，可能在产前两周左右就会出现"见红"（详见第171–172页）。
- 在最后一周，体重会稍微减轻。
- 有些产妇会出现一种筑巢的本能反应，就是想打扫房间。

16 分娩与出生

之前做的所有准备，都是在等待这一刻。期待分娩过程中没有疼痛是不现实的，但是你可以希望分娩过程会放松一些，快乐一些。如果周围的每个人和每一件物品都是你熟悉的，这会对你有所帮助。并且，如果你了解了分娩的过程，你就会更加镇定，如果能够在分娩过程中控制自己的身体，你就会感到自信许多。如果你了解了分娩的过程，并且进行了产前练习和呼吸技巧练习，你经历的疼痛就会轻一些，就能够享受分娩的愉悦和美好。

分娩

你的分娩可以分为几个划分明确的阶段。在分娩开始之前有一个阶段，经常被称作产前。第一个分娩阶段被分为两部分，较早的阶段是当你开始进入分娩的时候，此时的宫缩可能持续时间较短，间隔时间不规律，而且疼痛程度较轻。当你的宫缩更加规律，间隔时间更短，也更痛，致使宫口全部张开，第一阶段就结束了。分娩的第二阶段是当你用力把宝宝娩出产道，随着宝宝的出生，这一阶段就结束了。此时，分娩还没有结束，直到第三阶段娩出胎盘（产后），分娩才完全结束。

每个女性对宫缩的疼痛感受都不一样，但是在分娩早期，疼痛的感觉类似于行经时的疼痛，有时候会伴有轻微的背痛。对于有些产妇来讲，进展到分娩第一个阶段，只有逐渐加剧的背痛，这通常被称作产前背痛（详见第 174 页）。

产前阵痛

通常，宫缩的感觉像是腹部一阵阵难受，并逐渐达到疼痛的顶峰，持续几秒钟，然后消退。同时，你可能会感到子宫的肌肉变硬变紧且逐渐达到收紧的顶峰，持续几秒钟，然后又开始松弛。你无法控制宫缩，它们是不由自主的，尽管你在分娩过程中的意识能对宫缩产生一种很深的影响，能够让宫缩变得更痛或更不痛。

多数产妇认为宫缩持续时间越来越长，越来越频繁且强度更大。但有的产妇并不是这样的，所以你也不要担心。

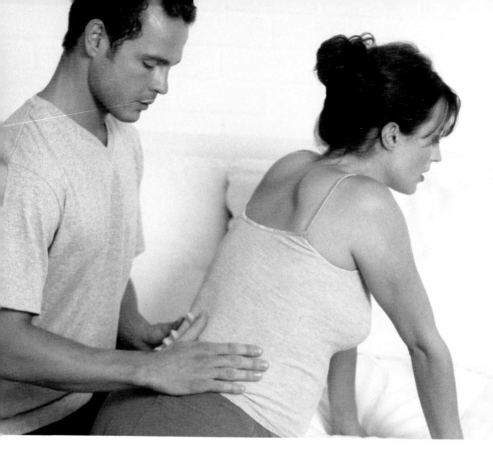

爱的支持

　　许多产妇发现，在分娩的任何时间里，肌肤接触和按摩都是非常有帮助的。

　　例如，如果一次很强的宫缩之后出现一次较弱的宫缩，并且持续的时间比较短，这绝对是正常的。如果宫缩会一次接一次非常强劲，也是正常的，这种情况通常发生在静脉注射催生素之后（详见第197–199页）。

真正临产

　　许多人认为真正临产的征兆会非常清晰：疼痛袭来，宫缩开始，你将会知道分娩在即。实际上，通常没有那么清晰的信号。一旦开始临产，可能会出现3种症状，尽管也不是意味着马上就会分娩。

- 宫颈处起到堵塞作用的黏液伴着血液在分娩第一阶段早期就会排出（这可能会发生在分娩之前的两周），随后可能出现破水。有时候这会被称作"见红"，并且意味着宫颈开始扩张。

分娩的时间长度

　　首次生育时，分娩时间通常最长，平均大约是12-14小时。以后的分娩持续时间平均约为7小时。通常情况下，宫缩越弱，分娩持续时间就越长。较快的分娩通常是伴随着持续时间较长且较慢的宫缩，但是过程都是一样的。

• 你可能会在分娩前的任何时间破水。破水之后，羊水最初是一股涌出，随后是滴滴答答，你可以用卫生护垫。破水的时候不会疼，涌出的羊水量取决于破水的位置和大小，以及宝宝的头部是否塞住了破水处。如果你的羊水破裂，你应该立即联系助产士或去医院。

• 你可能会感到腰部酸痛，或者你在怀孕第三阶段出现较强的布莱克斯顿·海克斯宫缩时，你可能会误以为是分娩的征兆。尽管如此，这是人们熟知的"假性宫缩"。可以数着早期的宫缩，如果频率更大，持续时间更长的话，你可能真的要临产了。宫缩的间歇，是判断是否临产的信号，它是从上一次宫缩结束的时候起到下次开始的间隔时间。早期的宫缩大约会持续 30-60 秒，在分娩最顶峰的时候，逐渐增强至每次持续 75 秒。

住院

当你到达医院产房的时候，助产士将会为你准备分娩，而你的分娩助手会一直陪着你。

• 她可以检查你的产检记录，询问你的临产征兆，是否破水，宫缩的频率是多少，你是否有便意。

• 她会要求你换上带来的宽松的衣服，以准备分娩和哺乳。

• 将对你进行检查，助产士会触诊你的腹部来确定宝宝的位置，她会给你听胎心，量血压，并且对你进行内检，查看宫口张开的情况。她可能用一个电子监视器记录大约 30 分钟的胎心情况。

• 你需要进行取尿样，以检查蛋白质和糖分。

• 如果你愿意的话，你可以洗澡或沐浴，然后舒服地在产房里，并且由你的分娩助手和助产士陪伴。

• 如果你有任何疑问可以跟助产士讲，也可以跟助产士讨论你的生产计划

胎位姿势

宝宝的先露部位就是最先娩出的部位。多数宝宝在子宫里呈蜷曲的姿势，下颌抵在前胸（见右下图）。宝宝的体位和姿势会影响到分娩。枕后位的胎位（见左下图）会导致背痛分娩（详见第 174 页）。如果宝宝的面部朝前，分娩可能会比较慢，宝宝的身体可能会有轻度的水肿，持续大约 24 小时。

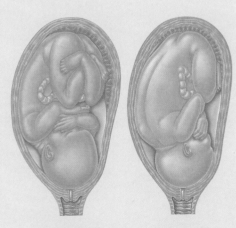

后肢前置姿势　　　最佳姿势

（详见第 240 页），并且把你的感觉告知助产人员，此时，可以告知他们你的选择和偏好。

分娩中的呼吸

如果你练习过放松技巧（详见第 140 页）并学习了不同的呼吸方法，那么，现在就是实践的时候了。如果你的呼吸太过短促，或你的肩膀太紧张，你的分娩助理会提醒你。

你的分娩助理会帮你找到呼吸节奏，或者用语言来引导你的呼吸节奏，例如"呼吸、呼吸、喘气、喘气、轻喘"。

第一产程

早期的宫缩可能比较轻，你应该可以深吸气并彻底呼气。每次宫缩时，缓慢深深地呼气。

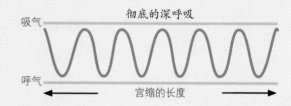

第一产程后期

呼气，然后试着在宫缩的时候吸气；轻轻地，较短地呼吸，几乎不要让腹部有起伏。做一个深呼吸，然后当宫缩结束的时候放松。

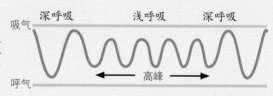

过渡阶段

如果你想尽早用力，可以尝试喘气，但是不要过度呼吸，让你的身体缺氧。通过嘴巴喘气。如果你有点眩晕，你的助手可以在你呼吸的时候把他的双手做成杯状放到你的鼻子和嘴巴上。

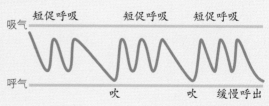

第二产程

这一阶段基本要求自然的呼吸方法，做一个深呼吸，屏住，然后接着用力，呼气，让你的骨盆底部有膨胀的感觉。推力应该长且顺。如果宫缩仍然很剧烈，重复这种呼吸；当宫缩结束的时候，放松。

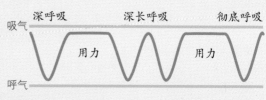

第一产程

在这个阶段，宫颈张开（扩大），让胎头可以通过。在张开之前，宫颈变薄变软，并且逐渐受到来自子宫肌肉收缩的拉力。子宫上半部分的肌肉收缩，对下半部分产生压力，这种力又被传给宫颈。结果导致宫颈受到拉伸，并且会随着每次宫缩扩张，直到整个宫颈通道完全张开。

宫颈张开的程度有着标准的表达方式，可以准确地描述分娩的进程。如果你问助产士，分娩到什么程度了，她可能会用宫口开了几厘米或者开了几指（一指大约是 1 厘米）来回答你，宫口张开的进程通常是 1 厘米 1 厘米地推进，直到 10 厘米。当宫颈完全张开时，大约是 10 厘米。这意味着第一产程结束，其实在真正的分娩过程中，第一产程会逐渐地转到第二产程，并没有明显的界限。

分娩背痛

如果你的胎儿身体背面朝前，它的头部可能会压到你的骶骨的位置。这通常会导致产程较长，较为艰难且伴随背痛。这种胎位就是胎儿的头部没有恰当地弯曲，导致先露部位比较宽。尽管如此，胎儿通常会在通过产道的时候自己转过来，然后进行正常的分娩。如果你的背痛非常严重，可以通过以下方式来缓解。

- 一直在活动，在宫缩的时候采取一种较为舒服的体位及能够减轻背部压力的体位。例如，四肢着地趴着，靠着椅背或前后摆动。

- 让相反方向的压力抵消背部的压力。陪伴分娩的人可以用拳头或像网球一样的圆的东西按压你的背部。

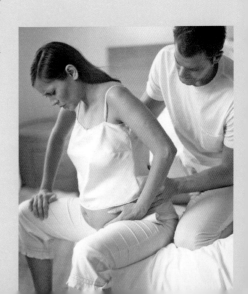

缓解背痛的方法

在分娩过程中，你的陪伴者可以用力按摩你的腰部和骶骨区域来帮你缓解背痛。

分娩过程中的检查

　　如果你请求硬膜外麻醉，麻醉师可能会在你进入产房后到场。如果没有，你可能会由你的丈夫或分娩助理或一位助产士陪着你经历分娩的全过程。

　　在分娩中，会定期通过胎儿镜、胎心仪或胎心检测器来检测胎心的情况（详见第200页）；你自己也应该能够听到胎心。你会大约每4个小时接受一次内检，来检查是否一切进展顺利。如果出现问题或助产士有要求，检查可能会更加频繁。助产士检查的时候，你可以坐着或侧躺在床上。你可以让她知道你比较喜欢哪个姿势。但是当你站着的时候，助产士很难实施检查。

　　给你做检查的助产士可能是一直照料你的助产小组的成员，也可能不是。她会告诉你到了该检查的时间了，并且告诉你进行什么检查。如果你有不懂的情况，你自己或者让你丈夫去问她。如果你感觉到你的宫缩持续时间变长且更强烈，而且间歇变得非常短，就可以要求助产士检查。在两次检查之间，你会欣喜地发现，宫颈会继续张大。一般而言，你同伴的在场并不影响你的内检，但是看你自己的意愿是否让他在场。

　　你在内检或正在经历宫缩的时候，你可能会被问及一些问题。你需要集中注意力，并且回答问题。

你的宫颈发生了什么？

　　在第一产程，宫颈会被拉伸得很薄且需要张开，以便胎头能够通过。

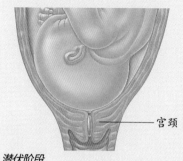

宫颈

潜伏阶段

　　你的宫颈仍然是大约2厘米长，直到宫缩开始，让其变短（渐渐隐藏起来）。

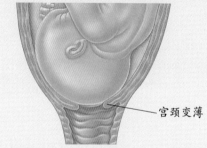

宫颈变薄

活跃阶段

　　当宫颈通道变短时，以后的宫缩会让宫口扩张得更大。

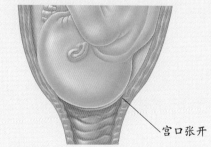

宫口张开

分娩阶段

　　宫颈口最终会扩张到10厘米。此时就是完全张开了。

在第一产程对分娩助理的建议

- 在产前，鼓励产妇睡觉并尽量保存体力。你会发现她到时候能够出现能集中爆发，这是内在的天性，但是一定要坚决告诉她要多休息，并且把双脚尽量抬高。

- 在分娩的早期，当羊膜破裂时，鼓励她洗个热水澡且要防止滑倒。如果已经破水，最好是用淋浴。

- 除非她自己感觉没有食欲，要鼓励她吃点她想吃的东西。果汁和蜂蜜里面含有糖分能够给她充足的能量。你也应该吃些东西，因为到后期可能没有时间吃。

- 当出现宫缩的时候，你应该记下时间并记录两次宫缩的间隔时间（上一次结束时到下一次开始时），并且记录每次宫缩持续的时间。把你的手放在她的腹部，这样你就能感觉到宫缩的高峰了。

- 你最重要的一个角色是在宫缩的时候辅助她，给她安慰和支持。一定不要责备和批评。要用积极的话语开导她。如果她对你发脾气或只找助产士来解决疑虑，你也不要生气。她只是想寻求专业的帮助，并不是排斥你。

- 如果你帮她擦脸，她会感到很舒适。你的接触会让她感到欣慰，尝试按摩她的背部或轻轻地安抚她的腹部，或者只是握着她的手。

- 注意观察她的颈部、肩部和前额的任何紧张的信号，鼓励她放松，并且提醒她应该怎样做。在宫缩之间，她应该保持嘴巴放松，所以，当你发现任何紧张的信号时，可以要求她闭上嘴巴，放松下颌。

- 如果她站着且走动，提醒她每小时排一次尿。如果她刚站起来活动，陪在她身边，因为任何形式的活动都会增强宫缩。当她如厕的时候，也跟着她，如果她不介意的话，在卫生间里陪着她，不然就在门外守着。

- 观察她的情绪并配合她。如果她想安静地呆着，那么保持安静，但是如果她想热闹，就跟她玩牌或拼字游戏。

- 当你们到达医院的时候，她可能正在经历宫缩，可以直接到产房。重要的是要尽量轻微快速地挪动她，让她感到稳定舒适。帮她排除可能让她烦躁并会影响她控制分娩的因素。

- 在准备分娩阶段，你可以陪你的妻子，但是如果她仍然处于分娩早期，这可能是你出去进餐的一个好时机。因为在接下来的分娩阶段中你的妻子需要你一直陪护。

- 如果医护人员建议打麻药，确保她自己知情。如果她自己愿意坚持，就帮助她，但是要记得，如果她的情况有医疗指征可以打麻药，就绝对没有任何理由不给她打。如果她自己要求实施镇痛措施，不要横加阻止，这是她自己的决定。

- 如果在家分娩，多数情况下只有助产士一人在，所以要准备好辅助她的要求。按照她的要求去做，越快越好，并且保持镇静。

- 当开始分娩时，你妻子把你的手放到她的腹部，你可以感觉到开始收紧且能够感知下次宫缩的来临。当子宫开始变硬变紧，告诉她做个深呼吸。你可以让她知道你了解她的痛苦，为此她就能更好地控制自己。

第一产程的姿势

在分娩中，并没有唯一"正确"的姿势；可以自己尝试并找到最为舒服的姿势。可以走动且尝试新的姿势，可以用家具或你的丈夫来支撑你。许多孕妇喜欢走动，当开始宫缩的时候，就做出她们感觉舒服的姿势。

保持上身直立

这会有利于第一产程的宫缩。如果你的双膝微微张开，背部平直且微微前倾，你会感到更加舒适。可以在椅背上放个靠垫。

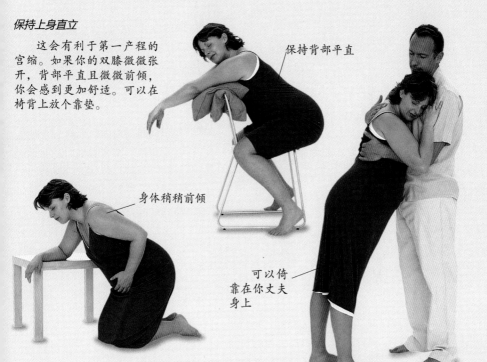

保持背部平直

身体稍稍前倾

可以倚靠在你丈夫身上

在刚刚进入第一产程的时候

开始宫缩时，停下正在做的事情，就近找个可以倚靠的地方。如果表面够高，可以跪下，身体微微前倾。

倚靠你的同伴

倚靠到你的丈夫或分娩助理身上。宝宝的重量会使脊椎承受一种向下的拉力，此时的宫缩将最有效率。他也可以顺势按摩你的后背。

如果你背痛

当宫缩开始的时候，可以四肢着地，前后摆动你的身体。不要让背部弯曲，在两次宫缩之间可以稍稍弯曲手臂，或者向后坐到小腿上。

不要弯曲背部

过渡阶段

这是第一产程结束到第二产程开始的阶段。并不是所有的产妇都会明显地区分出各个产程，但是许多人可以，而且这样更利于做准备。两个产程之间一般不超过1小时，通常是更短，但却比较难以处理。

第一产程已经耗费许多时间，许多产妇已经变得心灰意冷，感觉到她们没有镇痛药已经坚持不住了。并且会出现一些颤抖的情况，这是正常的，也是生理性的。简单解释就是因为体内激素的变化让你感到一些兴奋和易怒，这是很正常的。许多产妇有恶心想吐的感觉。如果你出现了这种情况，不要忍着，你会发现吐出来之后就会感觉好很多。

你可能会感到很激动且焦躁不安，无论什么姿势都不舒服。你可能会为自己和宝宝的安全而焦虑，在两次宫缩之间，你可能很困，因为你体内大多数氧气都供给了子宫和宝宝，你的大脑会相对缺氧。

呼吸技巧

许多产妇在过渡期会感到有种想推的冲动，但是不会用力，直到助产士确认你的宫口已经完全张开（详见第174页）。如果你有很强的想推的感觉，而助产士说太早，你可以用轻浅的呼吸技巧（详见第142页），直到助产士告诉你可以安全地开始用力了。

对于多数产妇来说，过渡阶段的结束是以明显的呼吸方式的区别来划分的。你可能会不自主地呻吟，这是因为你开始有强烈的向下用力的感觉。告诉你的分娩助理去告知助产人员，你已经准备用力推了。助产士会确认你的宫口已经完全张开10厘米，并且第二产程开始了。你的宝宝已经要娩出了。

给分娩助理的建议：

• 尝试让她放松下来。可以问她问题以转移其注意力，如果她流汗很多，给她擦汗。

• 如果她告诉你不要碰她，就不要碰她，但是要一直守在床边。如果她感到恶心想吐，就拿一个盆并鼓励她吐出来。要一直表扬她。

• 如果她的双腿开始发抖，可以给她穿上袜子且紧紧抱住她的腿。

• 如果你注意到她开始呻吟并在用力，立即告诉助产士。这是你的妻子非常艰难的时期，你可以鼓励她，向她解释她快进入第二产程了，宝宝很快就要出生了。

• 当助产士说她已经看到胎头了，你就知道马上就要分娩，胎儿开始通过产道。

过渡阶段的姿势

在分娩过渡阶段里，很难找到一个舒服的姿势。宫缩此起彼伏，但是你要知道宝宝马上就要出生了，这会给你勇气和信心去保持镇静和耐心。你可能不想四处走动了，但是要随时更换姿势。你的分娩助手会帮你做到建议的各种姿势。

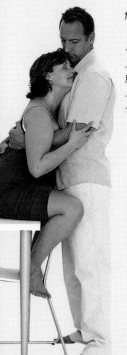

倚靠在分娩助手身上

坐在较高的桌子上，双脚分开踩在椅子上，保持双膝分开，上身倚靠在你丈夫的身上能让你感到更安全。

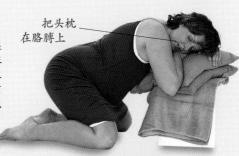

把头枕在胳膊上

肩部前倾

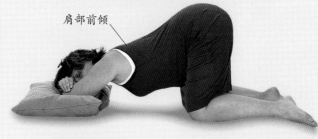

如果宫口完全张开

如果你感到需要向下的推力，当宫口继续张开的时候，可以借助地球引力慢慢让宝宝向下。跪在地上或者臀部坐在小腿上，胳膊放在一个矮凳上，把头枕在胳膊上；或者将胳膊放在地上，让头部枕到胳膊上，臀部翘起。这会减轻腰部的压力。

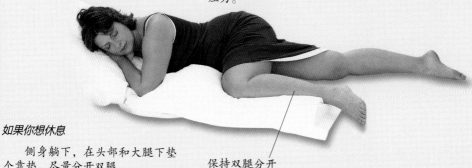

如果你想休息

侧身躺下，在头部和大腿下垫个靠垫。尽量分开双腿。

保持双腿分开

第二产程

对于初产妇来说，第二产程通常不会超过 2 小时，也可能只用 5 分钟。娩出是一种本能的向下推的力，是由于胎头压到盆底和直肠所致。你会知道自动地做个深呼吸，放低你的胯部，从而对子宫施加压力，帮助娩出宝宝。然后，屏住呼吸，轻轻地屈起膝盖然后向下用力。如果你平躺着，将很难用力。如果你站着、蹲着、支撑着坐起、四肢着地趴着或跪着，倚靠在椅子上，或倚靠着你的丈夫都会更容易用力。通过这些方式，可以借助到地球的引力。你的用力会更加有效且连续。所有肌肉的用力都应该是向下的，是朝外的。而且应该非常缓慢和渐进，以便阴道组织和肌肉都有充分时间来伸展，最终胎头提供足够的空间通过，而且避免外阴撕裂或会阴侧切。即使这样，也有可能需要侧切。

在宫缩的时候用力。你的用力应该只对子宫推出宝宝起到帮助，而子宫的肌肉能够自发地推出宝宝。所以你可以在宫缩达到顶峰的时候开始用力，这样最有效。在用力的时候，盆底和肛门附近应该尽量放松，所以在产前练习放松你身体的这些部位（详见第 122 页）。当你完成一次用力之后，你可以放松两次，做深呼吸是有帮助的，但是不要在宫缩结束的时候放松得太快，因为如果你慢慢地放松的话，宝宝将保持向前的进度。

在第二产程对分娩助理的建议

- 提醒产妇在用力的时候放松盆底。她可以做两三个深呼吸，然后在宫缩达到顶峰的时候使劲用力往外推。提醒她要使劲要坚定地向外推。

- 提醒她看一下镜子，以便能知道宝宝的娩出程度。

- 如果你们在医院分娩，而且被要求立即离开产房，如果可以离开，没有问题。可能会出现紧急情况，医护人员需要紧急行动。你无法确保是否需要你留下，但是可以离开房间在外面等。

- 在两次宫缩之间，提醒她平躺，充分放松。

- 一旦宝宝的头部娩出，你就是一个旁观者了。接下来助产士会辅导你妻子进行娩出胎盘的过程。

- 不要期待你妻子会在分娩过程中跟你有交流。她已经筋疲力尽，甚至有时候会忽视你的存在。

- 当宝宝被抱到你妻子的怀里，如果可能的话，你可以拥抱他们母子，让她们感到温暖，并且告诉她你一直在身边。

- 此时，对于你自己的反应和你妻子的反应，要做好心理准备去接受。可能会有眼泪、安静、喜极而泣，还可能会有激动和兴奋。这些都是正常的，也是可以理解的，所以不要压抑你的感情。

分娩的姿势

　　现在，你可以根据你分娩的经历，知道最舒适的姿势是怎样的。接受你的助产士的建议，她们会引导你度过分娩。要给自己加油，并且努力坚持。宝宝马上就要出生了。

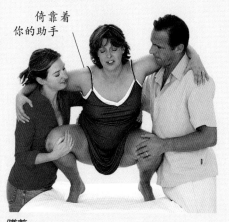

倚靠着你的助手

蹲着

　　这个姿势会打开骨盆，放松盆底，使阴道张开，而且能够借助重力来分娩。可以蹲在床上，你需要两个助手在两边支撑，让你感到安全。

常规的分娩姿势

　　倚坐在靠垫上，双臂环抱膝盖，下巴垂到胸前。你可以在宫缩的间隙平躺下放松休息，保存体力。你可以看到宝宝的娩出过程。

半蹲姿势

　　如果你想在分娩的时候跟你丈夫更亲近一些，你可以背部倚靠到他的怀里。他跟你的亲密接触会给你信心，并且，他可以在你宫缩的时候鼓励你用力。

有支撑地蹲着

　　你的丈夫可能用双臂架着你，为你分担一定的重量。他应该保持背部直立，微微屈膝。

让你丈夫帮你分担一些重量

下巴下垂

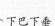

背部倚靠

即将娩出

宝宝即将娩出的最早的信号就是外阴和肛门部位由于胎头压迫骨盆底而显得有些膨出。胎头随着每次宫缩向前移动，直到在两次宫缩之间滑出产道。这就是胎头外露，之后，胎头会随着下一次或两次宫缩被娩出。

由于胎儿对产道的扩张，你通常会感觉产道有种刺激和灼烧的感觉。当你出现这种感觉的时候，你要停止用力，浅呼吸且让子宫自动地推出宝宝。这可能非常难以把握，因为你还感觉像是在用力，但是你继续用力的话，可能会有撕裂外阴或需要侧切的风险。

当你停止用力的时候，试着松弛下来。自觉地放松会阴部位的肌肉（详见第122页），那种刺激或灼烧的感觉会持续很短的时间，随后，当胎头经过阴道的时候，会被一种麻木的感觉取代，因为阴道组织已经变得非常薄，神经都被阻断了，起到了一种天然的麻醉效果。如果医护人员认为你的外阴可能被撕裂，此时，她们会给你做会阴侧切手术（详见第196页）。当宝宝的头部娩出后，你会感到有一种牙膏被挤出来的感觉。当胎儿头部露出，助产士会检查脐带是否绕颈（详见第186页）。

当宝宝的胎头娩出，宝宝的背部成为下一个重点部位，他的脸部背对着你，但是，他几乎迅速就会把肩膀转过来，面对你的左大腿或右大腿。这个方向取决于他在子宫里的姿势。助产士将清洁婴儿的双眼、鼻子及口腔，如果需要时，会把婴儿呼吸道中的液体吸出。

现在，当子宫收缩停止几分钟后，会有一个间隙来喘喘气。当再次开始的时候，你几乎不需要用力了，因为随着一到两个宫缩，宝宝的肩膀就会被娩出，然后是整个身体。有时候头部和身体在同一次宫缩中被娩出。

同时，也存在宝宝的肩膀不易被娩出的情况。助产士会紧急求助，需要进行会阴侧切。助产士通常用她的拇指和食指挠一下宝宝的腋窝，帮助娩出宝宝的全部身体部位。然后她会举起宝宝，让她面向你的怀抱，此时助产士需要紧紧地托住宝宝，因为她的身上还有血液和黏液。如果你的姿势允许，你可以弯曲身体，把宝宝抱在自己怀里。

你的宝宝的娩出

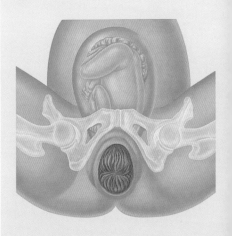

1 胎头先露后，刺激的感觉被阴道的麻木感所取代，因为阴道被拉伸得很薄，神经受到阻断。然后，头部滑出阴道。

你的宝宝刚出来的时候会哭，而且会响亮地哭几秒钟。如果他的呼吸正常，你就可以立刻抱着宝宝。询问你是否把宝宝放到你的腹部，用你和你丈夫的双臂环抱为他保暖。如果宝宝觉得冷，你们三人都可以裹一个毯子来取暖。

如果你的宝宝的头部已经娩出，助产士会轻轻地引导他，让他的肩部依次娩出。需要用力的宫缩可能会停止，你会感到非常放松。

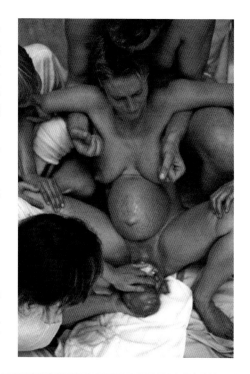

你的宝宝的娩出

一旦宝宝的头部被娩出，助产士会轻轻地拉一下他，让他的双肩依次娩出。宝宝身体的其他部位会随后滑出产道。需要用力的宫缩已经停止，此时你会感到非常放松。

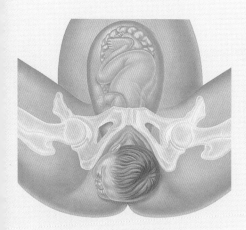

2 宝宝的头部娩出的时候面部是朝下的，但是他会立即转头来面向你的大腿内侧，为身体的娩出找到合适的姿势。

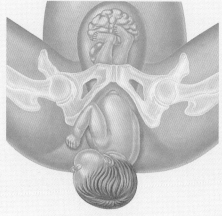

3 助产士会清理宝宝气管的黏液和液体。下一次宫缩就足够把宝宝的双肩和身体娩出。

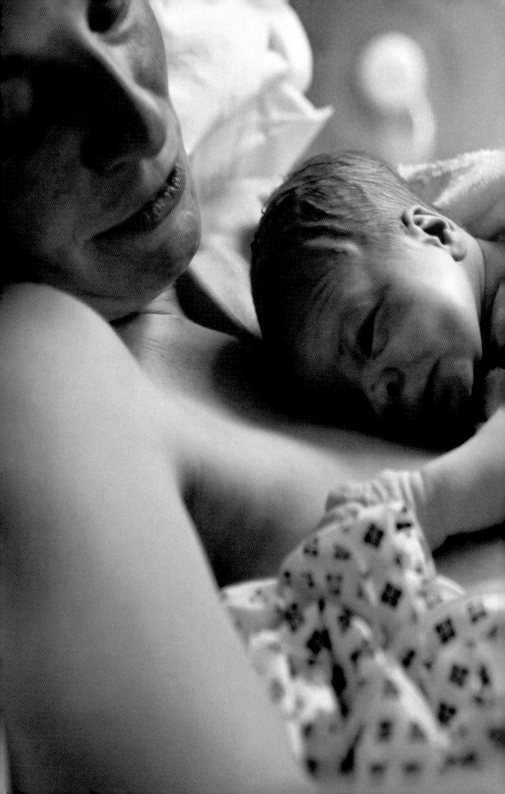

你轻轻地抚摸、柔和的声音及你心跳的声音都是此刻宝宝所需要的。他可能已经开始自发地产生吮吸动作。

起初，宝宝看上去有点发青，皮肤上覆盖着胎脂（详见第85页）。头部和身体上有血液的纹理，由于分娩的原因，他的头部可能会在经过产道的时候被拉长。助产士会检查他的整体状况（详见第214

页）。如果他的口腔、鼻腔及气管里有液体，助产士会确保清理干净，确保他可以正常呼吸。有时候需要把黏液吸出来。如果宝宝没有立刻开始呼吸，助产士会给他供氧。不要担心这些情况。当宝宝的呼吸恢复正常了，就可以回到你的怀抱。

第三产程

当宝宝娩出之后，子宫会休息一下，大约15分钟之后，又开始宫缩，但是相对疼得轻一些，这种宫缩是为了娩出胎盘。这就是第三产程。当宝宝的肩膀露出，助产士通常会给产妇注射收缩素，这是一种人工合成的激素，会促进子宫的收缩，以防止大出血。当你看到或抚摸到宝宝，就会自然地产生后叶催产素，把宝宝抱在胸前也能产生同样的效果。医院通常会给产妇注射这种激素，但是助产士或医生也会先获得你的允许。

第三产程，胎盘自动从子宫壁上脱落。有大约像铅笔那么粗的连接子宫壁的血管，就此断开了。多数产妇不会大出血，因为子宫的肌肉会自动收缩。当子宫回缩

之后，血管周围的肌肉收紧，从而预防了大出血。这也是之所以子宫在娩出胎盘之后逐渐收缩为原来的大小的原因。通常，产后按摩1小时，子宫就会收紧；或者第三产程结束之后也会慢慢收紧。

最初的亲子时光

你终于可以抱着宝宝跟她亲近，为了这一刻，你已经等待好久。你的助产士可能会把宝宝放在你的腹部或直接交给你来抱着，然后由她来剪断脐带。

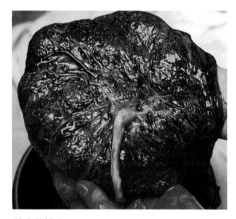

胎盘的娩出

只需要稍稍用力就可以娩出胎盘。助产士会把一只手放在你的腹部，然后轻轻地拽一下脐带，让胎盘轻松娩出。

当胎盘娩出时

胎盘会随着轻轻的扑哧声滑出。它外观看起来像一个肝脏，许多女性会看一下。这是一个很神奇的器官，它持续 9 个月为宝宝提供生命支撑。胎盘一旦被娩出，助产士就会检查一下，确保它是完整的。如果胎盘的任何部分被遗留在体内，都可能导致后续的大出血（详见第 210 页），而且可能需要通过手术取出。

在胎盘娩出后，你可能会有深度的颤抖。在我产下我的第二个孩子的时候，我颤抖得非常厉害，我的牙齿都在打战，以至于无法讲话，无法正常呼吸。对于这种现象，我的解释是，9 个月以来，我的体内都有一个小火炉，带给了我很多热量，我的身体已经调低了自身温度来适应这种热量供给。当宝宝离开我的身体，我就失去了这个热量来源，所以我需要提升我自身的温度，就会导致颤抖。颤抖可能会持续大约半小时，然后我的体温就会回到正常的状态，自身的体温调节器就被重新设置了。你腿部的肌肉通常也会酸痛一两天。

拉紧脐带

其实并不需要着急把脐带拉直剪断，不像 30 年之前的做法那样。除非宝宝的脐带紧紧地绕在宝宝的颈部，才需要立刻拉直。脐带绕颈也比较常见，宝宝会更快地被娩出。通常助产士会把脐带从宝宝颈上绕下，无需立即拉直，分娩就能继续进行。通常人们相信宝宝能够通过脐带从胎盘的血液回流中受益，因此，在脐带停止脉冲前不要剪断（但是，只有当宝宝处于比子宫低的位置时，血液才会从胎盘流向宝宝）。当时机成熟时，脐带就被剪断，只留下宝宝肚脐的一小截。

把宝宝抱到你的胸前

现在，应该是你们一家三口独处的时间了。可以尽快把宝宝抱到你的胸前，最好是刚出生的 5 分钟之内，甚至可以在剪断脐带之前。哺乳会释放出后叶催产素，可帮助子宫收缩，而且初乳（详见第 221 页）中含有大量的抗体能够保护宝宝的肠道免受感染。如果宝宝还不想吮吸，也不要担心，好好欣赏你的宝宝吧。

正常分娩的初生宝宝通常在 1 个小时之内非常机警，如果你跟他的脸距离 20 厘米 –25 厘米，他就会专注地盯着你看。可以保持这个距离，把他放到自己胸前。现在，你可能会被擦洗一下，如果有侧切需要缝合一下，然后就被要求排尿，以检查是否一切正常。助产士会给宝宝做一下清洁，给他称重，然后把他放进摇篮，以准备转移到产后病房。

抱你的宝宝
在第三产程中，你可以首次抱着自己的宝宝。

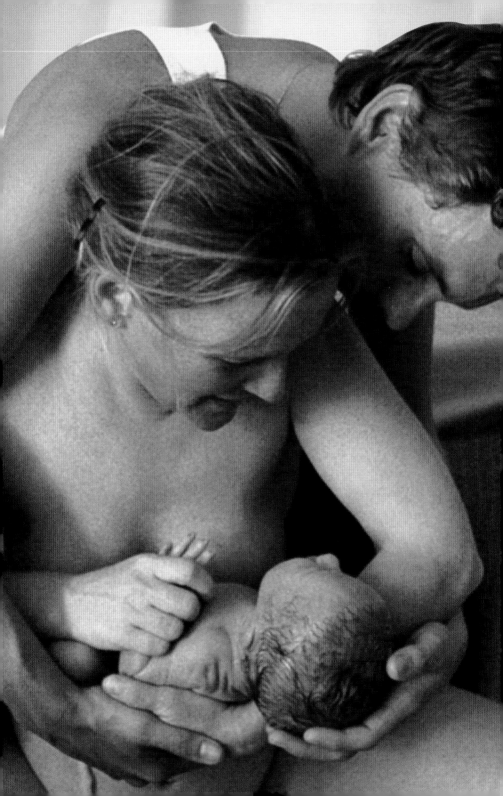

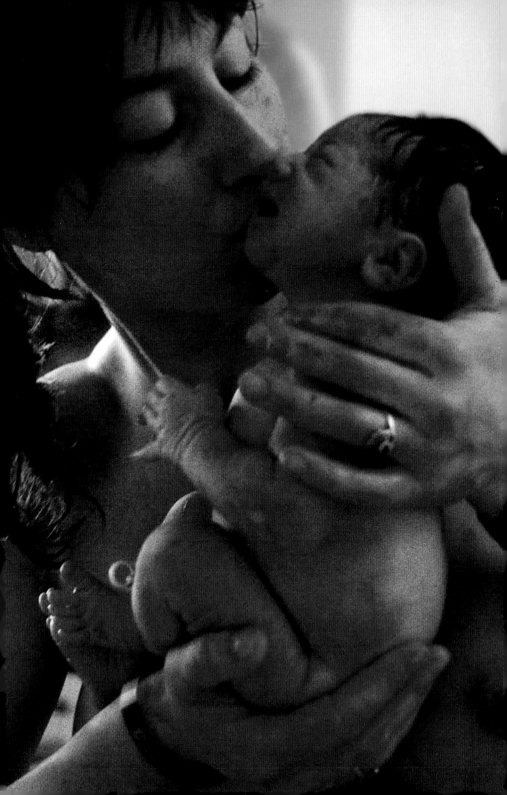

急产

当你快生的时候,如果只有你自己在,你的医生或助产士还无法到达,可以尝试喘气或轻浅呼吸来等待他们。你应该能够撑到 5 分钟,但是推力加上来自胎头外露的压力,会让时间非常难捱。无论你正在做什么,都不要试着夹住双腿来推迟分娩,也不要允许别的人这么做;这样会伤害到你的宝宝。如果你的宝宝即将出生,你不能推迟,也不要试着干涉。如果只有你一个人在,可以坐在地上,上身半直立,这个姿势可能是最安全也最为舒适的姿势。可以用手臂抓住一些坚实的东西,这样会比较有用且有效。确保你的宝宝在一个柔软干净的地方出生(可以铺上床单、大的浴巾或桌布)。如果可能的话,当宝宝的头部娩出而肩部即将通过产道的时候,你可以帮他。生下宝宝之后,你可以坐着也可以躺着,让宝宝的皮肤接触到你的皮肤;你的体温可以为宝宝保暖。当你等待救援的时候,给自己披上一个床单或毯子,把宝宝抱在怀里,让他吮吸你的乳房。

新生儿病房

如果宝宝有什么问题,例如体重过低,他就会被抱到新生儿病房进行特殊护理。

你的宝宝出生之后

这最初的时刻是你永远难忘的。你会为这个小生命感到震惊,她的小小身躯、小手小脚,惹人怜爱。

你无法抚摸到宝宝、无法给他喂奶,你可能会感到很失落,但是医护人员也是富有同情心的,所以可以请求去帮助护理你的宝宝。可以询问医护人员,通过他们的解答来了解宝宝的情况。如果你发现你无法和他们有效沟通,可以让你的丈夫或朋友去跟儿科医生交谈。即使宝宝躺在恒温箱里,如果你愿意的话,也鼓励你去给宝宝哺乳。医院会给你提供一个吸奶器,可以把奶水吸出,然后用导管喂给宝宝。尽量多地接触宝宝,这样你就会更有信心去照料你的小宝贝。

双胞胎的情况

双胎的分娩并不比单胎分娩更疼痛。你几乎肯定会被建议在医院分娩,以便你需要额外的帮助,或者应对宝宝的胎位不正等情况(详见第 157 页)。在分娩中,你的丈夫一般都会陪在你的身边,你应该在进入孕期最后一个阶段的时候就跟你的助产士讨论这个问题。你的医生可能会建议做麻醉(详见第 193 页)以防分娩第二个宝宝时需要帮助,而且这会降低需要进行紧急全麻的概率。

如果你生双胞胎,也只有一个第一产程。宫口一旦完全张开,你就可以用力,两个宝宝会一个一个被用力推出。会有两个第二产程,即使分娩第二个宝宝所用时间会比较短,尤其是当第二个宝宝偏小的情况。在多数情况下,第二个宝宝会在第一个出生 30 分钟之后被产下。

从心理上讲,双胎分娩跟单胎分娩不

同。当第二个宝宝出生时，你已经不会有像第一个宝宝出生时那种胜利和喜悦的心情了。当第一个宝宝出生后，助产士会检查第二个宝宝的胎位。几分钟之后，会再次开始宫缩，可以人工破水。第二个宝宝出生之后，医护人员会在你的大腿上注射宫缩素，以确保你的子宫正常收缩，并且加快第三产程——娩出胎盘。

为新生的双胞胎喂奶

为双胞胎同时进行哺乳对宝宝和你都是有益的。当你的两个宝宝同时吮吸时，你的乳房会产生更多的优质母乳。

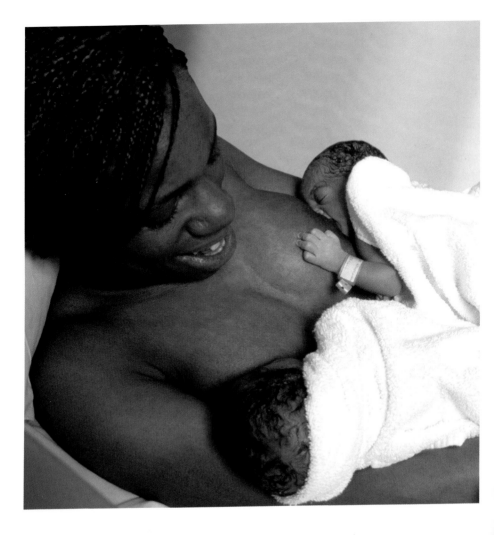

分娩中的镇痛

对于许多产妇，尤其是初产妇来说，她们在宝宝出生时的兴奋和激动，往往会被分娩的疼痛和担忧所笼罩。

分娩的疼痛

每个人的体验都是不一样的，但是实际感受到的疼痛几乎都跟期待有很大的关系。当然你应该面对现实，但是，你所了解的情况、你接受的信息及你自己的信心都会修正你的期待。这就是产前练习班和呼吸训练的重要性所在，你可以了解到分娩的知识，并且学习如何对你的身体和疼痛进行控制。

恐惧和无知会导致紧张、压力和焦虑，这是众所周知的，而这继而又导致疼痛加剧，甚至会创造新的疼痛。信息、知识和支持能够消除恐惧和担忧，也能对缓解疼痛有所帮助。疼痛可以通过药物来缓解，这是毋庸置疑的，但是我认为，缓解疼痛的最好方式是充足的信息、冷静的态度以及精神的支持。有了这几个方面的支持，你会发现你感觉到的疼痛会轻一些，你能足够坚强地去应对，而无需向医生和助产士求助，如果有医疗干预，就会让你的意识变得迟钝。

医生和助产士相信她们工作的一个重要方面就是尽量减轻分娩的痛苦，如果她们发现你痛苦难耐，就会给你一些镇痛剂。但是，她们也不会强迫你做任何事情。可以在怀孕早期与产科医生探讨镇痛的问题，这样你的选择（详见第 72 页）就可以明确地被记录到你的产检档案和分娩计划里（详见第 240 页）。要记得留下备选选项，防止实际情况发生变动。

当然，无法预知你对疼痛的耐受度，而且也不是所有问题都是可以预见的。所以，如果你认为可能会需要止疼，就可以以比较开明的态度去面对分娩并接受镇痛，这是非常重要的。无论发生什么事情，都不要感到内疚，不是每个人的分娩都那么顺利。你的分娩不是一次试验，你也可能需要在药物的帮助下才能生下宝宝。

接受镇痛的决定

关于在分娩中使用镇痛剂的问题，存在两个重要的考虑。对于多数这类药物来讲，无论是有镇静助眠作用的镇静药，还是让你感到头部很轻并跟正常感觉不一样的止痛药，都会让你失去一些对周围事物的直觉。许多产妇想体验第二产程的每个环节，不能够接受任何让意识不清楚的药物。另外，多数的药物都会通过胎盘进入胎儿体内，而且胎儿血液中的浓度要比母体血液中的浓度高。因此，许多妈妈都不能接受。了解这几个方面，并且尽量地了解相关信息，从而决定是否要在分娩中使用药物镇痛。

一条较为实用的建议：在接受药物之前再等一会。一些较好的消息和精神上的支持可能就足够让你度过这个艰难的时刻。可以询问医生你的宫口张开的情况。如果你感觉进展都正常，并且可以忍受，这样可能会增加你的耐受度。你丈夫的一些鼓励性话语会给你增添很多力量。所以当你产生想要止痛药物的想法的时候，可以再给自己 15 分钟的时间，然后再决定是否真的需要。在这段等待的时间里，你可能进展较好，甚至可能已经度过了最疼的阶段，接下来会好很多。你可能会惊讶于自己的意志力和忍耐力，并且会感觉你能够完全不用药物帮助。

麻醉

在正常的分娩中绝对不能用全身麻醉，但是可以进行局部麻醉或器官麻醉，以减轻疼痛。麻醉药被注射到神经根以麻醉该神经覆盖的局部身体。应用最为广泛的局部麻醉是硬膜外麻醉（详见第 194 页）。还有一种方法叫阴部神经阻滞，是在使用产钳助产或吸引法助产之前，通过

使用安桃乐

安桃乐，通常被人们称作氧混合气，是一种温和的镇痛剂，可以被恰当地使用。你可以通过接口管使用，如下图所示，也可以通过面罩使用。

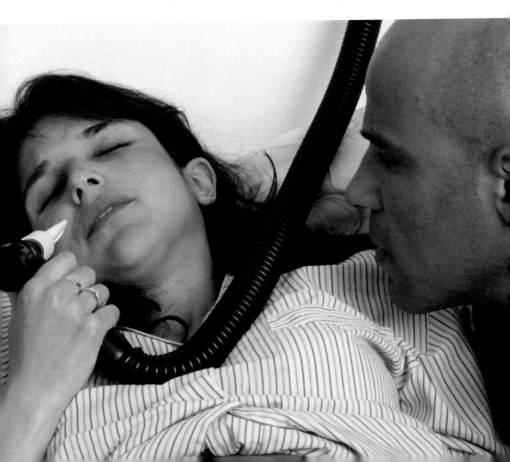

分娩中的镇痛剂		
药物类型	作用	对母婴的影响
麻醉药（吗啡、杜冷丁）	镇静并缓解焦虑。可能会在第一产程缓解疼痛	降低清醒程度，但可能会延长产程。大约5分钟进入胎盘，能压抑分娩中的呼吸。可能会导致婴儿吮吸无力（详见第215页）及产妇恶心。
吸入性镇痛（安桃乐）	缓解疼痛。如果达到一定的量，能产生睡意。	抑制清醒，但是一旦药力过去就会恢复意识。当吸进这些气体时，会让你感觉到头很轻。对宝宝没有明显的作用。

注射麻醉药，使得阴道下部麻醉的一种方法。用针插入阴道在阴部的神经周围进行注射。

镇痛剂

这是缓解疼痛的药物。通过麻醉主管疼痛的大脑部分起作用。吸入性药物（有时候被误传为空气和气体）实际是一氧化碳和氧气的混合体，叫做安桃乐。它是自身起作用的，你可以在宫缩的高峰之前半分钟吸入。当吸入的时候，你可能会觉得头很轻，但是在几分钟之后能完全恢复意识。你将有机会在产前培训班提前练习。即使你没有在分娩过程中成功地运用，这也会让你在宫缩的时候将注意力集中到上面，也是有所帮助的。杜冷丁是可以在第一产程中注射的一种镇疼剂，可以注射不同的剂量。大约需要20分钟起作用，有时候会结合其他药物使用。杜冷丁会让你放松并缓解焦虑，但是它的镇痛作用却是个变量。使用该药物最安全的时间是在产前6-8小时。鉴于很难计算时间，药力在大约2小时里会逐渐消失，可能对那些在第一产程早期比较紧张不安和焦虑的产妇最适用。

硬膜外麻醉

硬膜外麻醉（详见本页背面）是通过"阻断"脊椎的神经，消除从腰部到膝盖的所有知觉，从而使你感觉不到腹部的疼痛。它几乎对胎儿没有直接的任何影响，但是可能对你的分娩时间长度有影响。

硬膜外麻醉如此受欢迎的原因之一是，它满足了一种好的镇痛药的所有标准，但是丝毫不影响你的意识或清醒度。硬膜外麻醉鲜有副作用，对于许多产妇来说，这几乎是一个完美的选择。

催眠分娩

如果你选择催眠来缓解分娩中的疼痛，那么，在孕期你需要跟一位专业催眠师进行5次左右的咨询和练习，每次大约30分钟。催眠是一种自然的安全的深度放松的状态。在分娩的时候，使你能够保持完全清醒的状态。研究表明，催眠能缓解分娩中的疼痛，能缩短产程，以及降低产后抑郁症的可能性。

经皮神经电刺激（TENS）

这是经皮神经电刺激（Transcutaneous Nerve Stimulation）的首字母缩写，这是指通过刺激身体产生自然镇痛剂——胺多酚，并且通过电流阻断疼痛的知觉。把一组电极置于产妇的身体里，她自己能够调节电流的强度。TENS 已经被成功地应用过，但它并不适用于每个人，尤其不适用于那些经历过很多疼痛的女性。TENS 不会缓解所有的疼痛，但是会让疼痛降到可以忍受的程度。建议在分娩之前尝试一次，以确保你知道怎样合理操作。

针灸疗法

除非你曾经成功地用过针灸疗法，否则我并不建议通过针灸来缓解疼痛。针灸师必须有过在分娩中用针灸实施镇痛的经验。

硬膜外麻醉

对于熟练的麻醉师来讲，需要 10 到 20 分钟来实施硬膜外麻醉。麻醉效果通常在几分钟之内就能感觉到，大约持续 2 小时，但是在必要的时候也可以进行"补充"。

准备硬膜外麻醉

要求你先排尿，然后左侧卧，把你的双腿尽量蜷缩成球状。你的下背部被冷酒精清洗，然后被注射局部麻醉药。先用一根实心的针在你的背上扎一个小洞，然后再把一根空心的针插入。当确定了硬膜外腔的位置之后，用一根细管穿过空心的针进入硬膜外腔，留一段细管伸出你的背部。可以用纸带把这段细管固定在你的皮肤上。通过注射器将局部麻醉药剂推入细管内，把开口封上。

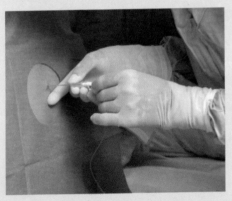

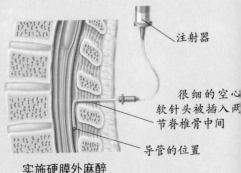

注射器

很细的空心软针头被插入两节脊椎骨中间

导管的位置

实施硬膜外麻醉

医疗干预

在医院分娩的流程已经被彻底变革过，被广泛地作为流程来操作。每一项干预措施都会利于分娩，但也存在一些小的风险。只有在存在医疗指征的情况下才能应用。多数人认为，医护人员的便利，甚至是产妇的便利，不应该成为使用医疗干预的唯一的判断标准。

会阴侧切手术

会阴侧切一般发生在第二产程，在阴道口和肛门之间的会阴部做一切口，以方便宝宝的娩出。在西方社会，这是一种最为普遍的手术。

当宝宝的头部外露时，在局部麻醉的情况下用剪刀做一切口。如果切得太早，在会阴还没有完全变薄之前进行，肌肉、皮肤及血管就会受到很大损伤，从而导致出血很多。而且阴道组织也会受到剪刀的挤压损伤。这会导致瘀伤或肿起，伤口愈合较慢，并且在手术后经历更多疼痛和不适。如果肌肉纤维没有完全长合的话，也存在整个盆底都受到损伤的风险。

硬膜外麻醉的利与弊

优点：

- 硬膜外麻醉会彻底镇痛，并且不会影响你的精神状态。
- 能趋向于放慢产程，这是比较有利的。
- 即便最后时刻你需要产钳助产、真空吸引或会阴侧切，你都无须再做局部麻醉。
- 如果你做了剖宫产，这种麻醉让你能够参与你的分娩，而且，比起全身麻醉，你的宝宝几乎不受其影响。
- 因为有降低血压的作用，所以对有子痫惊厥或高血压的产妇是非常理想的方法。
- 可以后续添加麻醉药力，也可以在临近分娩的时候减轻药力，所以你可以控制实际的产程。如果你之前没有感觉到任何宫缩，直到现在才感觉到宫缩的话，这个阶段的宫缩可能就是一些震颤的感觉。
- 它减轻了分娩时肺部的工作量，所以对那些患有任何心脏或肺部疾病的产妇都有益。

缺点：

- 它会降低血压，可能让你感到眩晕或恶心。尤其是当你由平躺转向侧躺的时候，这种感觉尤其明显。
- 存在麻醉后头痛的可能性，会在产后持续几个小时。
- 增加会阴侧切和产钳助产的可能性。这取决于麻醉剂的浓度，可能会出现肌肉力量的丧失或失去对宫缩的感知。由于你完全依靠助产士的指示去用力，这会导致第二产程变慢。第二产程的长度是决定你是否需要产钳助产的一个因素。
- 如果产妇的血压下降，供给胎盘的血液量就会减少，因而供给胎儿的氧气也会减少。
- 如果在临近分娩的时候让麻醉药力减弱，宫缩可能会成为一种严重的打击。
- 不是所有的硬膜外麻醉都是有效的。

会阴侧切的经过

希拉·肯格（Sheila Kitzinger）通过对2000多例接受过会阴侧切的产妇进行研究，得出了以下的结论：

- 会阴侧切比撕裂更疼。
- 会阴侧切之后，新妈妈更难找到一种抱宝宝的舒服姿势。
- 这种疼痛会在哺乳过程中使其分心。
- 会阴侧切会使得在日后性生活中感到疼痛或不适，即使是产后 3 个月之后。
- 2/3 的产妇在孕期从未跟医护人员讨论过会阴侧切的问题。
- 大约一半的会阴侧切是在会阴还没有充分变薄的情况下做的。
- 大约一半的产妇没有获得放松阴道和骨盆肌肉的指示，相反，却被鼓励用力去推，这就增加了会阴侧切的必要性。
- 在胎头外露的时候，大约 1/4 的产妇没有被告知停止用力以给阴道一个变薄的机会。
- 超过 1/3 的产妇从未被给出会阴侧切的理由。
- 许多产妇发现缝合的时候很疼，但是当她们抱怨的时候，她们被告知身体的那个部位并没有任何神经末梢（这是错误的）。

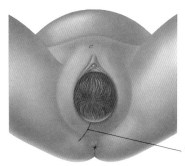

会阴中部

会阴侧切

会阴侧切的切口通常是从阴道后侧开始然后向下向外切。这被称为会阴中侧切。

如果阴道和会阴被缝合得太紧，当产后恢复性生活的时候，可能会感到不适。你可以在你的档案中写下你想尽量避免会阴侧切，也可以写进你的分娩计划里。

如果在分娩中医护人员宣布他们认为必须进行会阴侧切，你或你的丈夫应该询问原因。

避免会阴侧切

避免会阴侧切的最好方式之一就是选择一种尽量直立的姿势（详见第 181 页）来分娩。在分娩的早期告诉你的助产士你想在第二产程时采取一种较好的姿势，尤其是要避免平躺的姿势。当你真正需要支持的时候，助产士会和你的分娩助理一起提供帮助和支持。如果你在产前学习了如何放松盆底肌肉及凸出阴道组织和会阴，你就可能避免撕裂。当胎头外露或"露头"的时候，如果你能分辨这种感觉，你就能意识到你进入了第二产程的高潮部分，就可以试着做一些事情。

使用硬膜外麻醉可能会增加会阴侧切的可能性。如果你决定选择硬膜外麻醉，也没有理由一定会进行会阴侧切，但是你需要让你的分娩助理和助产士了解你的观点。

可以试着在第二产程的后期，当宝宝的头部娩出时，放松盆底肌肉且暂时不要用力。我经历了两次硬膜外麻醉，但是每次都没有进行会阴侧切。

引产

这是人工"开启"分娩的做法。当你无法开始分娩，或者由于一些原因医生认为你需要提前生下宝宝的时候，你就需要做引产。如果你对医生建议引产的原因存在任何疑义的话，你可以要求做出详细的解释。

引产通常是提前计划好的，你可以提前一晚住院或可以当天去医院，这取决于医院的规定。引产通常是逐步进行的，首先会采取阴道栓剂，然后，如果需要的话，会进行破水（ARM），最后，如果进展太慢，会通过静脉注射催产素。

前列腺素引产

对于分娩会怎样开始，没有人能够知道，但是由多种激素组成的阴道栓剂或含有前列腺素的膏剂会作用于孕妇的子宫，起到引产的作用。

前列腺素栓剂被塞进阴道内引产，这是刺激分娩的最简便的办法，你还可以自

会阴侧切的理由

如果你出现以下情况，就需要做会阴侧切：

- 会阴没有时间慢慢扩张——呼吸练习和按摩会有所帮助。
- 相比阴道口而言，宝宝的头部太大。
- 你无法控制用力，以至于当需要用力的时候你却停止了，然后慢慢地推。如果你在第二产程中对协同用力和推力的控制有困难的情况下，会阴侧切会帮助你尽快娩出宝宝。
- 胎儿出现窘迫。
- 需要采取产钳助产或真空吸引助产。
- 臀位分娩。

由地活动。栓剂可以在一天的任何时间内被塞进阴道，但是，多数情况下会在晚上塞入，因为这通常需要 6 个小时才能发挥完全的效力。有时候一粒栓剂就足够，但有时也需要更多粒才能有效。50% 的案例需要通过破水（ARM）和注射催产素点滴的辅助。

人工破水

英文首字母缩写是 ARM，也被称作人工破膜。只有在宫颈已经完全张开，并且胎头在骨盆的位置很低的情况下才采用人工破水。它本身并没有刺激宫缩的效果，因为通常的破水是自发开始的。尽管如此，破水通常需要注射催产素以刺激宫缩，为避免感染的风险，分娩必须在 24 小时以内进行。

进行人工破水的时候，会把一根看上去像钩针的器具插入子宫颈，在羊膜上穿出一个小洞，让羊水流出。对于多数孕妇来说，在这个过程中不会感到疼痛。在破水之后，分娩通常会进入高潮，因为宝宝的头部不再有阻隔，从而对宫颈产生很强的压力，这会刺激子宫收缩。

直到最近，人工破水才成为备产中一项常规程序。如果不采取人为干涉，羊水会在分娩的任何阶段自动破裂淌出。人工破水存在两个重要的弊端。首先是会加剧产程的进展。其次，如果宝宝有脐带绕颈的情况，羊水的流失会增加对宝宝的压力，并且可能会影响脐带内流向宝宝的血液流动。

人工破水除了作为引产的一种方法之外，如果需要在宝宝的头部附一个电极以监测胎心（详见第 200 页）的时候，也需要先进行人工破水。如果宝宝的心率开始下降，就需要通过检查羊水来寻找胎便。羊水中发现胎便就意味着胎儿出现窘迫。

催产素引产

催产素是一种激素，是由脑垂体分泌的，会刺激子宫开始收缩。因此，会以人工合成的形式来刺激宫缩并保持宫缩的进展。

催产素通常是以静脉点滴注射的方式进行。可以要求在你的非优势手臂上进行注射，并且确保你和点滴瓶之间有一段足够长的针管连接，这样你会有充分的空间活动，即使是躺在床上。如果你很快就进入强度较大的产程，并且宫颈已经张开一半的程度时，可以减少注射量。直到产后

破水

羊膜通常会在第一产程结束时自动破裂。在破裂之前，羊膜在宝宝的头部和宫颈之间起到一种缓冲作用（见右二图）。一旦羊膜破裂（见右一图），宫缩的强度就会马上增大，因为宝宝的头部已经直接抵达宫颈处。这会加速产程，这也是为什么如果产程进展太慢的时候，需要进行人工破水的原因。

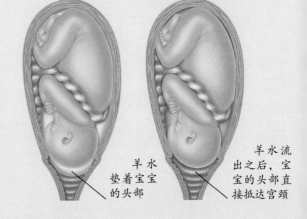

羊水垫着宝宝的头部

羊水流出之后，宝宝的头部直接抵达宫颈

才会把注射针从你的手臂上取下，因为子宫需要保持收缩以娩出胎盘，而且需要防止大出血（详见第 185 页）。

当注射催产素时，你经历的宫缩通常更为强烈，持续时间更长且更疼痛，而且两次宫缩之间的间歇更短。不幸的是，这意味着需要镇痛的可能性更大。而且，供向子宫的血液会在每次强烈的宫缩时被临时阻断，可能对宝宝不利。

引产的各种原因

最初可以实施引产的时候，经常被医院或分娩机构采用。例如，有时候，为了适应医院的工作时间或轮班时间，就会计划引产。在 20 世纪 60 年代和 70 年代，产科经历一个过于干预的阶段，那时候非常流行引产，尤其是对那些年龄稍大的产妇。催产素引产的应用曾经一度占到分娩总数 40%–50%。

假如这种引产方式的成功率仅是大约 85%，就不能够作为常规惯例被使用，并且多数现代产科专家认为只有极少数产妇需要引产。现在，需要采取任何一种引产方式的分娩还占不到总数的 1/5，而且，如果是由于医学指征的需要，如子痫惊厥等，引产对你和宝宝都是有利的。如果合理地被应用，引产不会比自然分娩更疼或者更困难。如果确实是太过于疼痛，你可以要求做硬膜外麻醉或使用其他镇痛方式分娩。

只有大约 5% 的宝宝在预产期当天出生，当预产期过去之后，许多医生和准妈妈很难保持沉默了。他们都担心宝宝会出现"过度成熟"或晚产的情况。会担心胎盘过度成熟不能够为宝宝提供充足的养料，宝宝得不到所需的营养。

只有极少数的宝宝的确是晚产，然而，大约 80% 的宝宝在预产期之后通过自然分娩而出生。这可能由于医学上是从末次月经的第一天开始计算预产期的，而不是从真正受孕的那一天开始计算的（详见第 27 页）。在预产期之后 14 天内出生的宝宝都是正常的，多数医生都接受这个观点。

"过度成熟儿"的引产

现在，许多医院在超过预产期 10 天之后提供引产，并且在超过 14 天之后建议引产，因为会存在死产的风险。在超过 14 天之后，会密切监视过度成熟儿的征兆。会通过屏幕监视胎心和胎动，并且通过超声波测量羊水的状况。

尽管如此，等到了预产期再面对引产已经有些太迟。在怀孕早期就应该考虑这个问题，你和你的医生应该达成最好的方式。

电子胎儿监测器

电子胎儿监测器（EFM）是在分娩过程中记录宝宝的心跳和你的宫缩的一种方法。这是传统的用耳朵或听诊器听的高科技替代品，但它却无法取代前两者。许多孕产机构要求你在分娩中每过20分钟监测一次，但是如果一切正常，无需不断地进行监测。

监测的时候通常会将一条带子绕在你的腹部，它会同时监测到宫缩和宝宝的心跳，并且以曲线图的方式记录下来。助产士通过看打印出来的曲线图就能知道在宫缩的时候宝宝的心跳是否正常。因为在宫缩的时候，流向胎盘的血液在几秒钟的时间内变少，宝宝的心率可能会下降，当宫缩结束之后，又会恢复正常。

偶尔，如果腹部监测记录的质量不高或你的宝宝被认为需要不间断的监测，医生会考虑需要在宝宝的头皮上也附上一个电极。会在宝宝的先露部位附上电极，通常是在其头顶的皮肤上，这种电子接触能够采集到宝宝的心跳。这是一种非常准确的监视方法，但也意味着如果你还没有破水，就需要先进行人工破水。

电子胎儿监测器因为需要用到一个连接胎头的电极，需要把产妇限制在床上，但是现在，这种局限性在变小。还有一种方法是通过无线电波进行监视，被称作遥感监测，可以允许产妇在监视设备周围走动。这种方法也需要把一个电极附在胎儿的头上，但是这个电极是连在产妇大腿上的一条带子上，而不是连在体积很大的机器上。然而，宝宝头上附着电极的位置会出现皮肤损伤，而且，没有证据表明附着电极时，宝宝不会感到疼痛。

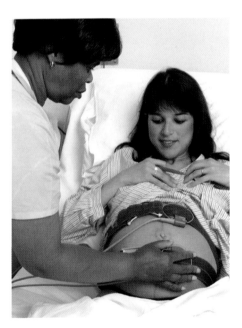

分娩中的监视

通过一个绑在产妇腹部的体外监测器来记录宫缩，另一个体内监测器附在宝宝的身上。

监测所起的作用

电子胎儿监测器为医护人员提供胎儿每一秒钟的情况，所以一旦胎儿出现窘迫，就能立即采取有效措施。如果医生告诉你，你需要不间断的EFM，可以把这视做是一种保障，因为这样能够确保让宝宝有获得最好护理的可能。

胎儿监测电极

如果你的医护小组认为你的宝宝需要更加密切的监视，他们可能想在宝宝的头部附上一个电极。只要你的宫颈开到 2 厘米 –3 厘米，如果还没有破水就可以通过羊膜穿刺给你破水（详见第 198 页）。然后把一个电极附在宝宝的先露部位，通常是头部。这个电极会轻轻地戳在皮肤上，从而提供一个电子接触，这会监测到宝宝的心跳。电子信号会传达到体外的监视器上，一份心跳图纸就会随之打印出来，以供医护人员参考。

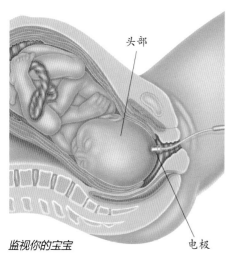

监视你的宝宝

把电极附在你的宝宝的先露部位上，通常是头部。许多产妇的确认为 EFM 能够让她们感到安心，因为她们可以看到宝宝的心跳情况。

不间断 EFM

如果你正在接受催产（详见第 197 页），如果你的产程被加快，或者如果你使用了硬膜外麻醉，当你比较难以感受到宫缩的时候，就需要一直监视宝宝的心跳和你的宫缩情况。现在，大多数医院赞同不间断监视应该作为高危产妇的常规护理手段之一。

很明显，在分娩过程中，通过一个"窗口"进入子宫内部是非常有价值的，但是机器可能会出现错误，而且它们也需要专业人员来正确使用才能发挥其作用。如果机器出现错误，或被解读错误，就可能导致不必要的干涉。并且，使用机器来监测宝宝可能会把每个人的注意力从产妇身上转移到机器显示的结果上，这会让产妇在分娩中感到很苦恼。

不间断 EFM 存在的问题

- 医护人员能够更详细地了解任何的微小变化，因此可能会更倾向于采取医疗手段干预，而不是让分娩按照其自然进程进行。
- 使用过电子监视的宝宝，更容易通过剖宫产出生，这个比率是其他宝宝的 3 倍。
- EFM 增加了产房中的电子设备。
- 在分娩中，医护人员可能会把注意力更多地放在机器上，而不是产妇身上。
- EFM 可能会限制产妇的活动，从而会使产程变慢，更有可能会出现胎儿窘迫。
- 附着电极可能会弄伤胎儿的头皮。

17 分娩时的复杂情况

即使是计划了最好的分娩也可能会出现意外的情况，尤其是对于初产妇来说。你可能已经精疲力竭了，或者你的宝宝已经出现胎内窘迫了，需要马上被娩出。所以，可以提前考虑产钳助产或剖宫产的可能性，提前了解这些方面的情况。

臀位

臀位就是分娩时先露臀部的分娩。在怀孕 32 周之前，多数宝宝都能够在子宫里随意活动，到第 32 周，大部分宝宝都变得头部朝下（头位）。然而，大约有 4/100 的宝宝会保持臀位。如果你的宝宝是其中之一，不必惊慌，多数臀位的宝宝也能够顺利分娩，但是建议你到医院分娩。

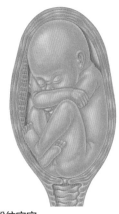

正常的臀位宝宝

像上图中以这种姿势呈臀位的宝宝是可以通过产道分娩的，尽管你可能需要做会阴侧切。也可能需要做产钳助产。

医生可能会尝试对腹部施加较轻的外部压力来进行倒转。

选择在医院分娩

人们对于臀位分娩的态度有所不同：许多医生认为臀位宝宝应该通过剖宫产出生，有些则认为不尽然如此。在英国，大约 90% 的臀位宝宝是通过剖宫产出生的。

如果你的宝宝是臀位，医生一般不建议在家里分娩。但是，如果你选择在家分娩，可以尝试上身直立，双腿分开，双膝弯曲的有支撑姿势进行分娩，以给予宝宝的头部更多的空间。

分娩之后，你的会阴部位可能会有轻微的肿胀，但是这种肿胀会在 48 小时内消失。因为许多臀位分娩会借助产钳助产，宝宝在面部和头部可能会有擦伤，但是也会很快就褪去。臀位分娩很有可能需要做会阴侧切（详见第 195 页），因为胎头在分娩过程中几乎没有时间做到头骨聚拢。

臀位宝宝的分娩

臀位分娩往往会很早破水，你可能会感觉到宫缩时伴有严重的背痛（详见第174页）。可以膝盖跪地双手撑地，这个姿势会缓解第一产程中的不适。对于分娩来说，有支撑的蹲的姿势是最为安全的，如果需要做会阴侧切，可以在这个姿势的时候做，尽管医生更希望你能躺下做。建议你使用硬膜外麻醉，以防止你在宫口完全张开之前就开始用力。如果你需要做剖宫产，这也会节省时间且可以在宝宝出生后立刻抱着他。

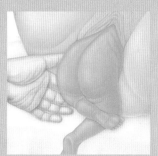

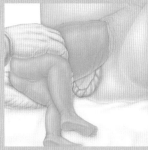

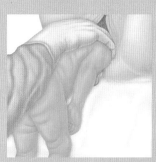

先露臀部

臀位的宝宝的臀部会首先压迫子宫颈，其扩张程度相当于头位宝宝的头部。臀部最先被娩出。

身体被娩出

宝宝的臀部一旦被娩出，阴道被扩张开，身体就会被娩出。身体的重量会拉着头部向外走。

最后阶段

最后，宝宝的双臂外露，他的身体会支撑着头部被拉出。有时候也需要借助产钳。

剖宫产

剖宫产作为一种手术，不可避免地会存在一些轻微的风险，例如，感染、大出血及凝血等问题。而且，会在子宫上留下一个伤疤，会使子宫功能相对变弱。尽管如此，剖宫产的比例仍然在上升，而且有些手术是在没有经过深思熟虑后就实施的。

现在，剖宫产通常是在硬膜外麻醉或脊椎麻醉的前提下做的（详见第194页），这要比全身麻醉对你和宝宝安全一些，这也意味着你的意识会一直很清醒。

然而，如果硬膜外麻醉尚未起效，而又不得不马上做剖宫产的情况下，就需要进行全身麻醉。

你可能会提前几周或提前几天获悉你需要进行剖宫产，这被称作是计划的或"选择性的"剖宫产。有可能在预约好的某一天去医院，但是如果你在这之前，宝宝马上就要出生了，那么，就需要紧急安排剖宫产。

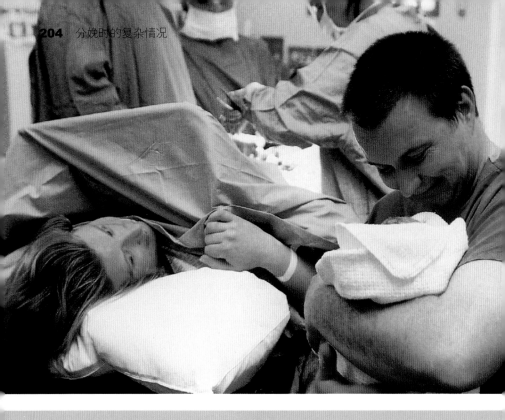

剖宫产手术的过程

首先需要给你剃掉阴毛，并且准备硬膜外麻醉（详见第 194 页），你需要接受在胳膊的静脉注射点滴，这样就会直接注射到你的血液里，并且需要给你插上尿管。可能在你面前放一个屏幕，这样你就不必把注意力放在手术上。剖宫产手术通常会持续大约 45 分钟，但是宝宝会在最初的 5–10 分钟之内就被抱出。可能需要在你腹部的下方切一个水平的切口（见左图），羊水通过导管抽出。然后，宝宝会被轻轻地用手或用产钳取出。把脐带剪断，取出胎盘，然后把你的子宫和腹部进行缝合。当这 3 个阶段结束的时候，你和你的丈夫可以一起抱着宝宝。如果一切正常，你可能会尽快给宝宝喂奶。你的宝宝可能会被带走做特殊护理，度过一段观察期，这可能取决于你需要做剖宫产的原因。导尿管和点滴可能仍保留大约几个小时，而缝针大约会在 5 天后抽线（现在手术无需抽线了）。

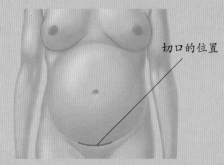

切口的位置

水平切口

这种被称作"比基尼线"的切口很常见，是为了美观方面的考虑，因为较低的横切口比较容易遮挡。

剖宫产手术

通常会在你的面前放一块屏幕，以遮挡手术的操作。手术切开大约 5-10 分钟后，宝宝就被取出。然后，你的丈夫可以抱着宝宝，你在接受缝合。如果你感到很舒服的话，你可以尽快给宝宝喂奶。

准备手术

许多原本准备顺产的产妇，如果进行了剖宫产，就会感觉到非常失落。但是如果你做好剖宫产的心理准备并把它视作一个积极的经历，心理的负面影响就会降到最低。

你和你的丈夫可以去看产科医生，可以较为轻松地探讨一下手术的必要性、在手术室里的流程、你是否进行硬膜外麻醉以便在手术中保持清醒、你的丈夫是否可以陪着你等问题。

询问医院是否可以用视频记录手术过程。你也可以通过跟其他的做过剖宫产的妈妈交谈来做好心理准备，这是防止产生负面心理的最佳途径，你可以获得一些心理支撑，而且也可以获得一些实用信息，比如，到时候会有什么感觉，手术后需要多久恢复正常。以及伤口恢复阶段照料宝宝的一些建议等等。也可以通过跟那些剖宫产后又经历过孕产的妈妈交谈，从而消除对未来的担忧和恐惧。自助小组可能会联系到你，在剖宫产之后，针对再次怀孕助产士和产科医生都会持有灵活的可行的态度。

剖宫产的原因

- 有征兆显示胎儿深度窘迫，如果胎心太慢或在每次宫缩时"下降"就是明显的征兆；更为严重的是，在两次宫缩之间胎心下降，这会显示在电子胎心监测器打印的结果图上（详见第 200 页）。如果羊水中出现胎便，就会引起胎儿窘迫。

- 胎儿过大或胎头与骨盆比例失调，也就是说胎头明显大于骨盆。

- 臀位（详见第 202 页）胎儿通常通过剖宫产出生，尤其在美国，在英国这个比例也在上升。

- 上次孕产采用了剖宫产，这是在美国进行剖宫产的最为普遍的原因。

- 脐带下垂至宫颈处。

- 胎盘前置（详见第 156 页）。

- 胎盘早剥（详见第 156 页）。

- 宝宝需要提前分娩，并且正常足月顺产会对母婴带来不必要的风险的情况。

- 严重的阴道感染，如首次感染生殖疱疹。

- 宫口无法张开。

- 产钳助产失败。

- 严重的 Rh 血型不相容。

有些导致剖宫产的情况在分娩之前并不明确，直到进入产程才体现出来，所以会导致紧急安排剖宫产。即使如此，许多这种剖宫产手术也在硬膜外麻醉的前提下进行，也无需进行全身麻醉。也可以选择脊柱麻醉（其作用类似于硬膜外麻醉，但是无需提前注射）。

剖宫产后

当手术结束后，你和宝宝将被转移到病房。因为腹部手术之后，你需要充分休息，你可以集中注意力哺乳宝宝及观察和亲近宝宝。建议你第二天就要起床走动，两天之后就可以做一些简单的活动（详见第228页）。

多数的产妇在手术一周之后就恢复正常了。跟顺产一样，也会出现阴道出血的状况。起身的时候要注意且至少6周内不要做剧烈活动。大约3-6个月之后，疤痕会消褪。

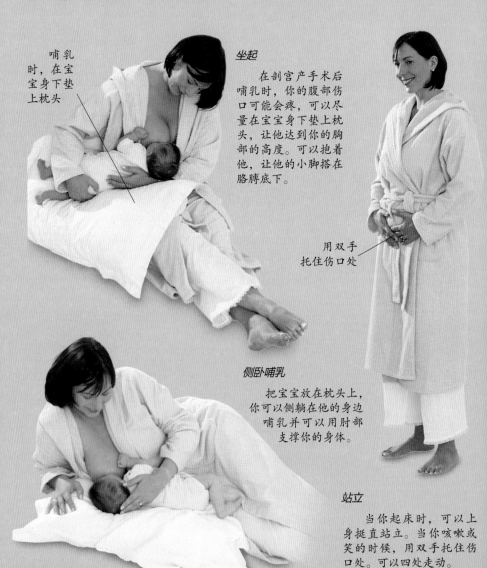

哺乳时，在宝宝身下垫上枕头

坐起

在剖宫产手术后哺乳时，你的腹部伤口可能会疼，可以尽量在宝宝身下垫上枕头，让他达到你的胸部的高度。可以抱着他，让他的小脚搭在胳膊底下。

用双手托住伤口处

侧卧哺乳

把宝宝放在枕头上，你可以侧躺在他的身边哺乳并可以用肘部支撑你的身体。

站立

当你起床时，可以上身挺直站立。当你咳嗽或笑的时候，用双手托住伤口处。可以四处走动。

真空吸引法（吸杯）

当产妇无法用力的时候，真空吸引器或者吸杯是一种比产钳助产温和的助产方法。它比产钳所需的空间更小，并且更容易操作。当第二产程延误并最终能够实现顺产的情况下，就可以采用真空吸引器。而胎头必须要进入产道以后，才能使用产钳助产。

使用真空吸引器助产很少会出现复杂的情况，比起产钳助产，很少会对母体造成损伤，也不会影响胎头的形状。但是，可能会给宝宝带来擦伤，伤口会在产后一到两周内痊愈。

宫颈几乎会全部张开时，才可能采用真空吸引器。一个连接真空装置的小的金属或橡胶的杯子被送入阴道，吸住宝宝的头部。连接的泵装置来抽真空，让吸盘或吸杯快速吸住宝宝的头部。然后，这就成为一个把手，产科医生可以用它来旋转胎头并实施牵引。通过轻轻地拉力，以及产妇自身的宫缩力，宝宝的头部被拉入骨盆，然后慢慢地通过产道。

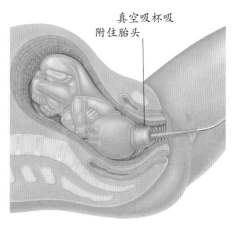

真空吸杯吸附住胎头

真空吸引器

这是一种助产工具，真空吸引器主要在欧洲应用，而产钳在美国比较流行。

产钳助产

决定是否使用产钳助产，是由医护人员经过医学判断所决定的。当第一产程结束，宫口完全张开，并且胎头进入产道之后，才可能用产钳助产。

产钳助产已经挽救了许多母婴的生命，尤其是在那些胎头卡在骨盆处的情况下，降低了剖宫产的比率。当胎头下降到骨盆，但是无法进一步下降的时候；当宝宝呈向后胎位的情况；当臀位分娩的情况（详见第202页）；当子宫无法持续宫缩时；当你无法继续用力时，就可以使用产钳助产。偶尔，产钳也用在急产的第二产程开始时，当宝宝出现缺氧的征兆时，即使分娩还不会马上进行，也可以用产钳助产。

如果你在分娩中用到产钳助产，你的双腿需要被放到蹬形支架上。会给你的

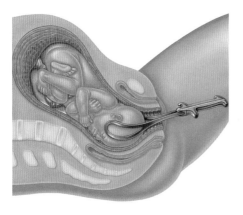

产钳助产

产钳的形状像一把较大的糖钳，被设计成能够贴合宝宝的头部的形状且会覆盖住双耳。它更像一个笼子保护胎头在通过产道的时候不受任何压力的影响。

会阴部注射麻药进行局部麻醉。然后把产钳插入到你的阴道，轻轻地拉产钳，大约30-40秒一次，会把胎头拉至你的会阴处。你感觉不到疼痛。然后，会给你做会阴侧切手术（详见第195页）。一旦宝宝的头部被娩出，产钳就被移出，随后宝宝的身体就会正常娩出。

如果需要用到较长的产钳去拉出宝宝，你可能需要做阴部神经阻断。也可能会用到硬膜外麻醉。

早产和低体重儿

如果宝宝在37周之前出生就被称作早产，无论出生时的体重是多少。出生时体重低于2.5千克的宝宝，就是低体重儿。在这两种情况下，宝宝都需要接受特殊护理。早产的原因尚不明确，但是存在一些比较容易造成早产的因素，包括子痫惊厥（详见第160页），胎盘早剥及胎盘异常等。还有一些产妇自身的状况，如贫血或营养不良或过度劳累都可能会导致早产。

通常情况下，早产在没有任何预兆的情况下出现，最初的征兆可能是破水，开始宫缩或见红。如果预产期不是提前太多，可能会试图阻止分娩，可以给产妇注射类固醇让胎儿的肺部成熟起来，这样会降低宝宝出生后的呼吸机能。产妇必须住院接受观察。通常，早产会比足月生产耗

时更短，也较为容易。许多早产会伴随会阴侧切，以保护胎儿娇嫩的头部免受产道的压力变化。

早产儿的健康存在3个最为重要的方面：他的呼吸能力、吮吸能力及控制他的体温。出于这些因素考虑，宝宝会被放到新生儿病房的恒温箱里，恒温箱的温度可以很好地被控制，并且在宝宝需要的时候能够方便供给氧气，可以通过在宝宝的鼻子下方置一根导管进行喂养。因为他的免疫力低下，很容易被感染，所以要在无菌的环境下进行护理。

如果你无法跟宝宝接触，不必担心。医生会鼓励你尽量多去陪宝宝，而且哺乳、抚触，以及在他的条件允许的情况下，对他进行照料。你也可以观看护士对宝宝进

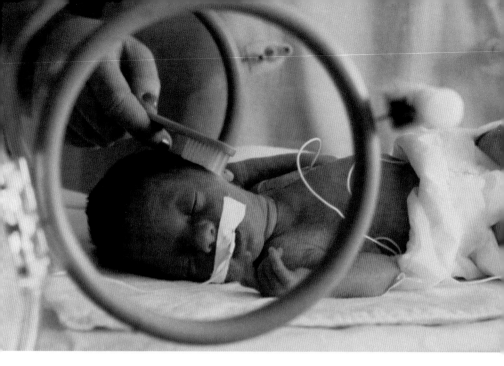

行护理。当你的宝宝一切正常了，医护人员会告诉你怎样安全地照料他。母乳对早产儿尤其珍贵，所以要吸出奶水喂给他。这也会帮你分泌母乳，所以当他能够自己吮吸的时候，你的乳汁也会比较充足。一个极端早产儿（24–30周出生的）最初可能需要通过静脉注射一种特殊的营养液来喂养。

新生儿黄疸

　　对于刚出生第三天左右的宝宝，黄疸比较常见。医学上将其称作生理性黄疸，并不存在危险性。宝宝刚出生的时候，身上存有大量的血红细胞，出生后会迅速破裂。当血红细胞破裂且被代谢，就会释放出大量的色素，被称作胆红素，从而产生黄疸，它会被肝脏排泄出去。在出生的时候，宝宝的肝脏还不成熟，还无法承担过量的胆红素的代谢，所以血液中的色素升高，会让皮肤呈现微黄色。这种黄疸会在宝宝出生第一周结束时，随着肝脏清理血液中的色素而消退。为了帮助宝宝尽快把多余的胆红素排出体外，你需要勤给他喂奶。如果胆红素的水平很高，宝宝可能需要接受一种光线治疗（光线疗法）。他的眼睛被遮上，全身裸着放到一个摇篮里置于紫外线灯下。这种光会破坏胆红素，从而能够使其尽快通过尿液排出体外。

产后出血

子宫具有自我保护的策略来阻止产后出血。一旦胎儿和胎盘离开子宫，子宫就完全空了，它就会迅速缩回到大约像甜瓜的大小。这种收缩会使子宫动脉闭合，从而防止流血。在正常的情况下，产后会有少量流血，偶然也会发生感染。

然而，有大约10%的产妇会在产后大量出血，被称作产后大出血。最普遍的原因就是子宫收缩的问题，子宫在产后没有正常回缩，所以子宫动脉没有闭合。可能是由于子宫内残留的胎盘碎片所致。通常，通过检查胎盘且发现胎盘部分缺失就能够诊断出原因。在这种情况下，残留胎盘会被轻轻地移出子宫。

如果流血出现在产后24小时之后，恶露（详见第219页）可能会再次变得鲜红。这可能是由于用力过度所导致的，所以你的医生可能会建议你休息数天。如果再次出现流血或流血加重，可能意味着被感染或子宫内残留了小片胎盘。医生可能会给你开抗生素药物进行治疗。如果流血中带有血块，需要叫救护车赶往最近的医院，把你的子宫的内壁进行彻底的清洗。如果血块是由感染引起的，你需要服用抗生素。

死产

死产的情况很少发生，大约低于1%的比率。如果宝宝在怀孕24周之前在子宫里死去，子宫通常会在一天之内自动进入分娩过程，就会发生流产。在怀孕24周之后，子宫可能会很快地产下宝宝。尽管不是所有死产的情况都能够被孕妇感知到，但是多数孕妇也能察觉到出现了问题，因为她们已经在24小时或更长的时间里没有感觉到任何胎动了。没有人知道为什么宝宝会在孕晚期死去。但是，在多数情况下，可能是由于胎盘不够健康所致。胎盘可能无法充分发育，或者在孕期出现病变，以至于无法给宝宝提供充足的氧气和食物。偶尔，胎盘会从子宫壁上脱落（胎盘早剥 – 详见第 156 页），这会导致胎儿宫内死亡。无法控制的 Rh 血型不相容（详见第 160 页）或严重的糖尿病都可能会导致死产。当宝宝死去，因为雌激素和孕酮的水平会急转直下，多数怀孕的症状会很快消失。由于胎儿周围的羊水被吸收，所以子宫也会迅速缩小。如果体现在母体上，就是体重迅速下降。如果怀疑宝宝死产，可以通过超声波扫描来检测胎心。如果已经无法检测到胎心，很有可能宝宝已经死去。

悲伤

胎儿在母体内是一种寄生，它的死去不会对母体的健康造成很大的伤害。但是，会给夫妻二人带来非常大的情感和精神上的痛苦。女性很自然地感受到所有的悲伤、遗憾、自责、忧伤和沮丧，她沉浸在自己的悲痛之中。这可能会造成夫妻之间的隔阂。此时，夫妻二人都需要支持，为了你自己，也要跟对方讲出你的感受，或者跟你的朋友或医生讲出来。可以跟别人去交流丧子之痛，这样你在彻底悲伤之后，就能够面对失去宝宝的情况。这会持续很长时间，甚至好几个月，但是要向前看，多数失去宝宝的夫妻最终都能够拥有健康的宝宝。

分娩宝宝

直到近期，人们认为分娩应该是自然而然地开始的，通常在宝宝死去的两三天内开始，应该不被干涉。多数女性发现当确认宝宝死去之后，她们想尽快地分娩，无论在哪种情况下，都需要尽快分娩，以防止感染。死产婴儿的分娩不建议采用剖宫产的方式，因为存在手术的风险，但是对于这种状况下的产妇，会存在对镇痛剂的障碍。

许多经历过死产的父母发现，抚摸宝宝，抱着宝宝并喊宝宝的名字能够帮他们度过这段悲痛的时光。为宝宝拍张照片且举行一场适当的葬礼跟宝宝说再见，也是有所帮助的。如果你愿意的话，医院会帮你安排，或者你也可以自己举办一场小型的葬礼。让医生为你解释失去宝宝的原因，但是要明白没有人能确切地知道你的宝宝为什么会死去。你会发现，跟那些有过同样丧子之痛的人交流（详见第 243 页）也会有所帮助，因为他们的经历会帮你理解你自己的反应。

18 新生宝宝的护理

宝宝出生的那一刻是 9 个月的等待和期望达到高潮的时刻，其他的事情在一定程度上都显得不那么重要。在等待泌乳的最初 3 天里，你可能会感到兴奋或忐忑，或者你发现自己处于一种震惊的状态中。你小心翼翼地去探索你的宝宝，享受安详的亲子时光，但是有时候你会觉得失望，也不要感到意外。

初为人母

产后，你可能会非常疲惫，但是也有的产妇兴高采烈且精神饱满。每个人的反应都会不同。如果你在医院，可能有病房的日程安排，但是一旦你回到家，就可以在熟悉的环境里安静恬然地去慢慢了解自己的宝宝。接下来的几周里，生活会发生很大的变化，要以宝宝为中心，你们夫妻俩及其他的孩子都应该开始适应这种生活。

你的宝宝的身体

你的宝宝出生了，是一个全新的、拥有自己独特个性和外貌的小小人类。

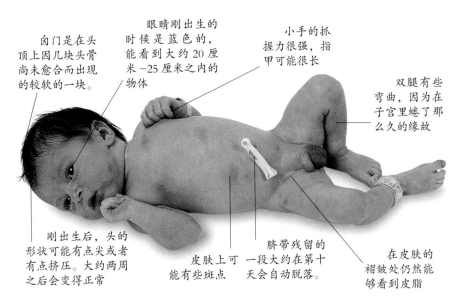

囟门是在头顶上因几块头骨尚未愈合而出现的较软的一块。

眼睛刚出生的时候是蓝色的，能看到大约 20 厘米 -25 厘米之内的物体

小手的抓握力很强，指甲可能很长

双腿有些弯曲，因为在子宫里蜷了那么久的缘故

刚出生后，头的形状可能有点尖或者有点挤压。大约两周之后会变得正常

皮肤上可能有些斑点

脐带残留的一段大约在第十天会自动脱落。

在皮肤的褶皱处仍然能够看到皮脂

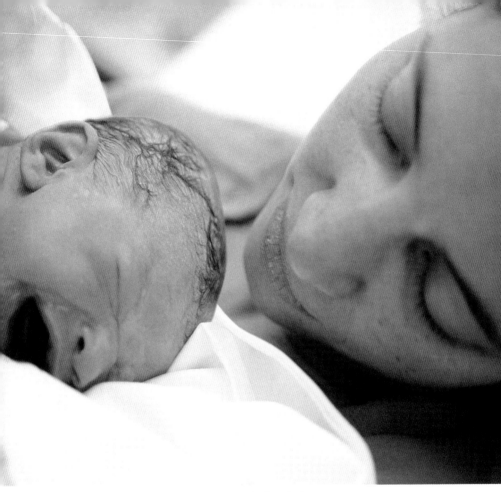

初生宝宝

刚出生时，你的宝宝可能有浓密的头发，也可能几乎没有头发。她可能看起来不是你所期待的样子，但是几天之后，她的一些产伤和斑痕就会消失。宝宝出生后的首次大便被称作胎便，呈深绿色，非常黏稠。开始哺乳之后，大便会渐渐过度到正常状态。

宝宝刚出生时，会接受测试并给出阿普加（APgar）评分（详见第214页），这是对她的整体健康状况的一个测评。稍后，她会被称体重和量身高，在初生10

初生一小时

你越早与宝宝有肌肤接触和拥抱，你的宝宝就能更好地建立起亲密关系，你能够帮助她去适应她的新世界。

天内助产士会定期对其进行测量。医生会给你的宝宝做一项全面检查，查看是否有异常情况，也会检查她的听力。

大约在出生后的第6天，会采集宝宝的足跟血。这是为了检测PKU（苯丙酮酸尿症——一种先天性代谢异常）及先天甲状腺机能衰退，这两种情况都是导致心智失常的罕见原因，但是如果及早确诊，此病是可以治愈的。

新生儿反射

宝宝刚出生的时候，存在一些既定的反射帮她适应离开子宫的最初几天。例如，在分娩之后，如果马上把宝宝抱到你胸前，她会自动地寻找乳头且吮吸。这些反射会在随后的几周里随着宝宝学习了新的技能而慢慢消退。

行走反射

如果你双手放在新生儿的胳膊下面将她托起，让她的双脚接触一个较硬的表面，她就能做出走路的动作，但这并不意味着她能够很早地学会走路；她还是要到以后才能学习真正的走路。

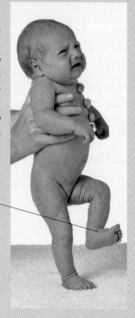

双腿活动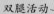

抓握反射

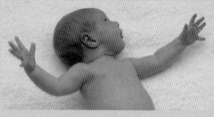

如果你把你的手指放到宝宝的手掌上，她就会紧紧地抓住。这种抓握力非常大，如果她用双手抓住你的手指，就能承担起她整个身体的重量。她的脚底在被触碰时也会弯曲。

拥抱反射

如果你的宝宝受到了惊吓，她会张开双臂和双腿似乎想要抓住一些什么东西。她的四肢会向身体蜷缩，她的小拳头会握紧。

阿普加量表

当你的宝宝出生时，在 3–5 分钟内，她的身体状况会通过一种标准化测试来评估。每一项测试会给出 2 分、1 分或 0 分。综合评分为 7 分或以上，就是正常，因为每一项是 1 分或 2 分。如果总分在 2 分就意味着她需要接受儿科医生的继续观察。

项目	2 分	1 分	0 分
心跳	每分钟大于 100 次	每分钟低于 100 次	无
呼吸	均匀	不均匀	无
活动	活跃	有一些活动	无力
肤色	粉色	肢体泛蓝	蓝色
反射反应	啼哭	抽泣	无

建立亲子关系

很难描述这种关系是什么，但可以肯定的是，你会用你的眼睛、鼻子、耳朵、手指、嘴巴，甚至是舌头来了解和探索你的宝宝。你这样做的时候会带着依恋、带着想保护她的感情及一些占有欲。这种早期的依恋可能是人类之间最强的依恋，而且必须如此，因为这确保了人们对婴儿的抚养，因此人类种族得以繁衍。

首次接触

跟宝宝建立亲子关系起始于她出生的那一刻。如果可能的话，在宝宝刚出生的第一个小时，应该让你和你的丈夫和宝宝单独在一起，尽量不受打扰。研究表明，在出生后的第一个小时里，宝宝通常很安静，但是非常机警，在这种状态下他们是非常容易产生共鸣和反应的。她可能会有意识地盯住20厘米–25厘米外的你的脸。她的眼睛可以聚焦在这个距离上，并且会对人脸做出反应。

此外，像多数的新生动物一样，人类宝宝也有一种依恋他们父母的本能。这正是宝宝建立起对照料她的成人的依恋的最佳时机，所以，你们应该把这种作用发挥到极致。可以把室内的光线调得低一些，把宝宝放在你的身边，进行肌肤的接触。

这时，助产士可能想为你缝合伤口，因为越早缝合就越快越容易，如果留到后来，当会阴组织肿了之后，就比较难以缝合。在助产士为你缝合伤口的时候，你也

可以抱着宝宝，或者你的丈夫可以享受一下跟他的小宝宝亲密接触的时光。其他的清理工作可能要等一会儿再进行。

对你的好处

让宝宝全方位地接触你——你的声音、你的味道、你的抚摸、你的拥抱、你的宠爱都是对宝宝有益的，也是对你有益的。你越早接触和爱抚你的宝宝，你的流血就越快停止，你的子宫就会更快地回缩，你的乳房就会更高效地产下初乳（详见第221页），随后产下母乳。你也会更有信心去照料宝宝，帮她适应这个新的环境。

首次哺乳

研究表明，当宝宝被抱着、被安抚且听着哼唱小曲时，并且按照她的需要给她哺乳的话，宝宝就会更容易适应环境。当你刚抱起宝宝的时候，稍后可以试着把她放到你的胸前，用你的乳头去碰触她的面颊，她就会转向你的乳房。如果她并没有那么顽强地寻找你的乳头，她可能是困了，也可能是你的镇痛药对她产生了一点作用，可以挤出一点初乳放到她的嘴唇上鼓励她。你的丈夫也可以在此时帮忙，可以调整宝宝头部的位置，直到让你感到舒适为止。

然而，你可能无法立即跟宝宝接触，尤其是当你的分娩耗时很长且很艰难的时候。不必担心，以后你会有充足的时间来了解你的宝宝。

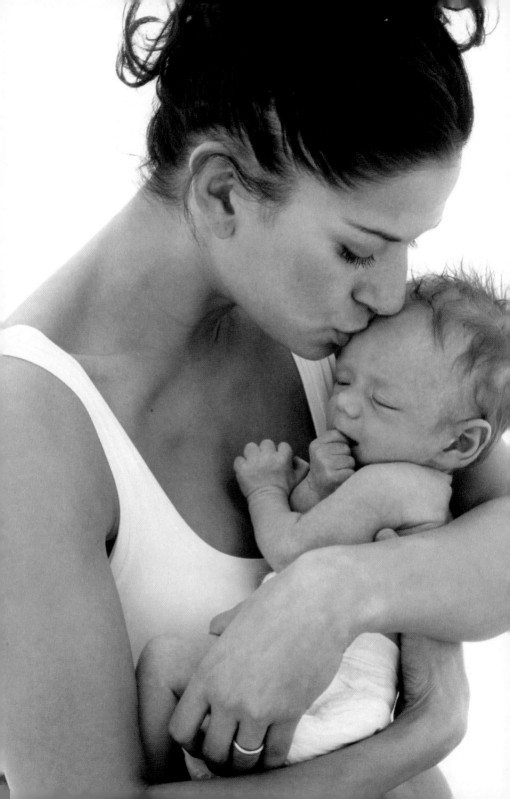

建立亲子关系的重要性

如果你认为我过于强调建立亲子关系的重要性，这是有充分原因的。研究表明，在宝宝出生之后立刻给予敞开式接触的父母会在日后用一种更为积极的方式抚养宝宝。比起那些宝宝一出生就被抱出去的父母，他们会更积极地面对问题，会问更多的问题，会对他们的行为给出原因，会更好地解释情况。这项调查的后续结果显示在孩子5岁的时候，出生早期就与父母建立了良好纽带的孩子在智力测试上得分比控制组的孩子要高。这并不意味着跟宝宝建立良好纽带会让宝宝变得更加聪明。我认为，这样做的重要性是让你成为不一样的父母，而且可能是更好的父母。

父亲的首次接触

父亲跟婴儿之间的接触跟母婴接触并不存在很大的不同，而且也跟母婴关系同等重要。所以，在宝宝出生后的敏感期内，抱着宝宝并跟他进行眼神和肌肤接触是非常重要的。如果你陪伴妻子经历了分娩并且始终安慰和支持她，这就是一个好的开始。在宝宝出生后，尽量多陪你的妻子和宝宝。对宝宝给你的一些动作做出回应。

这可能会让你花费更长的时间，你可能需要适应自己的新角色，慢慢才能达到跟母亲一样的交流水平。所有这些都可以在宝宝出生最初的几周内通过早期的亲子交流来实现。通常，宝宝的出生会帮一个男人学会表达并享受感情，这是社会赋予他的角色。

养成习惯

最初的几天可能很难，分娩无论是从身体上还是从精神上都是消耗很大的。如果你在医院，你可以遵从一些常规日程——助产士、产科医生或儿科医生会定期过来检查，会定时进餐，理疗医生、家人和朋友会过来探访等等，此外，你可能会学习哺乳，给宝宝更换衣服和洗澡。我

最初的几天

在宝宝刚出生的前几周里，你的宝宝可能看上去很脆弱，但是不必担心，她具有一些初生反射和一些行为能力，这些能够帮她去适应环境。

是在医院里生的第一个宝宝，那时候总是希望能有时间休息，可是我很少有属于自己的时间，所以到晚上非常疲惫，于是我非常想赶紧回家。

但是，如果你在家分娩，你也可能会发现事情一件接着一件，几乎没有空闲时间，所有的时间你都需要学习。你可能已经读了许许多多关于孕产的书，但是没有一本书是关于你自己如何照顾宝宝的。关于学习如何照料你自己的宝宝，没有任何捷径，你需要亲自去做才会明白。而且宝宝没有白天和黑夜的概念，她在夜里也想

获得跟白天一样的关注。

越小的宝宝，需要喂养得越勤。体重较小的宝宝，大约 3.1 千克或更轻的宝宝，至少要每隔 4 小时喂一次，通常仅间隔 3 小时或 2.5 小时。你应该按照宝宝的需求来喂养，这样的话，你会发现她的时间表会比你强加给她的时间表要快。新生的宝宝在夜里至少需要喂两次，并且换一次尿布。几乎跟我交谈过的每个人都有一个行为很乖的宝宝，会在初生的一周内夜里睡足 6 个小时。但是，为什么我的宝宝不这样！宝宝能让你在夜里睡足 4 小时的情况都比较少见。

回应宝宝的需求

既要能够满足宝宝的需要，又能够保持愉悦的状态，能够获得充分的休息，最好的办法就是读懂宝宝的暗示。你要学会小憩，因为最初几天只有在宝宝睡了之后你才有机会睡觉。刚刚经历了分娩，你的体力不足，会很容易感到疲劳。而且，由于孕期激素的突然下降，你的精神也处于一种脆弱的状态。就会觉得小问题似乎无法逾越，大问题就更加难以解决。你可能觉得自己的脾气很坏且易怒，而且又经常会有一些兴奋。前一分钟可能还在为一点麻烦而伤心难过，下一分钟可能就沉浸在自己的坚强里。总之，不要对自己要求太高。

当你回到家后，不要担心日常的家务。先搁一边，也可以请别人帮忙。把你的精力用在真正重要的事情上，也真的只有少

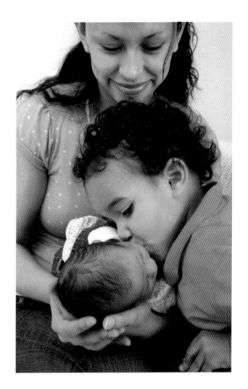

家庭的新成员

当你向别的孩子介绍你的新宝宝时，可以让他触碰和感觉她。

数的几件事需要优先考虑：宝宝，你，然后是你的丈夫和其他的孩子，然后才是你们的家。可以尽量寻求帮助，或者只在第一周找人帮忙，以确保你自己有足够的时间去了解宝宝，照顾她的需求。

多数新生宝宝在出生第一周会有同样的基本需求，一旦你了解了她的习惯，你就知道自己需要怎么做，怎样安排自己的一天。

母亲

你可能会对你产后的身材感到很失望。你的腹部松弛，胸部看上去很大，大腿很粗重。不要气馁：马上开始你的产后锻炼吧（详见第 228 页）。

产后痛

在我们整个可以生育的时期里，我们的子宫从未停止过宫缩，在经期，这种宫缩是月经痉挛；在孕期，假性宫缩会时常出现；在产后，就是产后痛。产后的子宫收缩比经期更为强烈且更疼，因为通过这种方式子宫才能回缩到怀孕前的大小。子宫回缩得越快越强，出现产后大出血的几率就越小（详见第 210 页）。我生完第一个宝宝时，这种宫缩通常不那么剧烈，但是后来产后的感觉会更加强烈。对于哺乳的女性会更加严重，但也意味着你会很快地恢复正常。通常会在产后 3-4 天内消失。

恶露

产后恶露大约会持续 6 周的时间，这是子宫内排出的血水混合子宫黏膜。刚分娩后，恶露的颜色呈粉红色或像行经，几天之后，会变成褐色。渐渐会褪变成一种乳白色，最后成为白色。可以使用卫生巾，但是要避免使用止血棉塞。

排便和排尿

产后可以尽快地去卫生间。大约 24 小时或更长时间之后你才可能想大便。不要担心，但是一有便意，马上排便，不要拖延。喝水和走动能帮你及时排便。小便可能会比较推迟。但也无须担心，这通常是由于位于膀胱周围的阴道和会阴扩张使尿道张开所导致的。促进小便的一个不错的办法是，坐在温水中，进行凯格尔健肌法练习（详见第 122-123 页），然后把尿排到水中。只要再彻底洗个澡，这就不算不卫生。如果你的会阴被缝合过，排尿的时候可能会有刺痛感。可以用温水洗一下会阴处，以减轻排尿时的刺痛感。

你可能注意到产后最初几天里排尿的量会增多。这是因为身体要排出孕期积聚的多余水分。

处理缝合伤口

多数缝合伤口会在五六天后痊愈。如果伤口处变肿或者缝合处让你感到不适：

- 坐在一个可以充气的橡胶圈上。
- 洗澡后，用干发器彻底弄干该部位，而不要用毛巾擦干。
- 在浴缸中加入盐可帮助恢复。
- 当大便时，在缝针处垫上一块干净的护垫。
- 防止便秘（详见第 146 页）。

喂养方式

无论你选择哪种喂养方式，要记得产后最初 3 天内分泌的初乳中含有非常珍贵的抗体，会保护宝宝抵抗多种疾病。

母乳喂养

这是你需要自己学习的一件事情，没有人能给你示范。如果你在医院，可以让医护人员帮你实现首次哺乳。如果你在产后几分钟内就让宝宝接触你的乳房，这通常会更易于哺乳（详见第 215 页）。你在分娩后比较轻松快乐的氛围中，一旦成功地开始了第一次哺乳，你就会对以后的哺乳信心大增。如果这种办法无法实现，可以在可能的情况下，尽早开始哺乳，要试着很放松地去享受这个过程。刚开始哺乳时，你可能会觉得乳头很疼，或者你的宝宝还不能很好地吸乳，不要着急，她很快就可以了。记住，每位妈妈都有给宝宝哺乳的能力，也不存在因为乳房太小而无法哺乳的情况。哺乳是一件非常自然的事情。

成功哺乳

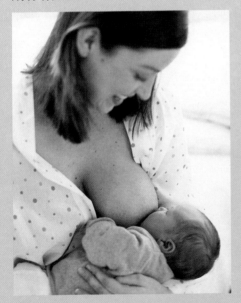

觅食反射

如果你用乳头或手指去触碰宝宝的面颊，她就会转向乳房并试图含住乳头。这被称作觅食反射。这是婴儿的一种本能，如果你把初乳挤到她的嘴唇上，就能鼓励她更好地做出吮吸反应。

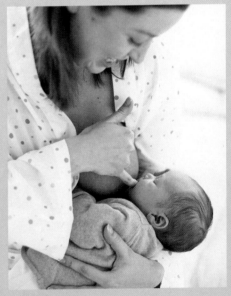

让宝宝停止吮吸

哺乳结束后，你不要把乳头从宝宝嘴里拉出，这会把你的乳头弄疼，而是要把你的手指头插入她的嘴角，轻轻地把她的嘴巴从乳头上移开，或轻轻地按一下她的下巴。

初乳

在产后 3 天里，乳房会分泌一种较轻的黄色的初乳。这是宝宝最初几天的绝佳食物。它含有水分、蛋白质和矿物质，比例搭配恰当，正适合宝宝的营养需求。初乳中也含有非常有价值的抗体，以保护宝宝抵抗一些你本身已经具备抗体的疾病，如脊髓灰质炎和流感。而且，它还具有通便的作用，能帮助你的新生宝宝及时排便。大约 72 小时之后，初乳被正常的乳汁所取代，在接下来的两三天里，你的乳房会感到很沉重、很丰盈。

乳汁释放反射

这是一种让乳房继续分泌乳汁的自动反应。这种反射是一种复杂的化学反应链，通过宝宝的吮吸对乳头的刺激或者听到宝宝饥饿的啼哭或者甚至一想到宝宝就会启动这种反射。通过触动脑垂体释放出一种叫做后叶催产素的激素，它会使泌乳细胞把乳汁排到乳晕底下的蓄奶组织里。

开始哺乳

在最初的几天里，乳头很敏感，而且它们需要时间来变得更加坚韧，所以可以渐渐增加每次哺乳的时间。开始，每个乳房吮吸两分钟，宝宝就能够获得充足的初乳。确保她恰当地含住了乳头（见下图）。在第三到五天时，可以把每个乳房的吮吸时间延长到 10 分钟，但是不用完全按照时间表进行。一般，在最初的 5 分钟内，

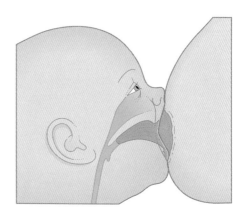

宝宝含住乳头

宝宝含乳头的正确做法是，把整个乳头周围都含进了嘴里，舌头在乳头下面。她用口腔上部用力压乳头周围的蓄乳组织。

宝宝的吮吸是最有力的，这期间他们吸到了大约 80% 的乳汁。当她已经吃饱之后，她就会失去兴趣，开始跟你的乳房玩。也可能自动吐出奶头或者睡着了。你也能够判断她是否已经吃饱，因为如果她没吃饱，会很快饿醒啼哭。在下次哺乳的时候，可以让宝宝先吸另一侧的乳房。

乳房护理

在产后最初几天，你需要护理你的乳房。至少要准备好两件最好的哺乳胸衣（详见第 135 页），并且严格注意乳房和乳头的日常卫生。每天用水清洗，不要用香皂，因为香皂会令皮肤失去水分，容易使乳头皲裂或疼痛。要轻轻地触摸乳房，不要用力擦干，轻轻拍干就可以了。

哺乳之后，如果可能的话，把你的乳头晾在空气里几分钟。可以在文胸里面加

上防溢乳垫以吸收渗出的乳汁，并且要勤换乳垫。不要让潮湿的乳垫接触你的乳头，尽快更换。如果你的乳头疼痛，可以在乳头上涂一点洋甘菊或金盏花乳，每天2—3次。

关于哺乳的建议

要给自己时间去准备哺乳。准备一个舒服的椅子，把你需要的所有物品都放在周围，并且准备一些水。如果你准备在床上哺乳，可以用枕头做靠背。

- 托住宝宝的背部，用手和手掌支撑住宝宝的颈部，让她的头部达到你的乳房的高度，使她不用费力就能含住你的乳头。用靠垫或枕头支撑你的背部和手臂，如果需要的话，可以在你的大腿上放一个靠垫来垫高宝宝。
- 放松你的双肩。如果你需要弯一下背部让宝宝含到乳头，你很快就会感到疲劳，并且你的脖子和肩膀也会变得很紧张。

打嗝和回奶

有些宝宝在吃奶的时候吞进一些空气，会导致不舒服，而且肚子里会有响声，只要拍了嗝就好了。但也有的宝宝从来没有这种问题。如果你不确定，可以把宝宝竖着抱起来并轻轻地拍拍她的背部。如果宝宝没有打嗝，她的情绪很好，也无需等待打嗝。你的宝宝可能会在打嗝的时候吐出一点奶（回奶）。有的宝宝会回奶，有的宝宝不存在这样的问题。最常见的原因是吃得太多，即使回奶的量很多也不必担心。可以给宝宝的脖子上围一块小毛巾或围嘴。

- 如果你的乳房在一次哺乳后不久就再次胀满了，可以把奶挤出来一些（详见第236页），这样就会舒服。
- 如果你的乳房很胀很硬，乳头可能会被撑得比较扁平，宝宝很难含住。可以在哺乳前先挤出一些乳汁，让乳头和乳晕变软之后再让宝宝吮吸，这时候只要宝宝含住乳头，轻轻一吸，乳汁就会流进宝宝的嘴里。
- 如果你太累了，你可以挤出一些乳汁，存放到奶瓶里，让你的丈夫或其他人喂给宝宝。
- 为了缓解涨奶不出的情况，可以用热的或冷的毛巾敷在乳房上，然后轻轻按摩，奶水就会流出。
- 如果你的乳头有破裂的情况，可以把这一侧的奶水挤出，直到痊愈之后再直接哺乳。如果你不想让宝宝产生奶头混淆，你可以用消过毒的勺子把挤出来的奶水喂给宝宝。
- 如果你的宝宝拒绝吮吸母乳，有可能是因为她吃奶时存在呼吸困难。可以用手轻轻按着乳房，给宝宝的鼻子留足空间。
- 如果你觉得乳房有灼热感，而且发现乳房上有发光的红色的硬块，你需要去咨询医生。这可能是乳管堵塞。

奶粉喂养

如果你决定用奶粉喂养你的宝宝，你可能会经历很不舒服的两天，因为你的奶水会在乳房里胀。建议你穿一件质量较好的并有支撑作用的文胸，如果必要的话，

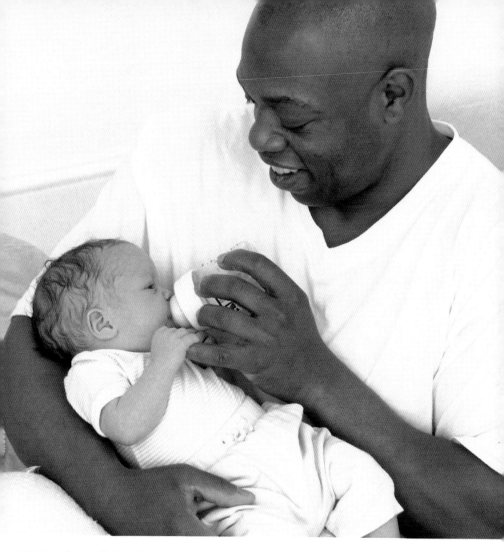

可以吃一点温和的镇痛药来缓解涨奶的疼痛。在宝宝出生后大约 5 天的时候，你的乳房会恢复正常，你会感到舒服些。

奶粉喂养的主要好处在于新爸爸能够从开始就参与到喂养宝宝中来。无论你俩谁来喂宝宝，确保背部有支撑，握紧奶瓶，让奶瓶倾斜到一定角度，使奶嘴部分一直充满奶。否则，宝宝会吞进很多空气。要把整个奶嘴都塞进宝宝的嘴里。如果你的

眼神交流

无论是用奶粉喂养还是母乳喂养，都要把宝宝抱到一个合适的高度，让她能够看到你的脸。

宝宝对吃奶没有兴趣，可以用你的手指或奶嘴轻轻地触碰她的面颊刺激她的"觅食反射"。如果奶嘴突然缩进去了，可以排空气体，轻轻地将其拉出来，让奶水再次流出。有时候奶嘴也会被堵塞，这时可以换一个消过毒的新奶嘴。

洗澡和更衣

直到宝宝 6 周大，每天需要洗的部位只是脸、手和屁股。每天如此，当然，你也可以给她洗个澡，但是无需天天洗。尝试每天在一个固定时间给你的宝宝洗脸、洗手，这样就能帮她形成习惯。

为宝宝洗澡

- 让室内的温度至少达到 20 度，让水温达到大约 32 度，当你用手腕或手肘试水的时候，会感到热而不烫，就是合适的温度。
- 不要用香皂给宝宝洗澡，因为这样会让皮肤变干。
- 选择一个合适的时间给宝宝洗澡，在开始洗澡之前，把需要的每件东西都准备好，毛巾、新尿布和衣服。

- 先把她的衣服脱掉，只保留一件背心和尿布。擦一下她的脸和手（见下图）。用毛巾把她裹住，先洗头发并擦干。然后再全部脱掉洗澡。在洗澡的过程中跟她玩。洗完澡后用温暖的干毛巾把她擦干，再给她穿好衣服。

用尿布还是纸尿裤？

当你决定用哪种尿布时，你需要考虑几个方面的问题。考虑选择是用可以重复使用的棉质尿布还是一次性纸尿裤。纸尿裤的更换非常简单，很容易给宝宝带上，用完扔掉就可以了。有不同号码的纸尿裤，从新生儿到初走路的宝宝的尺码都有，而且还分为男宝宝和女宝宝不同的款式。当你旅行时，为了携带方便和更换方便，又

洗脸、洗手、洗屁股

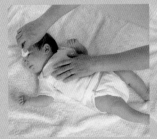 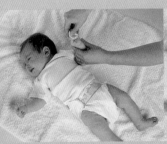 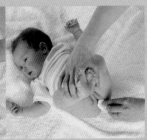

1 用一个盆装上温开水。单独用毛巾蘸水擦拭她的眼睛周围，并且挤干水分。擦眼睛的时候要从眼睛内侧向外侧擦拭。

2 用干净的毛巾擦拭她的颈部、耳朵后面、脸部、嘴巴周围及鼻梁。不要擦洗她的耳朵内侧，用一条柔软的毛巾擦干，再用一个毛巾给她擦手和胳膊。

3 给她换上新的背心，然后去掉尿布。用一片新毛巾擦拭她的屁股周围。然后擦干。多数宝宝会很享受没有带尿布的自由时刻。

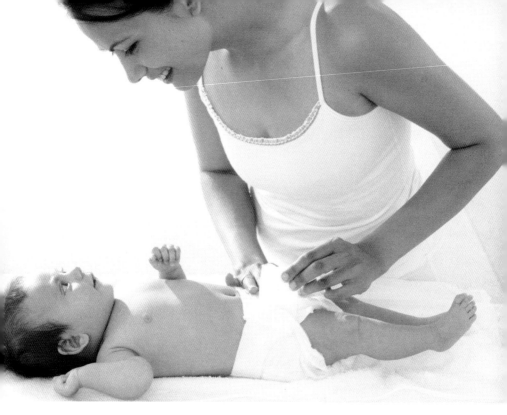

无需带着尿湿有味的尿布回家去洗，就可以选择用纸尿裤。但是，现在每天就有上百万个这种纸尿裤被用完扔掉，造成了浪费的问题。

许多父母喜欢用纸尿裤，但是随着环境问题的逐渐升级，让很多父母开始重新考虑传统尿布的价值。虽然传统尿布的价格比纸尿裤要贵，但是它可以多次使用，而且不止为一个孩子使用，所以算下来还是比较便宜的。而且你买可以折好的尿布，会跟使用纸尿裤同样方便。

但是，问题还不是这么简单：因为，用来清洗棉质尿布的洗洁剂也被认为是对水的污染，而且用洗衣机来洗尿布所耗费的电能也被视作是一种浪费。虽然粗略来算，棉质尿布要比纸尿裤便宜，但是你也

更换尿布

不要把更换尿布视作一种负担。你可以借此机会跟宝宝一对一地玩耍和讲话。

需要考虑经常清洗所使用的电力成本，以及时间成本的花费。这时，你需要了解现在许多地区都有尿布清洗的服务机构。

综上所述，假使可以根据需要尽量勤换尿布，在满足基本的卫生要求的前提下，你的宝宝乐于接受哪种形式，就可以选择哪种尿布。而且，不论你选择哪种尿布，清洗和护理宝宝屁股的基本方法是一样的。

产后抑郁症

在产后第三四天当你开始泌乳的时候，情绪的低落和沮丧是很常见的。如果你发现你的沮丧情绪很严重且持续了两周以上，你应该马上寻求医疗帮助。不要认为失落和沮丧会自动随着时间消失。早期的医疗帮助可能会缓和状况，而如果不用医疗帮助会需要更长时间来缓解症状。

激素水平的变化

跟其他抑郁症相比，产后抑郁症会感到期望和现实之间的差距更大。你的任何消极情绪无论是关于你自己的、关于宝宝的还是关于亲子关系的，在产后最初几天里都会被放大，因为你正处在感情脆弱期。这是由于体内激素的影响，在经历了9个月的高激素水平之后，突然跌落到较低水平。这种巨大的变化让多数女性变得容易

流泪、失落、易怒、犹豫、喜怒无常、不爱说话、焦虑、失眠和沮丧。在最初的幸福和喜悦过去之后，会感到现实情况很难处理。不过，如果认为产后阶段很容易也是完全错误的。因为，的确不容易。而且，如果你认为你可以做女性的榜样，并且知道如何处理产后的阶段，也是错误的。没有人可以天生这样。照料宝宝的知识和技巧及责任都是通过学习来获得的，这需要时间，所以要对自己放松要求。可以尽量多收集信息，可以多跟助产士、健康顾问、医生及有宝宝的朋友们，以及妈妈们交流。

不要维持表面的安好，让其他人认为你一切都很好，而让你的宝宝和丈夫来承担问题。可以尽量敞开胸怀，跟你的丈夫和好朋友们探讨你的担心和各种问题。更好地面对为人母的压力和紧张及各种责任，并且防止升级成为严重的精神困扰，最好的方式之一就是交谈。

休息和睡眠

在产后最初的几天里，充分的休息和睡眠是非常必要的，尽管很难达到。许多女性在产后都会感到非常疲惫，因为此时身体处于低谷，暂时无法像怀孕之前那样运转。你感到如此疲惫的一个原因是你的血液量突然减少了30%。所以，你的肌肉无法获得充足的血液来获得有效的工作，因此肌肉会很虚弱，很容易疲劳。你需要几周的时间来调整自己适应这种巨大的变化。

获得充分的休息

- 一定不要忽视疲惫的信号。无论你在做什么，如果感到很累，就可以躺下休息，把双脚微微垫高，略高于头部。
- 你无需只通过睡觉来保持体力，休息也能给你的心脏、肺和其他重要器官时间来恢复。
- 无论你是在医院还是在家分娩，可以请人来帮你做一些家务和照料宝宝的事情，这样你就能在白天休息一下。
- 如果你感到无力应付，就不要鼓励别人来访，首先要照料你自己和宝宝，可以要求独处一下。

我还记得我在产后第五天去采购宝宝用品的经历，其实我无需走太远就能到商场，我也没有拎着很重的东西，但是在我回到我的车上之前，我不得不坐下来休息。这是很正常的，你应该尽量避免太多活动，即使是很缓和的活动。

母爱

每个人都认为母爱是随着哺乳与生俱来的。其实不是这样。许多女性承认她们在最初的24-48小时内感到对宝宝的爱意很少。爱是需要培养的，是需要时间的。如果需要几天甚至几周的时间来培养感情，这都是正常的。母爱不是可以预先安排的东西，想对新生宝宝照料和保护及爱的感觉也需要时间来培养的。

住院情况下的应对

你可能会发现住院的日子生活很累很难，但是多数产妇不会在医院住多少天。从另一方面讲，住院也有许多好的方面。

你会有很多人陪伴，并且可以跟其他的新妈妈分享你的经历和担忧。可以跟其他刚生完宝宝的妈妈进行愉快的交流，并且可以就此建立友情。同在病房里的新妈妈之间的友情和友谊是非常舒服的。

如果你不适应病房的生活，最好告知护士。有许多积极乐观的病友或其他人可以帮助你。如若不然，你可能会发现自己更加闷闷不乐。如果你和宝宝最初相处的几天被沮丧的住院生活所破坏，将是非常糟糕的，所以最好是在权衡利弊之后要求尽快出院，如果想必须出院的话，可以自己出院，可以让你的丈夫帮你。但前提是你和你的宝宝都很正常，没有不可以回家的理由。

出院

各家医院的情况不一样，但是无论你是在产后12小时出院还是几天之后再出院，以下的建议都有参照意义：

- 医生或助产士会检查你的子宫是否已经恢复到孕前的大小，你的伤口缝合处是否已经痊愈。会检查你的恶露情况，血块是否都已经排出。
- 会问及你的避孕措施，如果你需要处方药，

会给你开处方药。如果你打算哺乳，会给你开低剂量的避孕药（详见第235页）。
- 助产士会教你如何护理宝宝的脐带。
- 产科医生会对你的宝宝进行检查，如果你存在任何担心，可以在此时询问医生。同时会建议你在宝宝6周的时候带他做发育检查。
- 会告诉你产后复查的日期，或建议你在那个日期就近去医院进行检查。

产后练习操

在产后当你能够进行练习的时候，要确保至少每天练习一次。最好是少量多次练习，比如每次练习 5 分钟。在最初的几天内可以俯卧，这样能够帮助子宫恢复到孕前的位置。

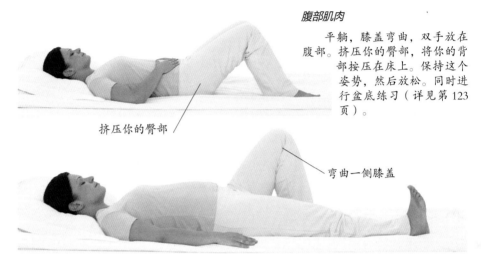

挤压你的臀部

弯曲一侧膝盖

腹部肌肉

平躺，膝盖弯曲，双手放在腹部。挤压你的臀部，将你的背部按压在床上。保持这个姿势，然后放松。同时进行盆底练习（详见第 123 页）。

双脚踏板练习

勾起脚尖，绷起脚尖，就像你在骑自行车一样。这是你产后最早可以进行的练习之一。这会促进血液循环，防止脚踝和双脚肿胀。

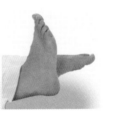

髋关节练习

呈平躺姿势，弯曲一侧膝盖，放松伸直一侧的脚。通过勾起脚尖来拉长伸直的腿。然后将该腿抬高靠近自己的身体（不要弯曲膝盖），确保不要弯曲背部。

仰卧起坐

平躺，弯曲双膝，将双手轻轻地放在大腿上，慢慢抬起头部和肩部，用双手去够双膝。

尽量去够双膝

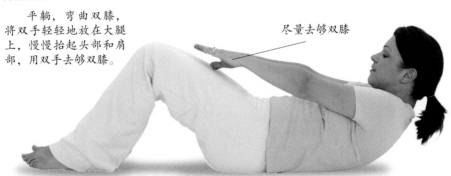

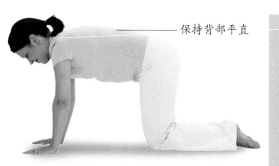

保持背部平直

盆底测试

当你的宝宝大约 3 个月的时候，测试你的盆底肌肉。双腿分开跳起，以及用力咳嗽时，如果会存在漏尿的情况，就需要多进行盆底练习（详见第 123 页）。如果到 6 个月的时候，还没有任何好转，就去看医生。

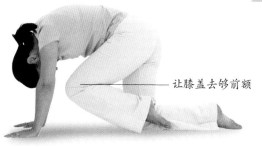

让膝盖去够前额

猫伸展式练习

四肢着地，手臂与地面垂直（上图）。保持背部平直。弯曲一条腿，试着让膝盖去触碰你的前额（中图）。然后伸直该腿，抬起头，让头部到脚趾在一条直线上。保持几秒钟（下图）。然后进行另一侧练习。

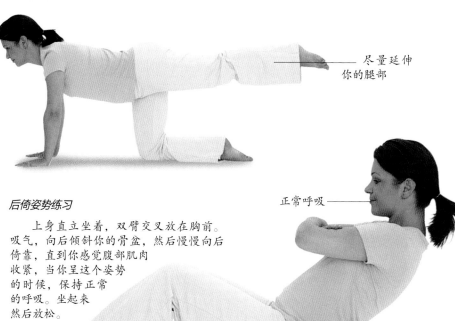

尽量延伸你的腿部

后倾姿势练习

上身直立坐着，双臂交叉放在胸前。吸气，向后倾斜你的骨盆，然后慢慢向后倚靠，直到你感觉腹部肌肉收紧，当你呈这个姿势的时候，保持正常的呼吸。坐起来然后放松。

正常呼吸

收紧骨盆

19 回归正轨

每个女人生了宝宝之后的感觉都会不同。许多人想留在家里，慢慢适应为人母的私人时光。其他人选择尽快把自己抛向社会，尽快参加母婴小组的活动。但是，至少要给自己 7-10 天的时间来恢复体力，然后再恢复正常的生活秩序。回到家里是舒适的，但是随着时间的推移，如果你没有社交的计划，你可能会感到孤独。尽管如此，母亲的角色能够为你打开多扇大门。你会发现带着宝宝走出去能给你带来一种全新的社区生活。

新家庭

你和你的宝宝在何时养成日常作息，很大程度上取决于你住院的时间。三到五天的住院会让你和宝宝了解彼此，一切以宝宝为中心，为了适应宝宝的需要，你可能会形成一套比较宽松的时间表。

另一方面，如果你在产后第一天或第二天就出院，或者你是在家里分娩的，你的日程就会基于每天的家庭生活的日程。宝宝是家里的重要成员，但是他也需要适应其他家庭成员的需要。我认为，这完全没有问题，建立起日常习惯的最快途径就是让宝宝的需求引导你，让你安排自己的生活和兴趣，只要你满足了他所有的需要，你就可以自由地做任何事情。观察宝宝什么时候需要喂奶，多久需要喂一次奶，通常什么时间醒来，会睡多久，这是比较容易的事情。然后根据宝宝的时间来安排你的日常事务。

尽量多休息

对你来说，记录宝宝最长的睡眠时间也是最重要的事情之一。可以在宝宝睡下的时候小睡一觉或休息一下。建立日常作息并不意味着"训练"你的宝宝按照你的时间表去吃饭、睡觉和玩，而是说，当他醒着的时候需要喂奶就给他喂奶，并且陪他玩，当他睡着了，你也可以趁机休息一下。

要想让宝宝较早地适应白天的节奏，可以在夜里喂奶的时候保持安静且尽量用光线最弱的灯，以免对宝宝造成混淆。宝宝就会慢慢地理解为，白天就是很亮，并

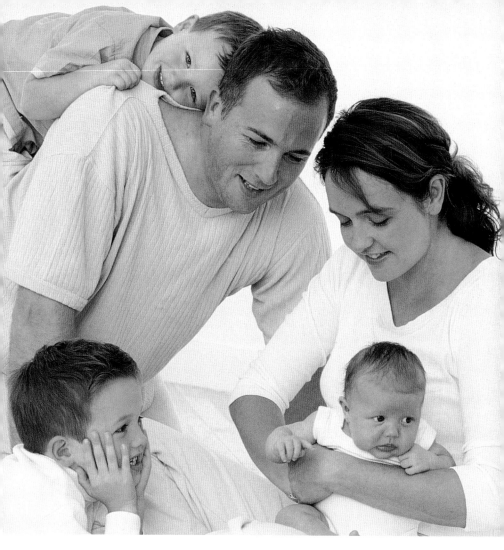

且身边有各种声音和各种活动。

夫妻关系

有了新宝宝，妈妈开启了与另一个人的亲密关系，可能对丈夫的亲密程度会渐渐降低。但是，妈妈请记住，作为爸爸是不会出现上述情况的。男人对他的宝宝的嫉妒并不是很稀奇的，许多男人都承认他们感觉受到了宝宝的排挤，被妻子忽视了。

家庭齐动员

亲密的家庭关系以及大家齐参与的氛围能帮你较大的孩子尽快接受新宝宝，而不会感觉到被孤立。

你俩都应该明白在宝宝刚出生的日子里，宝宝是注意力的焦点，出现上述情况都是难免的。因此，你俩都应该为彼此留出时间。在忙碌了一天之后，俩人一起小憩一下，也不失为一种恢复亲密关系的好办法。

由于有了宝宝之后，你们的生活不可能跟以前一样，你俩都应该调整并且适应。你们都需要比以前更懂得容忍，有机会的时候，为对方付出时间，多关注对方。可以留心创造这样的机会，否则，你可能会发现你的精力都花在了宝宝身上，而你自己甚至都没意识到。

你可能也会发现，你们对彼此的感觉都有所不同。这并不意味着感觉变淡了，只是不同了。这也不是你们关系恶化的一个征兆，而更像是变得成熟和稳重。不要再期望你们会像过去一样，因为过去不再了。

父子关系

跟宝宝的关系开始于他生命的最初几天和几周，确保你尽量多陪他，以建立更好的亲子关系。

适应父亲的角色

如果你对宝宝的到来感到很轻松又很自信，你会更加喜欢家庭生活，你的参与会让你意识到照看宝宝是一件劳累程度堪比任何工作的事情。

- 尽早开始给宝宝洗澡和更换尿布。
- 尽量多陪宝宝，并确保你能每天如此，你的妻子可能会很高兴，因为她可以有空休息一下。
- 告知你的老板你有了新宝宝。如果你通知了公司，你可能会早些下班或暂时采取比较灵活的工作时间，而且有可能会享受父亲的产假（详见第 249 页）。

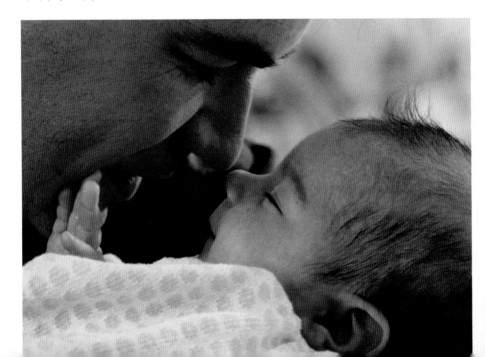

照顾其他孩子的感受

如果你还有另一个孩子（或几个孩子），而且你并不是在家分娩的，你就需要认真考虑一下应该怎样向你的孩子们介绍你的新宝宝，并帮他们避免产生嫉妒的感觉。当你产后初次见到你的孩子时，要确保有人帮你抱着小宝宝，这样你就可以腾出手来欢迎并拥抱他。最初的几分钟，要把注意力都放到他的身上，或者做到尽量如此，除非有什么紧急的事情。

可以以新宝宝的名义给他一份礼物，一定是他非常想要的东西。如果可能的话，可以让他亲自抱一下小宝宝。大多数小孩子都很迫不及待想帮忙，所以，可以鼓励孩子做些力所能及的事。在最初的几天和几周里，每天尽量多花些时间单独陪陪他。

继续保持孩子的日常作息

不要因为新宝宝的到来而打破了原有的习惯。所以，如果你通常在每天早上或晚上有些特别的安排，那么可能的话，继续保持这些习惯。尽量在这些时间段之前喂好宝宝，这样原有的日程就不会被打扰了。当家里来客人时，让他们不要把所有注意力都放在新宝宝身上，从而冷落较大的孩子。在最初的几周里尽量多夸奖和表扬大的孩子，这也是比较有效的做法。如果你需要住院几天，可以试着在产后尽快安排你的孩子去医院探望你和宝宝，并且可以让他定期去医院。

对付疲劳的小建议

即使你的宝宝在两次喂奶之间睡得很好，你的身体也需要产后恢复，而且你可能会感到非常疲惫，尤其是在下午。为了保持你的体力和良好的精神状态，并且能尽快复原，所以尽量多休息。

- 只要宝宝睡觉，就趁机休息一下；不要利用他的睡觉时间干家务。

- 如果你的睡眠不好，不要硬撑着，可以去看医生；否则，你的身体可能会越来越差。

- 产后要继续服用处方铁剂片至少6周时间。

- 继续保持孕期平衡的饮食习惯（详见第106-114页），如果你是母乳喂养，要特别注意饮食。千万不要节食。哺乳本身就能消耗掉孕期积攒的脂肪。

- 多喝汤类；你发现哺乳期内你会觉得很渴。

- 准备一些方便食用的食品，如沙拉、奶酪、冷肉全麦汉堡、新鲜水果和酸奶。

- 无论是照顾宝宝还是做家务都尽量采用最捷径的办法。

- 如果有人帮你做饭或做家务，不要拒绝，这样你就可以放松一下并享受亲子时光，以及获得一些时间休息。

- 可以让你较大的孩子帮你整理婴儿床或处理尿布。

- 在最初的几周里，可以让宝宝跟你住同一个房间。这样你就无需走动太远去抱他，只需从床上坐起就可以给他喂奶。

- 可以在厨房、车里和浴室里放几块尿布，这样你就无需每次更换尿布都要回到宝宝的房间。

- 要记得此时你就是需要别人帮助。如果有人帮你，就接受。

恢复性爱生活

你和妻子的关系在很多方面都发生了变化，对于多数人来说，这些变化中也包括性生活的变化。许多女性在产后几个月甚至更长时间里没什么性欲。许多父亲也这样，而且还失去了勃起的能力。如果你俩都很冷静且明智地对待你们的问题，就要防止这种情况向长期的趋势发展。

什么时候开始恢复性生活

对于你什么时候可以重新开始过性生活，并没有一个绝对的期限。如果你产后立刻开始做盆底练习（详见第 123 页），即使会有些疼，这也对恢复有所帮助。可以慢慢地、轻轻地做。最理想的恢复性爱的时间是当你和对方都想要的时候，两人可以沟通和交流，并且可以尝试。你可能会发现会阴处有点疼或者很紧，但是一味等着，也不会缓解这些情况。对阴道起到润滑作用的腺体可能在产后一段时间里不工作，所以，性爱润滑剂会有所帮助。如果在性交之前，阴道得到很好的放松，也会有所帮助，所以要做足前戏。可以尝试不同的女方在下平躺的姿势，因为阴茎会触到阴道后壁，阴道可能还很脆弱或还有擦伤。不要尝试体后的姿势，选择常用的体位，可以轻轻地尝试。

如果你的会阴被侧切过，疼痛可能会持续更长时间，对方应该等到你感到舒服之后再试着进入。尽管如此，也不要因此就不做尝试。

如果过了好几个月之后，你俩其中一个还是对性爱没有兴趣，就需要咨询他人。一旦你跟其他人开口讲，你会惊讶地发现原来这比你想象的要容易得多，而且你俩可以一起跟第三个人、可能是朋友或性爱咨询师讲，这会更容易。最重要的事情是讲出你的感受。

性欲的降低

- 许多女性在产后一段时间里感觉自己没有吸引力；比起产前，你的身材可能还没有恢复好。你会认为，如果自己形象（详见第 100 页）很差就很难有性爱吸引力。

- 宝宝可能会成为你们表达爱意和性趣的一个障碍，尤其是当他跟你们睡在同一个房间的时候。

- 你俩可能都很累，这肯定会抑制性欲。尽量多休息。

- 尤其是当你接受了会阴侧切或剖宫产，你的伤口需要一段时间来恢复，这段时间里，你可能比较厌恶性爱。

- 在宝宝刚出生后，父母肯定是一切以宝宝为中心，你可能感觉你的情感世界里只有宝宝，暂时容不下别人。这是非常自然的。你应该把你的感受告诉对方。你俩可能在一定程度上都是这样。

- 围绕宝宝去做的许多日常活动可能让你感到自己没有吸引力，比如洗尿布且身上可能有种奶味，所有这些事情都让你没有兴趣。

避孕

即使你还在哺乳，或还没有恢复月经，也不是安全的，当性爱的时候，还是应该采取一定的避孕措施。如果你是纯母乳喂养，你可能在断奶前都不会来月经；如果你不是母乳喂养，或只是母乳喂养了很短的时间，可能会在 2-4 个月内恢复经期。

你出院的时候，医生会询问你计划使用的避孕方式，你最好在这个时间就考虑好，而不是等到大约 4-6 周之后的产检时。

药物避孕

在宝宝出生后 3 周之前，医生一般不会给你开避孕药。如果你是母乳喂养，也不适合服用这种药物，因为它们都含雌激素，会影响你的新陈代谢并影响乳汁的分泌。

然而，你可以只服用不含雌激素且只含少量孕酮的孕酮或"小药片"。小药片并不是百分之百的可靠，你必须每天都服用一粒，并且配合哺乳期的避孕作用，可能会比较有效。尽管会有很少量的激素进入你的母乳中，但是现在的观点普遍认为这个量不足以对宝宝造成任何伤害。一项研究表明，即使你在哺乳期每天服用小药片两年，你的宝宝吸收的量只相当于一片药的剂量。

在孕期和产后，你可能会出现一些病症，如果你出现像高血压、糖尿病或产后抑郁症等，最好就不要开始服用避孕药。

子宫帽

你可能需要一个新的更大的子宫帽，因为以前的尺寸可能已经不可靠了。可以配合杀精乳膏或啫喱使用。直到大约产后第 6 周的复查之前，你都无法确定新的子宫帽的尺寸。你应该在产后 6-9 月之后再次检查尺寸是否合适，以防你需要再次改变尺寸。如果你乐于这么做，这对于新为人父母且偶尔做爱的夫妻还是比较理想的避孕方法。

避孕套

在你检查之前，使用避孕套是最简便的方法。可以在避孕套上涂上足量的杀精乳和啫喱，同时也可起到润滑的效果。

宫内避孕装置（IUCD）

在产后的检查时，医生会给你置入一个避孕装置。这通常被叫做避孕环，当你生了宝宝之后，戴避孕环会比较容易。

曼月乐装置

这是一种释放激素的装置，像避孕环一样被置入子宫内，会在 5 年内具有避孕效果，随后会渐渐失效。可以在产后复查时置入子宫。

注射避孕

有一种避孕效果的注射药物，可以推荐给那些比较健忘的女性。我参与过这种注射的研究，知道许多女性对于经期及产后多久恢复排卵并不清楚，所以这种注射还是有所帮助的。

植入

这种方法是在前臂的皮肤下植入一种长久有效的避孕物质。埋植剂（Implanon）就是这种避孕类型的一个例子。

产后复查

大约在产后 6 周的时候，需要做产后复查，可以在医院的产后门诊进行，也可以在你的医生的门诊进行。复查的目的是通过全面的医疗和产科检查以确保你的身体恢复正常了。你的宝宝也要在 6 周的时候做检查，可以在婴儿专用门诊或在你的医生门诊做。如果你的宝宝在出生时有什么问题，可能会要求你把宝宝带到医院进行检查。

当你进行产后复查的时候，如果你有任何感到困扰的问题，也可以趁机咨询一下医生，从而解决问题并消除你的疑虑。这些问题可能会涉及你的宝宝、你自己的健康状况、性爱、哺乳、啼哭、宝宝习惯等任何你感觉需要澄清的问题。

在你复查时，医生会给你测血压，记录体重，检查你的乳头和乳房，检查你的腹部，查看子宫是否回缩到了孕期的大小，做阴道内检及分泌物检查。如果你在排尿的时候膀胱有不适感或疼痛，告诉你的医生。并且跟医生探讨避孕的问题。做内检的时候是置入避孕环或子宫帽的一个很好的时机。如果你接受了缝针，医生也会检查你的伤口恢复情况。

宝宝的六周检查

通常会测量宝宝的体重，检查他的眼睛、脐带、生殖器及皮肤，并且跟健康专家或医生探讨哺乳的情况。此时，你可以把日常照料宝宝过程中存在的疑问，及你对接下来的几周或几个月的期待跟医生进行咨询和探讨。

重返工作

即使你当初怀孕的时候承诺要回去工作（详见第 30 页），现在，你可能要重新考虑你的决定了，是否回去工作取决于你的情感上及经济上的情况。你也可以咨询你的医生，医生会针对影响你和宝宝健康的因素给出建议。如果你打算重返工作，就应该开始找到一种比较合理的照料宝宝的方法，开始渐渐消除宝宝对母乳的依赖，至少是白天对母乳的依赖。

如果你在宝宝 4 个月之前就开始工

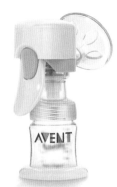

挤奶器

现代的挤奶器使挤奶变得更加容易。有电动挤奶器，设有电子记忆功能，能够记录你独特的挤奶节奏。

作，并且你还在哺乳，就需要
计划一下，试着开始培养一种
喂奶的习惯，让喂奶的时间是
可以预见的且固定的。在早餐
的时候哺乳一次，在下午 6 点
左右再哺乳一次，白天由照料
宝宝的人给他喂两顿已经挤出
来的奶。

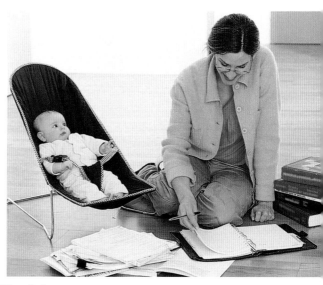

如果你不想让你的宝宝吃
任何母乳替代品，可以把母乳
挤出来，放在冰箱里，如果是
冷冻，可以储存大约 6 个月的
时间。要养成这样的习惯，可
能需要大约两周的时间。在你开始工作之
前，你需要减少白天的泌乳量，否则你在
白天的时候会感觉乳房涨得很不舒服。

找到较好的照料宝宝的方式

可以询问你的朋友、邻居、居委会及
一些独立团队，以找到你所在的地区有什
么照料宝宝的好的途径。可能有以下选择：

- 宝宝照看者——在自己家照看宝宝的
  女性。可以从当地社区找到一份名录，
  或者接受你的健康专家的建议。在你
  把宝宝托付给她看管之前，一定要先
  去参观拜访几次。
- 日间托儿所——这是由私人运营的或
  者由当地社区组织的。私人日间托儿
  所可能会非常昂贵，当地社区的托儿
  所可能需要排很长的队才能去。这两
  种托儿所对于太小的宝宝通常都是名
  额有限。

在家工作

如果你足够幸运能够在家里工作，那么
你的宝宝可以跟你在一起。但是，当她醒着
非常活跃的时候，你可能需要有人帮忙。

- 保姆——通常是拥有托儿所保育员资
  格的年轻女性。她们可能会住在你家
  里或每天去你家工作。如果你打算回
  去全职工作的话，专业的保姆通常是
  最为可靠的选择，尤其是当她们自己
  的宝宝也很小的时候。
- 妈妈帮手或伙伴——是指那些跟你住
  在一起，帮你照顾宝宝并做一些家务
  零活的女孩或年轻女性，她们通常是
  没有受过训练的。不能单独让她们照
  料小宝宝，任何时间都不行。
- 工作区的育婴室——这是比较理想的
  选择，尤其是当你打算回去工作后仍
  然想继续哺乳。但遗憾的是，这种育
  婴室还很少见。

享受母婴时光

我曾经跟许多妈妈交谈，她们认为在分娩后的最初几周内已经达到了极限。因此，把这些积郁的感受表达出来，放松紧张和焦虑，好好享受母婴时光，这对你是非常重要的。

- 对于把照料宝宝放在首要位置，这个你不必太过担心，自然而然就会这么去做的。你应该做的是，多照顾一下自己。试着稍微自私一些，把照料宝宝的不那么重要的事情换成照顾自己。你的基本目的应该是让自己获得安宁和幸福。如果你在哺乳期的话，这点更为重要，因为这需要你有健康且快乐的状态。

- 即使在宝宝刚出生的时候，你几乎要一直陪在宝宝身边，但是也应该留点时间给自己，可以做点自己想做的事情。你可以每周安排一个下午，把宝宝托付给一个朋友，自己休息一下，你可能希望把这个安排一直延续下去。

- 不要让你自己独处太久。通常，在最初几周里，你可能会有恐慌的倾向，会希望跟宝宝在家里，远离交通喧闹和外面的世界。如果这是你的第一个宝宝，你可以很快建立起一个联络圈子，无论是通过独立组织或是通过在医院的时候跟其他产妇交朋友。你也可以在你的社区参加甚至组建一个宝宝照料圈子。

- 在社区附近寻找宝宝可以玩耍的地方或社区活动中心，查看都会提供哪些项目。你可以参加舞蹈班或讨论组或购物。

- 对你自己或宝宝不要期望太多。你不是完美的，宝宝也不是，你要原谅你和宝宝的不完美之处。不要对你和宝宝的行为设定难以企及的高标准。可以尽量地灵活对待。

应对宝宝的啼哭

- 在刚出生的几个月里，宝宝睡得很多，但也哭得很多。哭是他们表达自己情感的唯一方式，哭的原因可能有很多种。如下所述：

- 他是饿了吗？即使他在两小时之前刚吃过奶，现在也可能是又想吃了。

- 检查一下他的尿布，如果尿布湿了或脏了，都会让他不舒服。

- 房间里太冷或太热了吗？宝宝需要一个18℃–20℃的温度。如果他太热了，可以给他少盖一些。

- 他可能觉得很无聊，很孤单，需要有人陪伴。

- 如果你的宝宝会在一天的某个时间哭很长时间——尤其是在晚上，可能是"疝气"。没有人确切知道导致这种啼哭的原因。通常，出现"疝气"的宝宝啼哭时很难安慰，而且会把双腿抬到胸前，因为他的腹部疼痛。可以咨询健康师，让他给你怎样安慰宝宝的最佳建议，可以试试给他用安抚奶嘴，并且了解关于疝气的问题，一般在三四个月之后宝宝就会痊愈。

• 多数人发现宝宝最初几周简直是可
  怕。对于我来说，每个孩子都是那样
  的，都是助产士帮我消除恐惧。当你
  确信所有母亲都有照料宝宝的天性、
  你跟其他母亲一样时，这就是最为可
  靠的。

跟其他的新妈妈交流

跟其他的新妈妈交流能为你打开一个
新的朋友圈子。你会发现跟其他父母交流
育儿问题是件很舒服的事情。

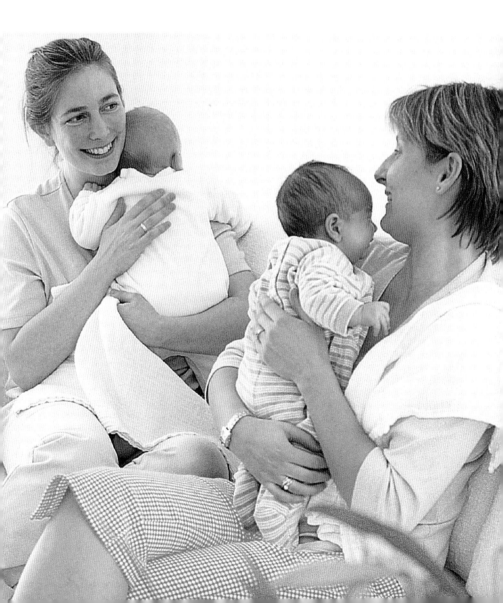

写一份分娩计划

在 9 个月的孕期里，你可以计划怎样分娩，你和你的丈夫可以做好各项准备。你可能已经对自己将如何分娩有了较为明确的观点，或者你想跟已经有宝宝的朋友，以及医护人员探讨这个问题。

姓名：Annette Gale（安妮特·盖尔）
医生：Dr. Carrington（凯伦唐）
助产士：Sally Lord（萨利·洛德）

分娩助理/指导

我丈夫非常想陪我分娩，但是他很紧张，想让另一个人一起陪我作为我的分娩助理，所以我想让我的朋友 Jane（珍妮）也做我的分娩指导。她已经有 3 个孩子，并且她是个头脑冷静的人。我想让他们其中一个人能够始终陪着我。

镇痛剂

我愿意尝试不用镇痛剂的分娩，但是也不反对尝试 TENS 机器。如果可行的话，我想尝试在水下分娩。我的丈夫已经练习了芳香按摩，他想在第一产程中尝试为我按摩。如果我在分娩的时候无法忍受疼痛，而且产程很长的话，请建议给我使用哌替啶，把硬膜外麻醉作为最后的选择。

分娩掌控

我真的想四处走动一下，所以不要把我绑定在监视器旁边，除非是为了宝宝的安全而必须做的医疗检查。我想带一些很大的靠垫在分娩的时候来倚靠。我的两个分娩助理可能会随时帮我。

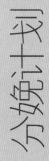

分娩姿势

我非常想用蹲位分娩。这也是我的朋友珍妮（Jane）要去的原因，她和我丈夫可以分别在两边挽着我。我从来没有尝试过产床，不过，如果医院里有的话，我可以尝试一下。如果我太累了，我想尝试四肢着地的姿势，在地上或在床上。

有许多种选择（详见第 53–67 页），一旦你考虑过这些问题并决定你想采取什么方式分娩，你可以把它们写进分娩计划里，医院会给你存档。如果你改变主意，也不必担心，因为你的分娩计划是可以更改的。

无法保证在分娩中的每件事都像你期待的一样，你可以跟助产士或医生探讨你的想法，从而帮你做决定。在分娩中，你可能无法清楚地思考问题，所以要确保你的丈夫能够完全理解你的分娩计划，并且能够跟医护人员进行转述。如果你不知道哪位助产士会参与你的分娩，要确保她能够看到你的分娩计划。下面是分娩计划的一份样本。

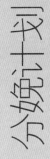

医疗常规

　　如果我需要被催产，我希望开始尝试阴道栓，然后再进行人工破水。如果这些都没有起效，可以采取药物措施，但是我不想接受静脉输液。上次分娩的时候，我的外阴没有被撕裂，所以我不希望做会阴侧切，除非必须要用产钳助产。

分娩

　　上次分娩的时候，我遗憾没有把手放下来摸一下宝宝的头，所以这次我要这么做。能否在宝宝头部娩出的时候告知我？在宝宝娩出后请把宝宝抱到我的怀里。我不反对注射药物来加快第三产程。

哺乳

　　我想尽快把宝宝抱在胸前。如果有任何原因，宝宝需要接受特殊护理，我也要把母乳挤出来喂给他。

无法预见的问题

　　如果我需要紧急安排剖宫产，能否让我丈夫抱着宝宝，直到我能够抱了，再让我抱。

　　如果产程很长，我已经筋疲力尽或者宝宝出现一定的窘迫，如果能够采取什么措施让产程加快，我会很乐于接受。

备注

　　如果我需要住院，我希望我的母亲和我两岁的儿子托马斯（Thomas）能够随时来看我。

　　请注意我是素食者。

延伸阅读

米利亚姆·斯托帕德

《宝宝急救》
多林·金德斯利2003

《宝宝最初的技能》
多林·金德斯利2009

《备孕，怀孕，生产》
多林·金德斯利2003

《宝宝和儿童保育完全手册》
多林·金德斯利2008

《新手父母》
多林·金德斯利2009

《最新宝宝护理》
多林·金德斯利2009

《享受孕期》
多林·金德斯利2000

《我的怀孕策划师》
多林·金德斯利2007

DK·海斯凯尔《你和你的小宝宝》
多林·金德斯利2006

耶胡迪·戈登的

《孕产续事》
弗米利恩2002

艾瑞卡·林科特

《实用孕期指南》
多林·金德斯利2008

凯瑟琳·帕克－林特

《助产士百问》

多林·金德斯利2008

《英国红十字协会幼儿急救和儿童急救》
多林·金德斯利2006

简·柯林斯

《奥蒙德街医院儿童医疗指南》
多林·金德斯利2007

卡罗尔·库珀

《詹森的妈妈和宝宝》
多林·金德斯利2006

《双胎和多胎孕产》
弗米利恩1997

《婴幼儿问题解答》
多林·金德斯利2006

奥利妮·艾森伯格

《孕期的期待》
西蒙和舒斯特2002

伊丽莎白·芬威克

《健康孕期101建议》
多林·金德斯利2004

理查德·费伯

《解决孩子的睡眠问题》
多林·金德斯利2006

弗朗科斯·巴比亚·弗里德曼

《孕产瑜伽》
多林·金德斯利2004

艾伦·希斯和尼克·班布里奇

《宝宝按摩》
多林·金德斯利2004

希拉·基青格

《现代孕产》
多林·金德斯利2008

《随心所愿分娩》
多林·金德斯利2002

《分娩的关键时刻》
劳特里奇2006

克里斯托弗·李和格兰尼·麦卡坦

《孕期答疑》
多林·金德斯利2007

帕涅罗珀·利奇

《你的宝宝》
多林·金德斯利2003

霍普·瑞克提

《美味妈妈－孕期食谱》
多林·金德斯利2007

玛格特·森德兰

《父母的科学》
多林·金德斯利2006

泽塔·韦斯特

《计划怀孕》
多林·金德斯利2008

《*产前宝宝护理*》
多林·金德斯利2006

莱斯利·里根
《*孕周日历*》
多林·金德斯利2005

你的权益

根据孕妇所处的环境以及社会保险的缴纳情况，孕妇有资格享有一定的权益。孕妇的权益尤其是那些低收入孕妇的权益组成是很复杂的，但是你的社保办、公民咨询署或法律咨询中心应该能够为你提出建议，并且弄清你的权益。

如果你处在受聘期，你的雇主或工会代表应该把孕产假和带薪情况跟你解释清楚。图表的背页上会告诉你如何获得最大的权益。如果你需要更多信息，可以联系当地的社保办或就业中心。

孕期的利益

孕期女性依法享有免费的 NHS(英国国民健康保险制度) 牙科治疗和开处方药的待遇，并且如果你属于低收入人群，可以获取免费的牛奶和维生素。法定孕期薪酬（SMP）是由你的雇主执行的，但是不受你是否返回工作的影响。对于那些由于自己创业、更换工作或没有工作而无法获得 SMP 的孕妇来说，只要符合条件，就能够获得 26 周的孕期津贴。

如果你没有资格获得 SMP 或孕期津贴，你可以领取 8 周的失业补贴。有收入支持或家庭贷款的母亲可以从当地社会基金获得孕期补偿。无论收入情况及国民保险缴纳的情况，女性在宝宝出生后可以获得一周的免税现金购物（与儿童相关的支出）。

职业女性

做为雇员，你依法享有 52 周的产假，而不论你为雇主工作了多长时间。在该期间内，你依法享有除了工资之外的所有的正常待遇。并且，休完产假之后，你可以返回工作。你最早可以在预产期的 11 周之前开始休产假。

要想获得 SMP 的资格，你必须做同一份工作至少 26 周的时间，并且在宝宝预产期前 15 周之前没有过间断，而你的收入必须足够支付一级国民保险缴纳的。SMP 会支付 26 周的时间。在前 6 周内，你获得平均周薪的 90% 的津贴，之后你获得 100% 周薪津贴。SMP 会对你工资的正常扣减负责。

最高的权益是，在正常产假休完之

后可以再休 26 周的产假。如果你在预产期前 14 周时已经为雇主工作 26 周以上，你就可以休额外的产假。你需要把你的计划告知你的雇主，如果你想重返工作，你需要让雇主明确知道，这样你的工作会为你保留。你也可以享受带薪产假的假期，并且受到孕期不公平解雇的保护。

时间	要做的事情	原因
当你知道自己怀孕之时	向医生询问 FW8。 告知你的牙医。 查阅手册 HC11，如果你正在领取收入补助，请告知你的社保办公室。 告知你的雇主。 查出孕期津贴。	1. 申领免费药物。 2. 获得免费的牙科治疗。 3. 检查获得免费眼镜、牛奶和维生素的权利，并且有医疗费用方面的资助。 4. 查明法定孕产薪资（SMP）并做好产假安排。 5. 如果你不能获得 SMP 的情况。
尽快	如果你失业或生病，可以向社保办公室申领孕产津贴声明。	这会影响到你获得的孕产津贴的数额。
怀孕20周	1. 医生或助产士帮你开一份孕期证明（MATB1 表格），标明宝宝的预产期。 2. 如果你在职，把 MATB1 表格给你的雇主。 3. 如果你无法获得 SMP，可以向你的孕产或儿童健康诊所或社保办公室申领 MA1。	1. 你需要这份表格来申请 SMP 或孕产津贴的资格。 2. 为保护你获得 SMP 的权利，让你的雇主给你授权。如果你拖延至应该申领 SMP 的 3 周之后，你就会失去领取 SMP 的资格。 3. 你可以在 MA1 表上申请孕产津贴。
在你打算停止工作的至少前3周	把你想休假的时间、宝宝的预产期，以及是否打算回来工作以书面的形式告知你的单位。	保护你获得 SMP 的权利，以及休产假和产假结束后重返工作的权利。
第29周 你为期14周的产假可以从这时候开始	如果你和你丈夫都在领取低收入补贴、家庭贷款或伤残工作津贴，你可以从社会基金处申领一份孕产补助。	可以用来支付宝宝的各项费用

父亲产假

在宝宝出生之后，如果他是宝宝的生物学上的父亲或是宝宝母亲的配偶具有抚养宝宝的义务，父亲会依法享有一到两周的带薪产假。他必须在宝宝预产期前的15周时已经为该雇主工作满26周。同时，他必须至少提前28天向雇主声明他想什么时间开始休产假。

时间	要做的事情	原因
产后尽快	1. 为宝宝的出生做注册。这必须在6周之内办完（苏格兰要求是3周）。 2. 如果你是单亲家庭，寄出儿童权益表格，可以申领单亲补助。 3. 咨询低收入保障。	1. 获得出生证明和 NHS 卡。 2. 获得儿童权益和单亲补助。 3. 你是否满足获得额外收入补助的资格；在房租、地方税务、牙科诊疗及医院费用等方面获得帮助，领取免费的药物、牛奶和维生素。
在产假期间	1. 如果你打算在52周产假休完之前就回去工作，你需要给你的单位做出28天的声明。如果你打算在休完52周产假之后回去工作，你无需做任何事情。 2. 如果你的单位以书信的方式询问你是否会在更长的产假过后重返工作，你需要在两周内以书面的形式予以答复。	1. 如果你没有告知你的雇主你想提前回去工作，你的雇主可能会推迟你回去工作的日期大概7天左右。 2. 保护你在宝宝出生那周之后的第28周结束时，你返回工作的权利。
产后3个月	如果你或你的丈夫正在领取低收入补助或家庭贷款，可以从社会基金申请一份孕产补助。	如果截至现在你还没有申领，你将失去从社会基金获得孕产补助的权利。
重返工作前3周	给你的雇主写信告知你想回去工作。	保护你重返工作的权利。
产后29周	你的产假正式休完，可以重返工作。	你可能会失去重返工作的权利。
产后6个月	申请儿童权益。	如果儿童权益是从出生之日开始算起的话，这是申领的最晚期限。

译者感言

翻译这本书,有种相见恨晚的感觉,这本书包涵了孕期所有关键的知识,从开始备孕,怎样渡过前三个月的反应期,怎样补充必要的营养素,到怎样准备自己的身体以便更好地分娩。而且,本书最令我欣赏的一点是,它列明了各种可能性,让你知其然,也知其所以然,所以,你可以掌控自己,自主选择。

在翻译此书时特别感谢李富靖、曾令明、窦培爱、韩其兰、石珂、李秀芳、曾德鑫、马晓琨、贾丽丽、曾令真、张沐晴、刘璐洋、孙建、李玉淑、曾平、窦培芬、陈磊、孙骥、黄妍、王珂给予我的支持和帮助。

鸣谢

医学顾问:
伊丽莎白·欧文博士(Dr Elizabeth Owen MD FRCOG MHPEd)

库林·布朗想感谢:
感谢希拉里·博德(Hilary bird)的索引;感谢康士坦茨·诺维斯(Constance Novis)的校对;感谢罗曼恩·沃步罗(Romaine Werblow)在DK帮助

图书馆查找图片资料
感谢黛比·麦格尔斯(Debbie Maizels)的在新版中做的插图
出版社想感谢以下人员能够允许复制他们的照片:(代码:a代表上面;b代表下面、底下;c代表中间;l代表左边,r代表右边,t代表顶上)236页上的挤奶的照片来自安文特公司(courtesy of avent Ltd)
阿拉米(Alamy)影像:大卫·杨-沃夫(David young-Wolff)218;

科比斯(Corbis):卡梅伦(cameron)213;布朗尼·哈里斯(brownie Harris)209,拉瑞·威廉姆斯(Larry Williams)9;**盖蒂(Getty)影像:**乔治·柯南道尔(George Doyle)13;汤姆·格瑞尔(Tom Grill)57;斯道克贝特·铂(Stockbyte Platinum)13;菲利普&凯文·史密斯(Philip&Karen Smith)218;南希·德雷尔·麦肯纳(Nancy Durrell Mckenna)57;

母婴图片库:39,42哺乳,44,50,105,139,155,171,174,190,216,225;慕斯·阿兹姆(MooseAzim)194;易麦普·阿兰(Emapelan)35,37,39,41,43,45,47,49,51;EMAP 蓝·胡顿(lan Hooton)36,4,69,72,73bl、73br、76c;鲁思·詹金斯(Ruth Jenkinson)192,200;卡罗琳·莫雷斯(Caroline Molloy)38;安西娅·思伍金(Anthea Sieveking)187;**图片库:**布纳德库(BananaStock)184;**科学图片馆:**AJ 照片34;BSIP/阿斯迪尔(Astier)78;特西·多米尼(Tracey Dominey)205;GE医疗系统86,89;纳吉布·雷亚斯(Najeeb Layyous)博士85bl;约瑟夫·那缇斯(Joseph Nettis)209;ZEPHYR91;**超级库:**6;**威尔克姆机构图书馆,**伦敦馆:安西娅·思伍金(Anthea Sieveking)1,2,55,171,183t,187,188.

杰克(Jacke)图片社:前面和侧骨:科学图片馆:蓝思伍金胡顿(Lan Hooton)。背面:作者肖像:DK的卡罗琳·杰罗格朗(Carolyn Djanogly);阿拉米(Alamy)图像:图片库;

所有其他肖像权由多林·金德斯利(Dorling Kindersley)所有
要查询更多信息,请登录:
www.dkimages.com

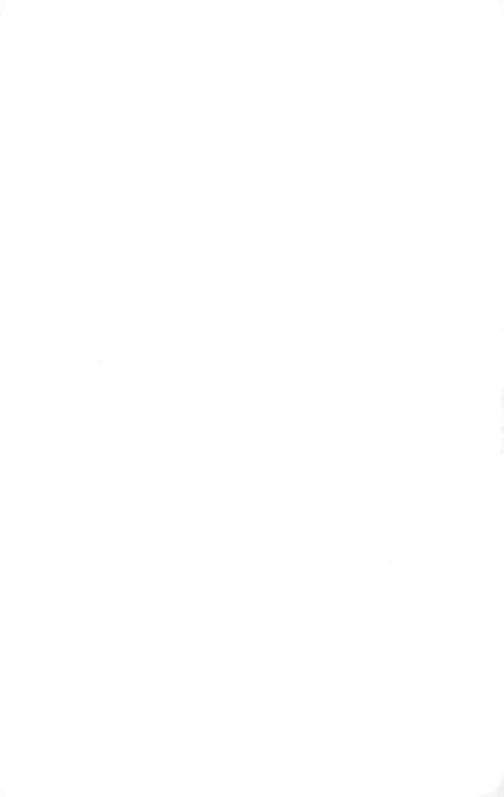